目でみる
からだのメカニズム

第2版

堺 章
元大阪大学名誉教授

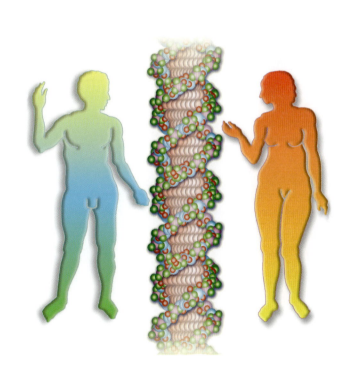

医学書院

著者略歴　堺　　章(さかい あきら)(1926～2014)
　　　　　1926年：大阪市に生まれる
　　　　　1949年：大阪大学医学部医学科卒業
　　　　　1957年：和歌山県立医科大学助教授
　　　　　1960年：医学博士
　　　　　1961年：大阪大学助教授
　　　　　1969年：大阪大学教授
　　　　　1989年：大阪大学名誉教授
　　　　　専攻分野：神経解剖学
執筆協力　七尾　清(ななお きよし)

目でみるからだのメカニズム　第2版

発　行：1994年 3月 1日　第1版第 1刷
　　　　2000年 8月15日　第1版第13刷
　　　　2000年10月15日　新訂版第 1刷
　　　　2014年10月 1日　新訂版第17刷
　　　　2016年11月15日　第2版第 1刷
　　　　2024年 3月 1日　第2版第 8刷

著　者：堺　　章(さかい あきら)
発行者：株式会社　医学書院
　　　　代表取締役　金原　俊
　　　　〒113-8719　東京都文京区本郷 1-28-23
　　　　電話　03(3817)5600(社内案内)
著作・製作：武田薬品工業株式会社
印刷・製本/アイワード　イラスト/黒岩良和

本書は武田薬品工業株式会社で作成した「目でみるからだのからくり」を同社の許諾のもとに発行したものです。その後、本書にかかわる一切の権利は武田コンシューマーヘルスケア株式会社を経て、2021年 4月 1日からアリナミン製薬株式会社に継承され、本書の著作権もアリナミン製薬株式会社が保有します。
©アリナミン製薬株式会社　2021

本書の複製権・公衆送信権(送信可能化権を含む)・上映権・譲渡権・貸与権はアリナミン製薬株式会社の許諾に基づき株式会社医学書院が保有します。

ISBN978-4-260-02776-2

本書を無断で複製する行為(複写、スキャン、デジタルデータ化など)は、「私的使用のための複製」など著作権法上の限られた例外を除き禁じられています。大学、病院、診療所、企業などにおいて、業務上使用する目的(診療、研究活動を含む)で上記の行為を行うことは、その使用範囲が内部的であっても、私的使用には該当せず、違法です。また私的使用に該当する場合であっても、代行業者等の第三者に依頼して上記の行為を行うことは違法となります。

[JCOPY]〈出版者著作権管理機構　委託出版物〉
本書の無断複製は著作権法上での例外を除き禁じられています。複製される場合は、そのつど事前に、出版者著作権管理機構(電話　03-5244-5088、FAX　03-5244-5089、info@jcopy.or.jp)の許諾を得てください。

第2版発行に寄せて

　本書は，初版の「はじめに」にもあるように，医学で解剖・生理学とよばれる分野の知識を，イラストを用いて，やさしく解説したものです。看護師をはじめとするコメディカル領域のカリキュラムでは，「人体の構造と機能」として教えられる内容を包含しています。

　1994年の初版発行以来，内容の分かりやすさと詳しさで多くの読者に支えられてきましたが，もともとは，武田薬品工業で，社内教育用に作成した冊子がベースになっています。この間，胃・十二指腸潰瘍へのヘリコバクター・ピロリ菌の関与や高血圧の分類変更などを踏まえ，内容を一部改変し2000年に新訂版を発行しましたが，全体にわたる見直しをすることなく，発行を継続してきました。

　そろそろ全面的な見直しを検討しなければと思っていた矢先，著者である堺先生が急逝されてしまいました。今後どうするかを関係者が議論した結果，医学書院の責任で内容をup-dateすることで，堺先生のご遺族，武田薬品工業からも同意が得られ，改訂第2版を発行することになりました。また，分かりやすいと評価の高かったイラストやレイアウトは，極力，初版，新訂版を踏襲しながらも，4色化することにしました。一見，余り変わっていない印象を受けるかも知れませんが，読んでいただければ，内容も全面的に改訂されていることがわかるはずです。

　本書が，医療職を目指す学生だけでなく，自分の体のしくみを知りたいという一般の方々の勉学の一助になれば，幸いです。

　最後に，今回の改訂に際し，快く改訂に応じてくださった，武田薬品工業株式会社様には，改めて，そのご厚意に感謝申し上げる次第です。また，改訂に際し，ご尽力いただいたイラストレーターの黒岩良和氏をはじめとする関係者の皆様に心より御礼申し上げます。

2016年11月

株式会社医学書院

はじめに

　医学では，身体を形態・構造の面から探究する学問を解剖学と呼び，機能の面から解明するのが生理学です。この二つはどんな医療分野でも，必須の基礎となる学問で，これの理解なくしては医学を理解できず，進歩もありません。この機能と形態は本来不可分で表裏一体をなし，相関連しあっていますので，別々に学ぶよりも一緒に学んだ方がより効率よく生体のメカニズムを理解でき，また，すでに学んだ人には知識の整理・統合にたいへん役立つはずです。ところがそのような目で参考書を探してみると意外に適当なものがないことに気がつきます。本書は，こうした生体のさまざまな組織や臓器，器官が，どのように協調しながら個体としての人間を形作っているのかを，機能と形態を交えながらできるだけやさしく解説する目的で書かれたものです。さらに，それらに関連した臨床上の問題や病気についてもある程度記載し，理解を高めるように配慮しました。

　編集にあたって心を砕いたのは，いかに簡潔，明快にわかりやすく表現するかという点です。結果として，読むというより見るといった方がよいようなイラストをふんだんに散りばめた本となりました。しかし，内容的には解剖学・生理学の主要な部分は網羅したつもりです。

　全体は8章から構成されていますが，原則として見開き2頁で一つのテーマが終わるよう配慮しました。はじめから順番に読んでも，また興味ある部分から読んでもかまいません。興味あるテーマがあれば特に章のはじめから読まなくても，理解いただけると思います。索引の項目も可能な限り多くしました。

　解剖学・生理学は日進月歩の学問で，最近の進歩は目ざましいものです。私の理解した範囲で，できるだけやさしく，学問の進歩におくれないように十分努力したつもりですが，不備な点がありますれば，ご叱正をお願いします。

　最近のハイテク技術は様々な分野で一昔前には夢と思えたようなことを次々と現実のものにしています。しかし現在，臓器移植が今後のテーマとなっていることなどからもわかるように，人間の臓器や器官に匹敵する人工臓器を作るのはまだ遠い夢のように思えます。それは本書に書かれた私たちの身体の仕組みの精巧さを知れば納得いただけることと思います。本書がさまざまな分野の方々に親しまれ，身体を理解する上でのよいきっかけとなれば，これ以上の喜びはありません。

　最後に，刊行に際し，編集作業に多大なご支援をいただいた松井嘉子氏，わかりやすいイラストを描いて下った黒岩良和氏にこの場をかりて深く感謝する次第です。

　1994年1月

堺　　章

目 次

第1章 細胞

1. 細胞と組織 …………………………… 2
- 細胞は1つの生命体 …………………… 2
- 細胞と組織の関係 ……………………… 3
- 器官・器官系の役割 …………………… 3

2-1. 細胞の構造と働き──細胞膜・核・細胞小器官 … 4
- 細胞の構造 ……………………………… 4
- 細胞膜のしくみと働き ………………… 4
- 細胞活動の中枢──核のしくみ ……… 4
- 核の中に含まれる細胞の頭脳──遺伝子DNA … 5
- DNAと染色体 …………………………… 5
- DNAの指令を運ぶ伝令──mRNA …… 6
- ●DNAの遺伝情報(細胞が用いる共通言語) … 6
- 細胞活動の現場──細胞小器官 ……… 7
  - ミトコンドリア(細胞工場の発電機) … 7
  - リボソーム(細胞工場の大型工作機械) … 7
  - 小胞体(細胞工場の輸送係) ………… 7
  - ゴルジ装置(細胞工場の貯蔵庫) …… 7
  - ライソゾーム(細胞工場の産業廃棄物処理装置) … 7
  - 中心体(細胞の運動の中心) ………… 7
- ●核しか持たないウイルス ……………… 7

2-2. 細胞の分化と分裂 …………………… 8
- 細胞の分化と増殖 ……………………… 8
- 母体内での発生と分化 ………………… 8
- 細胞分裂に必要なビタミン・栄養 …… 8
- 細胞分裂と細胞周期 …………………… 9
- 細胞の寿命と失われた細胞の補充 …… 9

3-1. 組織──上皮組織(体を包む保護膜) … 10
- 上皮組織の特徴 ………………………… 10
- 上皮組織の種類 ………………………… 10
- 上皮組織から分化した分泌腺 ………… 10
- ●癌の発生は上皮組織から ……………… 10

3-2. 組織──筋組織(運動の原動力) …… 11
- 筋組織の種類 …………………………… 11
- 収縮によって生ずる筋の力 …………… 11

3-3. 組織──支持組織(体を支える裏方) … 12
- 支持組織の特徴 ………………………… 12
- 支持組織の種類 ………………………… 12

3-4. 組織──神経組織(全身の調節役) … 13
- 神経組織の働き ………………………… 13
- ニューロンの構造 ……………………… 13
- 神経細胞を補助する神経膠細胞 ……… 13
- ●コラーゲンとビタミンC ……………… 13

4-1. 血液──その成分と働き …………… 14
- 血液の働きと成分 ……………………… 14
- 血球のすべては造血幹細胞から ……… 15
- 血球の種類と特徴 ……………………… 15
- ●体重の約60%を占める体液 ………… 15

4-2. 血液──血液凝固と貧血, 血液型 … 16
- 血液凝固のしくみ ……………………… 16
- 血液の凝固異常 ………………………… 16
- 様々な原因による貧血 ………………… 17
- 貧血と鉄・ビタミン …………………… 17
- 血液型と輸血 …………………………… 17

4-3. 血液──生体防御のしくみ ………… 18
- 病原菌に対する様々な防御機構 ……… 18
- 免疫の主役(リンパ球) ………………… 18
- リンパ節はリンパ球の駐屯地 ………… 19

〈コラム〉ES細胞とiPS細胞 ……………… 20

第2章 呼吸器

1. 呼吸器系を構成する器官 …………… 22
- 呼吸器の大切な働き …………………… 23
- 呼吸器という器官の特徴 ……………… 23
- 呼吸にかかわる器官のあらまし ……… 23
- ●エラから肺へ──呼吸器の進化 …… 23

2. 肺の構造としくみ …………………… 24
- 肺の形 …………………………………… 25
- 肺の構造 ………………………………… 25
- 肺の外側を覆っている胸膜のしくみ … 25
- ●胸郭 ……………………………………… 25
- ●縦隔 ……………………………………… 25
- ●自然気胸 ………………………………… 25
- ●胸膜炎(肋膜炎) ………………………… 25

3. 呼吸運動と調節のメカニズム ……… 26
- 空気の吸入と排出のしくみ …………… 27

| 呼吸運動の調節のしくみ……………………… 27
● あくび，しゃっくりも特殊な呼吸型 ………… 27
● 新生児の第1呼吸 ……………………………… 27
● 病的な呼吸＝チェーン・ストークス呼吸 …… 27

4. ガス交換のしくみ …………………………… 28
　拡散は濃度の高い方から低い方へ …………… 29
　肺胞でのガス交換(外呼吸) …………………… 29
　肺循環の特殊性 ………………………………… 29
　組織におけるガス交換(内呼吸) ……………… 29
● チアノーゼ(紫藍症) …………………………… 29
● 肺気腫 …………………………………………… 29

5. 肺機能の検査法 ……………………………… 30
　1秒量と1秒率 ………………………………… 30
　呼吸数 …………………………………………… 31
　換気量 …………………………………………… 31
　肺活量 …………………………………………… 31
● 肺活量の低下を招くいろいろな病気 ………… 31
● 環境の変化による異常な呼吸 ………… 30〜31

6. 気道の構造と働き──鼻腔・副鼻腔・咽頭・喉頭・気管・気管支 32
　鼻腔 ……………………………………………… 32
　咽頭 ……………………………………………… 32
　副鼻腔 …………………………………………… 32
　喉頭 ……………………………………………… 33
　気管と気管支 …………………………………… 33
● 鼻腔・咽頭・喉頭・食道の相互関係 ………… 33

7. 気道系の清浄化作用 ………………………… 34
　有害物質の侵入を防ぐには …………………… 34
　①フィルターの役割を果たす大切な鼻毛 …… 34
　②鼻腔は人体のエアコン装置 ………………… 34
　③ワルダイエルのリンパ咽頭輪はのど元を警護するポリスマン … 35
　④粘液線毛系はホコリや細菌の侵入を防ぐ名ガード … 35
　⑤せきのジェット気流で強制放出 …………… 35
　⑥最後の砦，肺胞でのミサイル迎撃＝マクロファージ(大食細胞) … 35

8. 呼吸器によくみられる病気 ………………… 36
　かぜ症候群 ……………………………………… 36
　かぜの合併症 …………………………………… 36
　アレルギー性鼻炎 ……………………………… 37
　気管支喘息 ……………………………………… 37
〈コラム〉増え続ける COPD ………………………… 38

第3章 循環器

1. 循環器系のしくみと働き …………………… 40
　循環器系の役割 ………………………………… 41
　循環器系を構成する2系統 …………………… 41
　2つの血管系 …………………………………… 41
● 胎児循環 ………………………………………… 41

2-1. 心臓の構造 …………………………………… 42
　心臓の位置と形 ………………………………… 43
　心臓の4つの部屋と逆流を防ぐ弁 …………… 43
　心臓は筋肉の塊 ………………………………… 43
　心臓の4つの部屋と各筋層の違い …………… 43
● 弁の障害と人工弁 ……………………………… 43
● レイノー病(Raynaud病，1次性レイノー現象) … 43

2-2. 心臓の働き …………………………………… 44
　心臓の働き(ポンプ作用のしくみ) …………… 45
　心臓拍動のメカニズム──刺激伝導系 ……… 45
　伝導障害とペースメーカー …………………… 45
● 心拍数と寿命 …………………………………… 45

2-3. 心臓の働きを調節するしくみ ……………… 46
　血液循環の調節 ………………………………… 47
　心臓による循環調節 …………………………… 47
　心臓の働きを調節するネットワーク ………… 47

3-1. 血管の種類と分布 …………………………… 48
　血管の種類と構造 ……………………………… 48
　動・静脈の連絡 ………………………………… 48
　主要な動脈・静脈 ……………………………… 49
● 特殊な血液循環 ………………………………… 49

3-2. 血管の血液配分と血流の調節 ……………… 50
　血液の配分(血流の分布) ……………………… 50
　血流の調節 ……………………………………… 50
　血管運動を調節する2つの因子 ……………… 50
● 血管の太さと血流・血圧の関係 ……………… 51

4. 高血圧 ………………………………………… 52
　血圧とは ………………………………………… 53
　血圧の高低を左右する因子 …………………… 53
　高血圧の種類と原因 …………………………… 53
　高血圧にはまず減塩 …………………………… 53
● 低血圧症 ………………………………………… 53

5. 動脈硬化 ················· 54
- 動脈硬化とは ················· 55
- アテローム硬化(粥状硬化) ················· 55
- コレステロールの善玉・悪玉 ················· 55
- ●高血圧, 動脈硬化の予防とビタミン ················· 55

6. リンパ系のしくみと働き ················· 56
- リンパ液 ················· 56
- リンパ管 ················· 56
- リンパ節の役割 ················· 56
- リンパの循環 ················· 56
- ●脾臓 ················· 56

7. 心臓の状態を知るための検査 ················· 57
- 心電図(electrocardiogram ECG) ················· 57
- 心音図 ················· 57
- 胸部 X 線写真 ················· 57
- 心エコー法(心臓超音波検査法) ················· 57
- 血圧測定法 ················· 57
- MRI(magnetic resonance imaging 磁気共鳴画像法) ················· 57
- PET(positoron emission tomography 陽電子放射断層法) ················· 57

8. 循環器系によくみられる病気 ················· 58
- 虚血性心疾患とは ················· 58
- 狭心症 ················· 58
- 心筋梗塞 ················· 58
- ●バイパス手術に代わる PCI ················· 58
- 脳卒中と脳出血・脳梗塞(脳軟化) ················· 59
- ●日常生活では, こんな心掛けを ················· 59

〈コラム〉心不全—心疾患の終末像 ················· 60

第4章 消化器

1. 消化器を構成する器官 ················· 62
- 消化器の働き ················· 63
- 消化管とは ················· 63
- 栄養分のゆくえ ················· 63
- 食物の流れ ················· 63

2. 口腔—唾液分泌と咀嚼運動 ················· 64
- 口腔の構造と働き ················· 64
- 唾液腺とその働き ················· 64
- 唾液分泌の調節 ················· 64
- 舌と味覚 ················· 64
- ●歯と歯の病気 ················· 64

3. 咽頭・食道—食塊を胃へ送るしくみ ················· 65
- 嚥下運動 ················· 65
- 食道の蠕動運動 ················· 65
- 食道の構造 ················· 65
- ●消化管の基本構造 ················· 65

4-1. 胃—胃の構造と働き ················· 66
- 胃の構造 ················· 67
- 胃の働き ················· 67
- 胃運動と胃の筋肉層 ················· 67
- 胃内容物の移送 ················· 67
- ●胃下垂 ················· 67

4-2. 胃—胃での消化と胃液分泌 ················· 68
- 胃液 ················· 68
- 胃液の働き ················· 69
- 胃液分泌のしくみ ················· 69
- ●胃の pH の変化 ················· 69

5. 小腸—消化と吸収 ················· 70
- 小腸の構造(3 つの部位からなる細長い管) ················· 70
- 表面積を増やす粘膜の構造 ················· 70
- 小腸の運動 ················· 70
- 小腸での消化と吸収 ················· 71
- 小腸での消化管ホルモンの働き ················· 71
- 小腸での消化作用 ················· 71
- ●小腸の pH は弱酸性～中性～アルカリ性 ················· 71

6. 肝臓—生体の化学工場 ················· 72
- 肝臓の構造 ················· 72
- ●門脈という特殊な血管 ················· 72
- 肝硬変 ················· 72
- 肝臓の働き ················· 73
- ●肝臓の病気と肝機能検査 ················· 73
- ●脂肪肝 ················· 73

7. 胆道—胆管・胆嚢 ················· 74
- 胆道の構造と働き ················· 74
- 胆汁の組成 ················· 74
- 胆汁の役目 ················· 74
- ●胆汁と胆石 ················· 74
- ●黄疸 ················· 74

- 8. 膵臓 ……………………………………… 75
  - 膵臓の構造と働き …………………………… 75
  - 膵液の組成 ……………………………………… 75
  - 胆汁と膵液の分泌のしくみ ………………… 75
  - ●インスリン不足でなぜ糖尿病が起こる？ …… 75
- 9. 大腸(便の形成)と肛門(排泄) ………… 76
  - 大腸の構造 ……………………………………… 76
  - 直腸の構造 ……………………………………… 76
  - 大腸の働き(水分の吸収と糞便の形成) …… 76
  - 大腸の運動 ……………………………………… 77
  - 排便のコントロール ………………………… 77
  - 排便のしくみ ………………………………… 77
  - 糞便形成に活躍する腸内細菌叢 …………… 77
- 10. 三大栄養素の消化 ……………………… 78
  - 炭水化物(でんぷん)の消化 ………………… 78
  - タンパク質の消化 …………………………… 79
  - 脂肪の消化 ……………………………………… 79
- 11-1. 消化液分泌，消化管運動と神経・ホルモンとの関係 … 80
  - 消化液の分泌 ………………………………… 80
  - 自律神経と消化管の関係 …………………… 81
  - 消化管ホルモンと消化管の関係 …………… 81
- 11-2. 消化液の分泌と水分の関係 ………… 81
- 12-1. 胃の異常──胃炎 ……………………… 82
  - 急性胃炎 ………………………………………… 82
  - ●新鮮な魚でも恐い胃アニサキス症 ………… 82
  - 慢性胃炎 ………………………………………… 83
  - 機能性ディスペプシア ……………………… 83
  - ●痛みの現れ方で分かる胃の異常 …………… 83
  - ●ヘリコバクター・ピロリと胃粘膜 ………… 83
- 12-2. 胃の異常──潰瘍 ……………………… 84
  - 胃・十二指腸潰瘍 …………………………… 84
- 12-3. 胃の異常──ストレスと胃 ………… 85
  - 胃神経症 ………………………………………… 85
  - 胃の大敵はストレス ………………………… 85
- 13. 下痢・便秘 ……………………………… 86
  - 下痢とは ………………………………………… 86
  - 便秘とは ………………………………………… 87
  - ●便秘に伴う様々な症状 ……………………… 87
- 14. 肛門の病気──痔 ……………………… 88
  - 日本人と痔 ……………………………………… 88
  - 痔核(いぼ痔) ………………………………… 88
  - 裂肛(きれ痔) ………………………………… 88
  - ●肝臓と痔の意外な関係 ……………………… 88
  - 痔瘻(あな痔) ………………………………… 89
  - 痔核と思っていたら直腸癌 ………………… 89
  - ●痔疾患と男女差 ……………………………… 89
- 〈コラム〉トクホってなに？ ……………… 90

第5章 泌尿器・生殖器・内分泌器

- 1. 泌尿器系のしくみと働き ……………… 92
  - 泌尿器系の役割 ………………………………… 93
  - 泌尿器系に属する器官 ……………………… 93
  - 生殖器系に属する器官 ……………………… 93
  - ●1日当たりの水の出納 ……………………… 93
- 2. 腎臓の構造 ……………………………… 94
  - 腎臓の構造 ……………………………………… 95
  - 腎臓の微細構造 ………………………………… 95
  - 腎小体 …………………………………………… 95
  - 尿細管 …………………………………………… 95
  - 腎臓の血管系 ………………………………… 95
- 3-1. 腎臓の働き──尿の生成 ……………… 96
  - 尿生成のしくみ ………………………………… 97
  - 糸球体濾過 ……………………………………… 97
  - 尿細管での再吸収と分泌 …………………… 97
  - ●血液のリサイクルを助ける体内の汲み出しポンプ──Na^+-K^+ポンプ … 97
- 3-2. 腎臓の働き──腎臓とホルモン(体液と血圧の調節) …… 98
  - ホメオスターシスと腎臓 …………………… 99
  - 血圧・体液量，ナトリウムとカリウムの調節──レニン-アンギオテンシン-アルドステロン系 … 99
  - 体内水分量と浸透圧の調整──抗利尿ホルモン …… 99
  - 赤血球産生の調節──エリスロポエチン(EPO) …… 99
  - 酸・塩基平衡の調節(pHの調節) ………… 99
- 3-3. 腎臓の働き──腎臓とホルモン(カルシウムとリンの調節) … 100
  - カルシウムとリンの調節 …………………… 101
  - 副甲状腺 ………………………………………… 101
  - 甲状腺 …………………………………………… 101

- 副腎 ……………………………………………… 101
- ●ストレスと副腎皮質 …………………………… 101

4. 尿路の構造と働き──尿の運送と排尿のしくみ… 102
- 尿の輸送にかかわる器官 ……………………… 102
- 排尿のしくみ …………………………………… 102
- ●排尿障害 ………………………………………… 103

5-1. 生殖器系──男性 103
- 男性生殖器の構造と働き ……………………… 103

5-2. 生殖器系──女性 104
- 種族保存のための器官〈生殖器〉 ……………… 104
- 女性生殖器の構造と働き ……………………… 104
- 受精と妊娠 ……………………………………… 104
- ●子宮後屈 ………………………………………… 104
- 性周期と月経 …………………………………… 105

6. 泌尿器系によくみられる病気 106
- 慢性腎臓病（CKD） …………………………… 106
- 腎炎 ……………………………………………… 106
- 腎不全 …………………………………………… 106
- ●人工透析（血液浄化法） ……………………… 106
- 腎・尿路感染症 ………………………………… 107
- 尿路結石 ………………………………………… 107
- ●結石に一撃！ 衝撃波破砕法 ………………… 107
- ●前立腺肥大症 …………………………………… 107
- ●痛風 ……………………………………………… 107

7. 尿の性状──正常尿と異常尿 108
- 尿の成分 ………………………………………… 108
- 尿の性状 ………………………………………… 108
- 尿検査から分かること ………………………… 108
- ●妊娠の判定 ……………………………………… 108
- 糖尿病 …………………………………………… 109
- ●尿の自己検査 …………………………………… 109

8. 内分泌系 110
- 内分泌腺とホルモン …………………………… 111
- ホルモンの作用 ………………………………… 111
- 下垂体 …………………………………………… 111
- ●女性ホルモンと更年期障害 …………………… 111
- ●睡眠サイクルとホルモン ……………………… 111
- 〈コラム〉糖尿病は血管病？ …………………… 112

第6章 骨・筋肉

1. 骨と筋肉の働き 114
- 運動にかかわる器官 …………………………… 115
- 運動は，骨と筋肉の協調から ………………… 115
- 意志による運動と意志によらない運動 ……… 115
- 運動をするためのジョイント部分──関節・腱… 115
- ●骨・筋肉と重力 ………………………………… 115

2. 全身を形作る骨格 116
- 成人の骨は，206個 …………………………… 117
- 脳・脊髄を守る骨──頭蓋と脊柱 …………… 117
- 心臓・肺などを守る骨──胸郭 ……………… 117
- 手足の運動をつかさどる四肢の骨 …………… 117

3. 骨の構造と働き 118
- 骨の成分 ………………………………………… 119
- 骨の構造 ………………………………………… 119
- 骨は活発に代謝している生きた組織 ………… 119

4. 骨の成長と老化 120
- 骨の成長 ………………………………………… 121
- 骨はカルシウム（Ca）の貯蔵庫 ……………… 121
- カルシウム代謝の調節因子 …………………… 121
- 骨の老化 ………………………………………… 121
- 骨の代謝にかかわるビタミンC，A ………… 121

5. 関節のしくみと働き 122
- 関節の種類と分類 ……………………………… 123
- 関節（可動）の構造と働き …………………… 123
- 滑らかな運動の秘密 …………………………… 123
- ●筋と骨の連結装置──腱 ……………………… 123
- ●関節の病気 ……………………………………… 123

6. 骨格筋の構造と働き 124
- 様々な運動にかかわる骨格筋 ………………… 125
- 骨格筋の構造 …………………………………… 125
- 筋紡錘と腱紡錘 ………………………………… 125

7. 筋収縮のしくみ 126
- 筋収縮の指令の伝達 …………………………… 127
- 筋収縮のメカニズム …………………………… 127
- 筋収縮のエネルギー源 ………………………… 127
- ●筋力を決める因子 ……………………………… 127

8. 筋肉とエネルギー代謝 ……………… 128
- 熱産生の場としての筋肉 ……………… 129
- 筋肉疲労 ……………………………… 129
- 赤い筋肉と白い筋肉 …………………… 129
- 火事場の馬鹿力 ………………………… 129

9. 運動と筋肉 …………………………… 130
- 全身の骨格筋 …………………………… 130
  - 頭部の筋の運動 ……………………… 130
  - 頸部の筋の運動 ……………………… 130
- 協力筋と拮抗筋 ………………………… 131
  - 背部と上肢の筋の運動 ……………… 131
  - 胸部の筋の運動 ……………………… 131
  - 腹部の筋の運動 ……………………… 131
  - 下肢の筋の運動 ……………………… 131

10. 骨と筋肉によくみられる病気と障害 …… 132
- 骨の病気 ………………………………… 133
- 筋の病気 ………………………………… 133
- 骨の軽さと強さの秘密 ………………… 133

〈コラム〉フレイルとサルコペニア ……………… 134

第7章 神経

1. 神経のしくみと働き ………………… 136
- 神経系は体の調節器官 ………………… 137
- もし神経がなかったら ………………… 137
- 神経系の区分 …………………………… 137
- 司令官（中枢神経）と伝令（末梢神経） ……… 137
- 中枢神経 ………………………………… 137
- 末梢神経 ………………………………… 137
- 右脳人間と左脳人間 …………………… 137

2-1. 中枢神経──脳・脊髄の構造 ……… 138
- 脳の区分 ………………………………… 138
- 大脳半球の構造 ………………………… 138
- 大脳半球に覆われた間脳〜延髄 ……… 139
- 脊柱管の中にある脊髄の構造 ………… 139
- 脳・脊髄を守るしくみ ………………… 139

2-2. 中枢神経──脳の役割分担 ………… 140
- 大脳半球の働きは部位による分業 …… 140
- 脳幹と間脳の働き ……………………… 141

- 小脳の働き ……………………………… 141
- 脊髄の2つの働き ……………………… 141

3-1. 末梢神経──体性神経と自律神経 …… 142
- 末梢神経（全身に張り巡らされたネットワーク）… 142
- 体性神経（脳神経と脊髄神経） ……… 143
- 自律神経（交感神経と副交感神経） … 143

3-2. 末梢神経──体性神経と自律神経の働き …… 144
- 体性神経と自律神経の役割分担 ……… 145
- 自律神経の二重支配と拮抗作用 ……… 145
- 自律神経が分泌する化学伝達物質と受容体 …… 145
- 自律神経失調症 ………………………… 145

4-1. 神経伝達のメカニズム ……………… 146
- 神経系の構成 …………………………… 146
- ニューロンの構造と働き ……………… 146
- 情報を素早く伝えるしくみ（有髄神経線維） …… 146
- 神経の興奮伝導 ………………………… 147
- 受容体に作用する薬剤の開発 ………… 147

4-2. 体の動きを制御するしくみ──運動指令の神経路 …… 148
- 睡眠は脳細胞を保護する安全弁 ……… 148
- 認知症のタイプ ………………………… 148
- 脳卒中と呼ばれる脳の障害 …………… 148
- 卵をつかむのは難しい？ ……………… 149
- 骨格筋の運動指令はどう伝わるか …… 149
- 脳の特殊性 ……………………………… 149

5. 神経系に関する病気 ………………… 150
- 神経痛のいろいろ ……………………… 150
- 神経細胞の栄養と代謝 ………………… 151

〈コラム〉MCI（軽度認知機能障害）とは …… 152

第8章 感覚器

1. 感覚器を構成する器官 ……………… 154
- 感覚器とその働き ……………………… 155
- 五感とは ………………………………… 155
- 感覚の種類と受容器 …………………… 155
- 刺激と受容器細胞との関係 …………… 155
- 判別性と感受性 ………………………… 155
- 刺激と感覚中枢（感覚野）との関係 …… 155
- 「熱いっ！」と手を引っ込めるのは？ …… 155

- ●第六感の不思議 …………………………… 155
- **2-1. 視覚**——眼の構造と役割 ………………… **156**
  - ▊視覚器とは ………………………………… 156
  - ▊眼球の構造 ………………………………… 156
  - ▊眼球付属器（副眼器）の構造と働き …… 157
  - ●目はなぜ2つ？ …………………………… 157
  - ●色覚異常 …………………………………… 157
- **2-2. 視覚**——なぜ，物が見えるのか？ ……… **158**
  - ▊物の見えるしくみ ………………………… 158
  - ▊視覚が成立するまでの道すじ …………… 158
  - ▊眼の調節機能 ……………………………… 159
  - ▊現代生活と眼精疲労 ……………………… 159
  - ●ビタミンAが不足すると，夜，眼が見えにくくなる … 159
  - ●眼底検査で分かる健康状態 ……………… 159
- **3-1. 聴覚・平衡覚**——耳の構造と働き ……… **160**
  - ▊耳を構成する器官 ………………………… 160
  - ▊外耳の構造とその役割 …………………… 160
  - ▊中耳の構造と働き ………………………… 160
  - ▊内耳の構造と働き ………………………… 161
  - ●外耳道炎 …………………………………… 161
  - ●中耳炎 ……………………………………… 161
- **3-2. 聴覚**——なぜ，音が聞こえるのか？ …… **162**
  - ▊音の聞こえるしくみ（聴覚のメカニズム）…… 162
  - ▊音の高さ（高低）…………………………… 162
  - ▊音の大小（強弱）…………………………… 162
- **3-3. 平衡覚**——なぜ，体の位置が分かるのか？ … **163**
  - ▊平衡感覚にかかわる器官 ………………… 163
  - ▊前庭の構造と働き ………………………… 163
  - ▊半規管の構造と働き ……………………… 163
  - ▊平衡感覚のコントロールセンターは小脳 … 163
  - ●乗り物酔いはなぜ起こる？ ……………… 163
- **4. 嗅覚**——においが分かるしくみ ………… **164**
  - ▊嗅覚器の位置 ……………………………… 164
  - ▊においの受容器——嗅細胞 ……………… 164
  - ▊なぜ，においが分かるのか？ …………… 164
  - ▊においの感覚は疲れやすい ……………… 164
  - ▊健康状態で変わる嗅覚 …………………… 164
- **5. 味覚**——味が分かるしくみ ……………… **165**
  - ▊味覚器としての舌 ………………………… 165
- ▊味覚の受容器——味細胞 ………………… 165
- ▊なぜ，味が分かるのか？ ………………… 165
- ▊5つの味覚 ………………………………… 165
- ●おいしさは，五感のすべてに関係 ……… 165
- **6-1. 皮膚感覚**——皮膚の構造と働き ………… **166**
  - ▊皮膚は約1.6 m^{2}の情報収集基地 ………… 166
  - ▊表皮のしくみ ……………………………… 166
  - ●メラニンと紫外線とビタミンC ………… 166
  - ▊皮膚とビタミンE ………………………… 166
  - ▊真皮のしくみ ……………………………… 167
  - ▊皮下組織のしくみ ………………………… 167
  - ▊皮膚の付属器（皮膚腺と角質器）………… 167
  - ●皮脂膜（脂質膜）…………………………… 167
  - ●あせも（汗疹）……………………………… 167
  - ▊水虫 ………………………………………… 167
- **6-2. 皮膚感覚の種類と働き** ……………………… **168**
  - ▊皮膚がキャッチするいろいろな感覚（感覚器としての皮膚）…168
  - ●体温の調節・発熱 ………………………… 168
  - ●アポクリン腺のいたずら「わきが」……… 168
  - ●指紋の不思議 ……………………………… 168
  - ▊深部感覚 …………………………………… 169
- **7. 内臓感覚**——臓器感覚と内臓痛覚 ……… **169**
  - ▊内部環境の変化をキャッチする感覚 …… 169
  - ▊臓器感覚 …………………………………… 169
  - ▊内臓痛覚 …………………………………… 169
  - ▊関連痛とは ………………………………… 169

索引 ……………………………………………… 170

第1章
細　胞

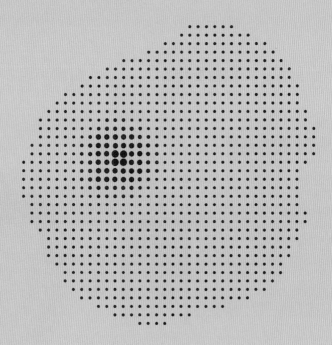

1. 細胞と組織

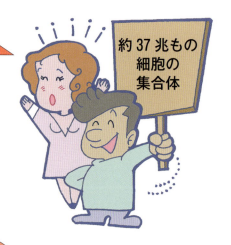

約37兆もの細胞の集合体

■ 細胞は1つの生命体

　細胞は，生物体を構成する基本的な単位であるとともに，生命現象を営む最小の機能単位です。条件さえ整えば，1個の細胞を生かし続けることも，増殖することも可能ですが，もっと小さい単位に細分すると生命は失われます。

　私たちの体は，約37兆個にものぼる実に様々な細胞から構成されています。それらは，役割に応じて形も大きさも全く異なる様相を呈していますが，基本構造は，どの細胞も殆ど変わりがありません。それは，生命を維持するのに必要なすべてが，小さな1つ1つの細胞にしっかり組み込まれているからにほかなりません。

細胞が集まって組織を作る　　　組織が組み合わさって器官を作る

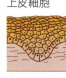
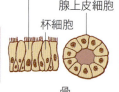
血管の内皮細胞　粘膜の上皮細胞　気道の線毛上皮細胞　腺上皮細胞　杯細胞

上皮組織

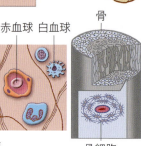

線維を作る細胞　赤血球　白血球　骨　線維　骨細胞

支持組織

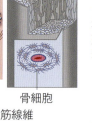
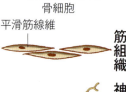
骨格筋線維　平滑筋線維

筋組織　神経組織

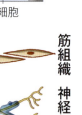
ニューロン

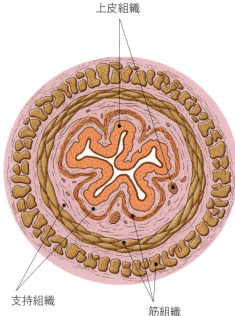
上皮組織
支持組織
筋組織

（例）食道の場合
（食道の神経は描かれていません）

←　細胞が集まって組織を作る
←　組織が組み合わさって器官を作る
←　器官が集まって器官系を作る
←　器官系が集まって1個体を作る

上皮組織	体の表面や器官の内外を覆って内部を保護したり，吸収や分泌，外部からの刺激をキャッチするなどの働きをします。細胞が密接して並び，細胞間質が極めて少なく，血管は通っていません。
支持組織	各組織や器官の間を埋め，つなぎ合わせる組織です。大量の細胞間質をもち，骨組織や軟骨組織のような体の支柱になる固形のものから，血液やリンパなど液体性のものまで，様々な形のものがあります。
筋組織	自分の意志によって動かすことのできる骨格筋と，意志にかかわらず動く心筋と平滑筋に分けられ，体や内臓の自動運動を営みます。筋細胞と少量の細胞間質からなり，筋細胞は，細長い線維状をしているところから，筋線維とも呼ばれます。
神経組織	中枢神経（脳・脊髄）と，全身に張り巡らされた末梢神経を構成する組織です。神経機能を営む神経成分と支持成分からなり，神経成分をニューロン（神経元）といい，支持成分は神経膠と呼び他の組織の細胞間質の役割を担っています。

■ 細胞と組織の関係

　人間の体には、約200～300種類もの異なった細胞があります。これらの様々な細胞は、ただ無秩序に存在するのではなく、同じ働きをする細胞が集まって組織を構成します。組織は、細胞と細胞間質※からなり、上皮組織、支持組織、筋組織と神経組織の4種に分けられます。同じ組織でも、置かれた場所や環境によって（例えば支持組織の骨組織と血液のように）、全く別の組織のようにみえるものもあります。

※細胞間質　細胞と細胞の間を埋める物質で、膠原線維や弾性線維、細網線維などの線維と、その間を満たす無定形の基質から成り立っています。

■ 器官・器官系の役割

　前項で述べたようないろいろな組織が集まり、協同して一定の機能をもつものを器官といいます。器官には、胃・腸・膵臓・肝臓などがあり、それぞれ独自の働きをしています。さらに、その器官が幾つか集まって互いに協力して機能する器官の集まりを器官系といいます。つまり、細胞が集まって組織を、組織が集まって器官を形成するという形で、全体として調和・統一のとれた生命活動を営む個体が形成されるのです。

器官が集まって器官系を作る

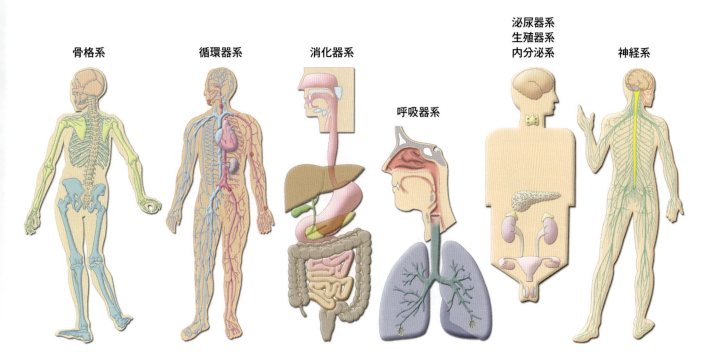

主な器官系とその役割をまとめると次のようになります。

器官系	役割	主な器官
骨格系	体の支柱になるとともに、器官を保護したり、筋肉と協力して運動に参加します。骨髄では血球が作られます。	頭蓋、脊柱、胸郭、上肢骨、下肢骨
筋系	骨格に付着し、その収縮によって骨を動かします。骨格系と筋系を併せて運動系と総称することもあります。	頭部、頸部、背部、胸部、腹部、上肢・下肢の各筋
循環器系（脈管系）	体の各部をつないで栄養や老廃物を運搬する交通路で、血管系とリンパ系に区別されます。血液循環の原動力となるのが心臓です。	心臓、動脈、静脈、リンパ管、リンパ節、脾臓など
消化器系	体外から栄養分を摂取し、消化・吸収および代謝を行い、残渣物を排泄します。	口腔、咽頭、食道、胃、小腸、大腸、肝臓、膵臓など
呼吸器系	空気中の酸素を血液に送り込み、生命活動の結果、体内に発生し血液で送られてきた炭酸ガス（二酸化炭素）を、体外に排出する働きをしています（外呼吸）。	鼻腔、咽頭、喉頭、気管、気管支、肺
泌尿器系	血液中の老廃物を、尿として体外に排泄する働きをしています。	腎臓、尿管、膀胱、尿道
生殖器系	精子や卵子を作り、子孫の増殖をはかるための器官です。	男性の精巣、精管、陰茎、前立腺など　女性の卵巣、卵管、子宮、腟など
内分泌系	ホルモンを産生して、血液によって全身に送り、体の発育や恒常性を維持します。	下垂体、甲状腺、副甲状腺、膵臓、副腎、精巣、卵巣など
神経系	体の内外の情報を集めて、それに応じた指令を体の各部位に下して全身を統御、調整します。脳では精神活動を営んでいます。	中枢神経系（脳と脊髄）、末梢神経系（体性神経と自律神経）
感覚系	体の内外からの刺激を受け取る器官で、刺激は、各器官（感覚器）にある受容器細胞で受容され、感覚神経によって中枢神経系に伝えられます。	皮膚、味覚器、嗅覚器、視覚器、平衡聴覚器など

2-1. 細胞の構造と働き —— 細胞膜・核・細胞小器官

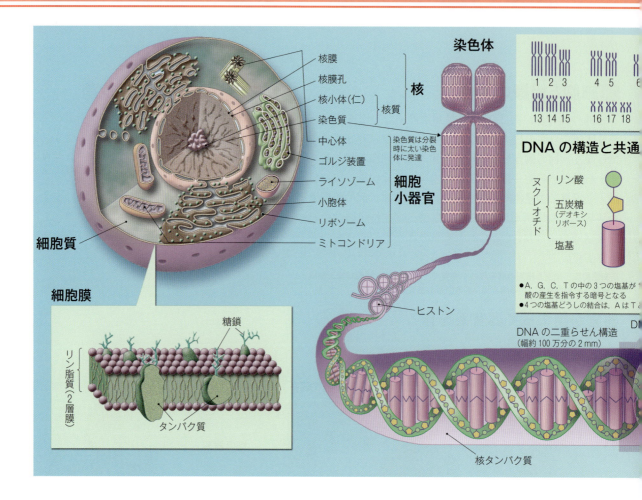

■ 細胞の構造

細胞は，原形質と呼ばれるコロイド状の物質からなり，細胞膜で包まれています。その中に核をもち，核と細胞膜の間には細胞質があって，幾つかの細胞小器官（オルガネラ）が入っています。

細胞膜は，細胞を外界から隔てて内部の恒常性を保つ役目を受け持っています。

核は，細胞の遺伝情報の伝達や，タンパク質合成などの代謝活動を制御する司令部です。

細胞小器官は，細胞の生命活動に必要な特殊な機能を営んでおり，それぞれ機能に応じた一定の形をもっています。

■ 細胞膜のしくみと働き

細胞の内と外を仕切る細胞膜は，リン脂質の2層の膜になっています。この膜の間には，塊状のタンパク質が埋まっていますが，水に浮かんだ氷のように，部分的に膜表面から顔を出しているのもあります。タンパク質の表面は，糖質が結合して糖タンパクを作り，それが鎖状につながった糖鎖が，鹿の角のように突き出て，細胞のアンテナ（受容体*）の役目をしています。このアンテナは，外界の情報を受信するとともに，異物の侵入を監視する免疫系細胞にとっては，仲間の細胞と侵入者とを識別する目印にもなっているのです。また，浮かんでいるタンパク質のあるものは輸送タンパクといわれ，細胞の活動に必要なものを外界から取り込んだり，不要物を排出したりします。このように細胞膜は，細胞の外面を包むだけでなく細胞の活動を助ける大切な働きをしています。

※薬をキャッチする受容体　多くの薬物は，受容体に到達することによって細胞にメッセージを送り，薬物としての効果を発揮します（受容体刺激薬）。受容体遮断薬と呼ばれる薬剤は，逆にこの受容体へのメッセージを遮断することで効果を現すものです。

■ 細胞活動の中枢——核のしくみ

核は，ふつう細胞内に1個含まれ，一般には球形で，核膜で覆われています。その内部の核質には，核小体と染色質があります。それ以外はコロイド状の核液で満たされています。

核膜　核膜孔と呼ばれる小孔を通じて，核質と細胞質の間の物質のやりとりをしています。

核質　核を構成する原形質

① **核小体（仁）**　球状の小体でRNA*（リボ核酸）を主成分とし，細胞質のリボソームを作るRNAを合成しています（リボソームはRNAと協力してタンパク質を作ります）。タンパク質の合成が盛んで，リボソームのよく発達した細

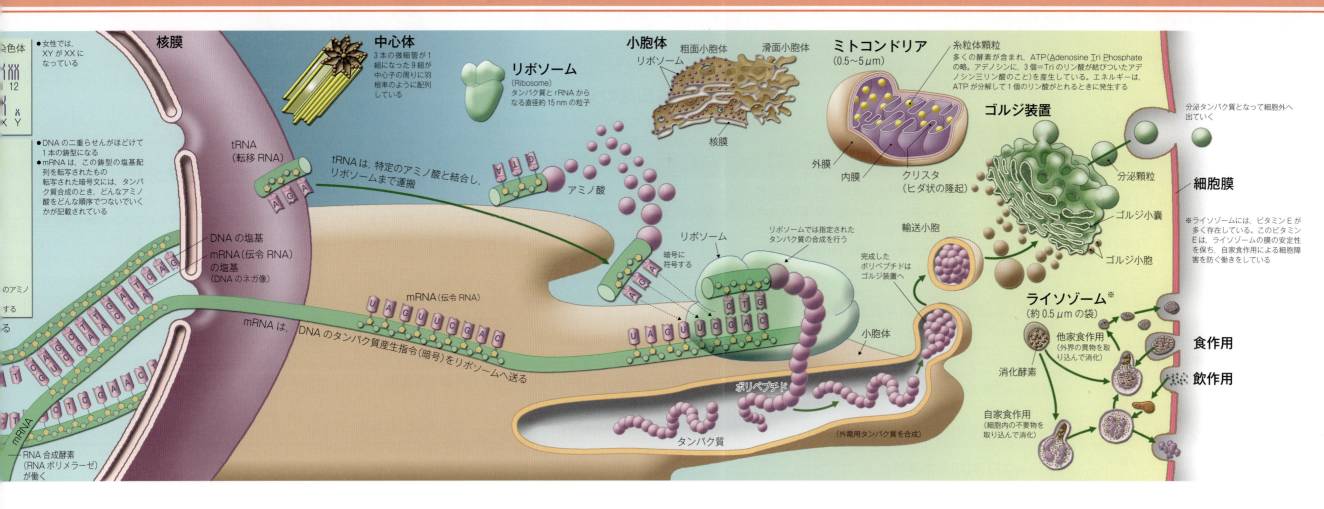

胞では、核小体は大きくなります。
※RNA=Ribonucleic Acid の略。役割に応じて、mRNA, tRNA, rRNA などに分けられます。

② **染色質（クロマチン）** 塩基性色素に染まりやすい粒子状のもので、塩基性タンパク質のヒストンに遺伝物質DNA※（デオキシリボ核酸）がゆるく巻きつき、その周囲をタンパク質の鞘が覆っている核タンパク質です。
※DNA=Deoxyribonucleic Acid の略。

■核の中に含まれる細胞の頭脳—遺伝子DNA

細胞にある核の染色質の中には、遺伝子が含まれています。遺伝子の本体はDNA（デオキシリボ核酸）といわれる物質からできていて、遺伝情報の伝達や保存をつかさどっています。また、生命活動を営む上で必要な、酵素やタンパク質合成のためのアミノ酸配列を指令する暗号も保存されています。DNAは、デオキシリボースという五炭糖とリン酸が組み合わさってできた2本の柱の間に、4つの塩基、アデニン(A)、グアニン(G)、シトシン(C)、チミン(T)が、AとT、GとCのペアを横棒にした、はしごのような形をしています。このはしごは、らせん状にねじれていて、DNA特有の二重らせん構造を形作っています。

人間の1つの細胞内にあるDNAを全部つなぐと、約2mになるといわれています。この中には全ての遺伝情報が含まれていて、これを**ゲノム**といいます。ヒトのゲノムは30億塩基対で、2003年にはその全塩基配列が解読されました。
※塩基（アルカリ）＝水溶液中で水が解離してOH⁻（水酸基）を生じる物質。

■DNAと染色体

DNAは、核の中では小粒状の染色質として散在していますが、細胞分裂が始まると屈曲して糸玉状となり、人間の場合46本の太く短い染色体が形成されます（お湯をかける前の縮んだインスタントラーメンのような形）。このうち44本は、同形・同大のものが2本ずつペアをなしています。この22対の染色体を常染色体といい、長さの順に1番から22番までの番号がつけられ、個人の様々な情報を貯えています。残りの2本は、男女で異なっていて、性染色体といわれ、男性・女性を決める染色体です。

性染色体は、XとYの2種があり、男性はXとY染色体を1個ずつ、女性はX染色体を2個持っています。つまり、22対の常染色体に、男性はXY性染色体が、女性はXX性染色体があるわけです。これらの染色体の半分は父親から、残り半分は母親から受け継いだものです。

■DNAの指令を運ぶ伝令—mRNA

細胞内でタンパク質が合成されるしくみを、分かりやすくたとえると、細胞は生産工場、DNAは設計図原簿、核は設計図管理室で、作業場である核内では、設計図のコピー（転写）がなされています。必要な部分のコピーがRNAで、このRNAを核の外の細胞質へ運ぶ伝令役がmRNAです（mはメッセンジャー messenger の略）。RNAは、DNAと同じように4つの塩基をもっていますが、DNAのT（チミン）の部分がU（ウラシル）に置き換わっていること、二重らせんでないことが違っています。

細胞に外部から指令がくると、DNAの二重らせんの必要な部分がほどけて、DNAがむき出しになります。そこへ、RNAポリメラーゼ（RNA合成酵素）が働いてDNAのネガ像（アミノ酸配列）のRNA鎖が合成され、これがmRNAとなって細胞質にあるリボソームへ送られます。このコピーをもとに、タンパク質の材料となるアミノ酸をリボソームまで運んできたtRNA（tは転移 transfer の略）の塩基と、mRNAの塩基が結合し、指令されたタンパク質が合成されます。

●遺伝子工学の進歩には、このmRNAの分析が大きく貢献しています。というのは、DNAは、核膜で覆われた核の中にあるので、DNAのどの部分が指令を発しているかを究明するのは、大変難しいのですが、mRNAは、細胞質内にあるため、比較的回収しやすいのです。そこで、研究者は、mRNAから、逆にそのポジ像であるDNAの情報を解読したのです。

つまり、mRNAでGGCという指令は、DNAでは、それに対応する塩基であるCCGという暗号になっているはずだというわけです。

●DNAの遺伝情報（細胞が用いる共通言語）

最近のバイオテクノロジーの発達は、大腸菌※などに、人間のホルモンを作らせるという驚くべきことを可能にしました。それは、地球上のあらゆる生物が、DNAのメッセージとして共通の言語を用いて、生体内でいろいろな物質の産生を行っていることが解明されたからです。DNAは、4つの塩基がペアになって二重らせんを形作っていますが、このうちの片方のらせんに並んだA, G, C, Tの塩基配列が細胞のメッセージの基本となります。

一方、私たちの体が作るタンパク質は、約20種のアミノ酸が、数10～数100つながった「ポリペプチド」という物質が、固まってできたものです。

DNAでは、A, G, C, Tの中の3つの塩基が1組になって、ある特定の(1つの)アミノ酸産生を指令するしくみになっています（例えば、CCAという配列でグリシン産生、TTCでリジン産生というように）。そして、人間もそれ以外の生物の細胞も、DNAの塩基配列という、いわば共通言語によって必要なタンパク質を産生しているのです。そこで、人間のホルモン産生を指定するDNAを、他の生物に組み込んでやれば、大腸菌に限らず、他の生物の細胞でも人間のホルモンを産生させることができるというわけです。

※大腸菌がバイオテクノロジーの領域でよく用いられるのは、繁殖が速やかで、遺伝的な研究が行き届き、同一の系統の細胞が、純粋に多量に培養できるからです。

■細胞活動の現場―細胞小器官

ミトコンドリア（細胞工場の発電機）

細胞が，生命活動を営むのに必要なエネルギーは，電気に例えると蓄電池に相当するATPという物質が分解することで得られます。このため細胞はATPを合成しなければなりません。ミトコンドリアは，このATPを合成する装置です。エネルギー代謝の盛んな細胞（骨格筋，心筋，肝臓など）ほど，ミトコンドリアが多くみられます。ATPの産生は，細胞内で行われる酸素を用いない（嫌気的）解糖過程や，ミトコンドリア中での酸素呼吸による好気的過程（TCA回路），また，タンパク質，脂肪のTCA回路への受け入れなど，糖質代謝の過程で行われます。この過程で，ビタミンB_1は，ピロリン酸と結合して，補酵素の1つであるチアミンピロリン酸（コカルボキシラーゼ）になり，エネルギー産生（ATPの産生）に重要な役割を果たしています。ミトコンドリアが持つ独自のDNAは，母方からのみ受け継がれます。

ATP産生のプロセスとビタミンB群の関与

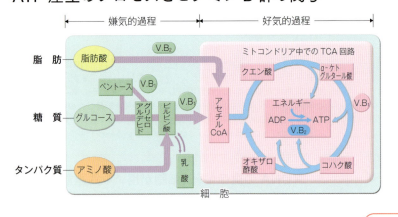

リボソーム（細胞工場の大型工作機械）

核からの指令を運んできたmRNAの情報に基づき，必要なタンパク質を合成する"大型工作機械"です。このリボソームにmRNAのメッセージが解読され，指定するアミノ酸が合成されてタンパク質になります。リボソームは，付着リボソームと遊離リボソームの2種類に分けられます。

小胞体（細胞工場の輸送係）

厚さ5～7nmの膜で囲まれた座ぶとんのような形のもので，立体的に細胞内に広がり，細胞膜・核膜やゴルジ装置とも連絡しています。形状は，細胞の種類や機能によって，大きさや形が変化していて，粗面小胞体[※1]と滑面小胞体[※2]があります。

※1 **粗面小胞体** リボソームが付着していて膜の表面が，ザラザラ見えるものでリボソームで合成されたタンパク質は，内腔に貯えられ，必要に応じてゴルジ装置に送られます。

※2 **滑面小胞体** リボソームの付着がなく，表面が滑らかです。細胞の機能によって働きが異なり，膜の部分で脂質代謝やステロイドホルモン，グリコーゲン，塩酸などの生成やカルシウムイオンの移動，解毒作用にも関与しています。

ゴルジ装置（細胞工場の貯蔵庫）

平滑な膜で囲まれた大小様々な中空のパイを，何枚もつみ重ねたような形をしています。外縁部は膨らんで，空胞を作っています。粗面小胞体で作られたタンパク質は，輸送小胞となってここに送られ，ゴルジ小胞になります。そしてここで多糖体が添加され，生物学的活性をもつ分泌タンパク質として成熟すると，融合，濃縮されたのち，完全な分泌顆粒となって細胞外に放出されます。

ライソゾーム（細胞工場の産業廃棄物処理装置）

約0.5μmの球状の袋で，中には数10種の加水分解酵素が含まれています。これらの酵素は，粗面小胞体で合成されゴルジ装置に運ばれて生成されたもので，細胞が外界から取り込んだ異物や，細胞内部で代謝あるいは変性・老化などで生じた不用物を，消化分解処理し，細胞外に放出したりします。

中心体（細胞の運動の中心）

円筒状の中空構造で，しばしば細胞核の付近に位置しています。中心体は2個あり，細胞分裂のとき紡錘糸を形成し，染色体の移動に関与します。細胞表面から突き出て運動する動毛，つまり精子の尾や線毛上皮の線毛も，中心体の変化したものです。

● 核しか持たないウイルス

細胞は，遺伝子を含んだ核と，その指令を実行する細胞小器官を含む細胞質で成り立っていますが，自然界には，核だけの濾過性病原体がいます。これがウイルスです。

ウイルスは，生物と無生物の中間物と考えられ，細胞のように栄養摂取，タンパク質合成，エネルギー産生，増殖・分裂するのに必要な，細胞の小器官や細胞質を全く持っていません。しかし，自分のタンパク質合成や遺伝暗号のDNAやRNAは持ち，侵入した細胞の小器官を利用して，自分の複製や部品を作らせ，細胞質内で組み立てて，細胞外に出ていくのです。このため，入り込まれた細胞は破壊されてしまいます。ウイルスに効く薬剤が作りづらいといわれているのは，ウイルスの増殖・分裂が，このように，薬剤の到達が難しい細胞内で行われるためです。

そこで，ウイルスに対しては，実際のウイルスと構造が非常に似ていて，病原性を持たない物質（例えばウイルスの膜の一部など）を体内に投与し，これの抗体をあらかじめ作っておき，ウイルスの侵入に備える方法が用いられています。これが，ウイルスワクチンといわれているものです。

2-2. 細胞の分化と分裂

■細胞の分化と増殖

私たちの体は，約60兆個もの細胞からなり，互いに協力し合っています。しかし，これらの細胞も，元をたどれば，たった1個の卵細胞が受精し，何度も分裂・増殖した結果できたものです。受精した細胞は，将来，腺や筋肉，皮膚，神経組織など，どの部分になるかによって，それぞれに適合した，形も性質も異なる細胞に変化していきます。これを細胞の分化といいます。

分化は，特殊な例を除き，母体内の胚発生[※]の時期に不可逆的な形で行われます。つまり，ある方向に分化した殆どの細胞は，決して後戻りすることなく，その細胞の決められた最終段階まで分化を続けるのです。しかし，この途上でも，細胞の遺伝情報を書き込んだDNAだけは，傷害を受けない限り，分化したどの細胞でも，最初と同じで変わることがありません。DNAには，将来どんな細胞になっても，その役目を果たすのに必要なすべての情報がこめられているからです。

※胚発生 受精後，2カ月ごろまでの発育しつつある胎児初期を胚，3カ月以降で人体の原形を備えたものを胎児といいます。

■母体内での発生と分化

細胞分裂と分化が最も著しいのは，受精後から分娩までの胎児期です。この時期のうち受精後8週間を胚子期，以後分娩までの期間を胎児期といいます。

胚子期 胚子期は短かい期間ですが，器官の基本的輪郭や，胚子の外形が整う時期で，分化が最も進む期間です。分裂を繰り返した胚子が，3週に入ると，内胚葉，外胚葉，ついで中胚葉ができあがります。

胎児期 各臓器は成熟して人体の原形を整えた胎児となり，かなり大きくなって，必要に応じて機能を開始するようになります。

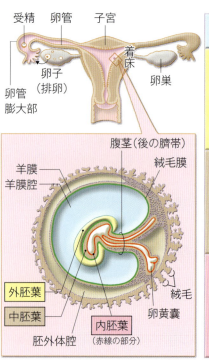

形成される器官	週目（受精後）3→4→5→6→7→8→9→10→11→
外胚葉	中枢神経，末梢神経，感覚器（表皮を含む）など／→背骨の原形ができ始め，神経が分化し始め，脳の原形もできてくる／→目・鼻・耳などの存在がはっきりしてくる
中胚葉	循環器，腎臓，副腎皮質，脾臓，生殖腺などの臓器。筋肉，骨，血管，リンパ管など／→背索ができ始める／→心臓が形成されて心拍動が始まる／→内臓が発達しだして，手足の分化も始まる／→手の指がはっきりしてくる／→足の指が分かれる
内胚葉	消化管や肝臓，膵臓などの消化器。呼吸器，甲状腺など／→大腸，小腸などの前段階である原始腸管が分化する／→大腸，小腸ができ，呼吸器なども形成される／→胃の形が整い，肛門が開く

各胚葉が，それぞれの器官に分化する時期には，外的な要因（風疹などの感染や，化学物質など）で，器官形成が妨げられ，様々な奇形を起こす危険があります。特に，分化の初期の段階で起こる障害ほど，程度は重いといわれています。

■細胞分裂に必要なビタミン・栄養

1個の細胞が分裂して2個になるためには，それぞれの細胞を構成する材料（タンパク質）が必要になります。従って，細胞分裂のどの過程でも，タンパク質の元となる栄養素やビタミン，ミネラルなどが十分補給されなければ，分裂は停止してしまい，体が要求する細胞ができないことになります。私たちの体内では，健康な状態でも，寿命がきて死滅した細胞を補給するために細胞の新生が起こっています。また，病気やケガをした場合には，健康を回復するために，より頻繁に正常な細胞を素早く補給しなければなりません。このことからも，十分な栄養とビタミン，ミネラルが，どれほど体にとって大切かがよく分かります。

■細胞分裂と細胞周期

細胞分裂のプロセスは，大きく2つの過程に分けられます。1つは核の分裂，もう1つは，細胞質の分裂です。そして，分裂期の前段階の休止期ともいわれた分裂間期にも，細胞分裂に向けて様々な準備が行われており，特に核では，分裂に先立って染色体を構成するDNAが合成され，倍量となることが分かっています。母細胞から生じ，次の分裂を終えるまでの一連のプロセスを，細胞の一生と考えて細胞周期と呼びます。その周期は，細胞によって8時間〜100日以上と，非常に幅があります。

以上が殆どの体細胞にみられる分裂で，有糸分裂といいます。この他に，細菌や藍藻などの細胞分裂でみられる無糸分裂がありますが，高等動物ではみられません。

① 細胞周期
Ⅰ．**分裂後期** 比較的安定した時期で，細胞は活発にタンパク質やRNAの合成をしています。
Ⅱ．**合成期** DNAの複製倍加の期間で，一般に細胞周期の1/3〜1/2を占めます。
Ⅲ．**分裂前期** DNAの複製終了から，核分裂までの準備期間。
Ⅳ．**分裂期**

② 細胞分裂の4期
上記のⅣ分裂期は，さらに以下の4期に分けられます。
前期 ⒶⅡ期に複製されたDNAは，太く短く凝縮して染色体となる。Ⓑ核膜，核小体は消失し，中心体は，2つに分かれて両極に移動し，これを結ぶ微細な線維（紡錘糸）によって，紡錘状の有糸分裂紡錘が形成される。
中期 Ⓒばらばらに散らばっていた染色体が，細胞の赤道面上に並び，紡錘糸のあるものは染色体に付着する。
後期 Ⓓ染色体が完全に分離し，娘染色体となり，それにつく紡錘糸（染色体微細管）に引かれて離れ，細胞の両極に移動する。Ⓔ赤道面のところで細胞質がくびれ始める。
終期 Ⓕ両極に引きつけられた娘染色体は不明瞭となり，再び染色質にもどる。核膜が再び形成される。Ⓖ核小体も現れ核分裂は終る。細胞質はさらに深くくびれ，ついに分離し，細胞質の分裂は完了する。

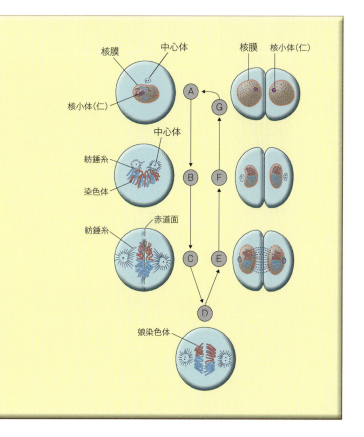

■細胞の寿命と失われた細胞の補充

神経細胞や心臓の筋肉といった特殊な細胞は，一度分化してしまうと，その個体の死まで，分裂・増殖によって補充されることはありません（再生不能）。しかし，皮膚や腸の粘膜などのように日々更新される細胞では，失われた細胞を補充・更新する働きを備えています。

一度分化した細胞が，死滅したり何らかの原因で失われた場合，2つの補給法があります。①は既に分化している細胞が細胞分裂を起こして増殖する方法です。例えば，肝臓の一部が失われた場合には，残っている肝細胞が，急速に分裂して損失分をカバーします。②は，幹細胞という未分化の起源になる細胞の分裂・分化による補給です。

幹細胞は，腸の粘膜や皮膚，骨髄などにある特殊な細胞で，際限なく分裂して，同じ細胞を作る能力（自己複製能）をもつ細胞で，一部は，また，さらに分化して，特有な機能をもつ細胞になることもできる（分化能）未分化の細胞です（15頁参照）。

細胞そのものは入れ替わらなくても，細胞を構成するタンパク質のアミノ酸は，日々入れ替わっています。胃の粘膜は3日，腸の粘膜は1日，不変と思える脳でも1年で，すべてのアミノ酸が入れ替わっています。

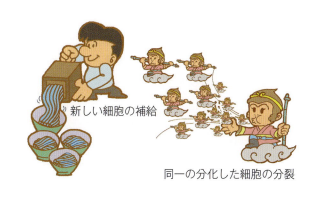

3-1. 組織 ── 上皮組織（体を包む保護膜）

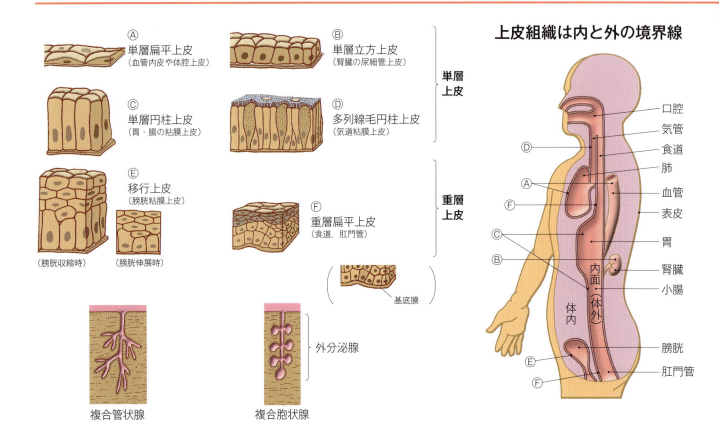

上皮組織の特徴

　直接，外界に面している表皮や，体内にある口腔，気管，消化管などの表面の細胞層をひとまとめにして，上皮組織と呼びます。

　上皮組織は，細胞同士の結合が密接で，細胞間質は極めて少量です。またその下の結合組織との間には，基底膜というムコ多糖類に富む特別の層があり，上皮を結合・支持するとともに，内外の物質を通過させるフィルターとして，拡散や濾過を行っていると考えられます。このため，上皮組織には血管が伸びてくることができず（これは，逆に，血液が体外に失われる危険を避けるための，長所にもなっています），栄養や酸素は，もっぱら下層からの拡散によって補給されています。

上皮組織の種類

　上皮組織は，上皮細胞の配列が1層からなるか，2層以上からなるかによって，単層上皮と重層上皮に分けられます。

単層上皮　単層上皮には，肺胞や血管壁にみられる薄い扁平なものⒶから，胃や小腸の粘膜を覆う背の高いものⒷⒸまで，機能に応じていろいろな形があります。一般に，外力などの機械的な摩擦に弱いという欠点もありますが，一方で物質の移動に便利という長所があり，分泌や吸収に適しています。気道の粘膜上皮には，異物やたんを排出するために動く線毛Ⓓがあります。

重層上皮　重層上皮は，皮膚表面や口腔，食道，肛門管などの表面Ⓕを覆っています。上皮細胞が幾重にも重なって層状になっているため，吸収や分泌には適しませんが，ある程度弾力性をもち，外からの物理的な力に対して抵抗性が強く，保護的な機能もあります。膀胱粘膜上皮のように，内腔の尿の充満の程度によって，収縮，伸展する移行上皮Ⓔもあります。

上皮組織から分化した分泌腺

　上皮組織が分化し，分泌物の産生・放出を専門にするようになったものが分泌腺で，一般に，腺といいます。

　分泌物を直接あるいは導管によって上皮外面に分泌するものを外分泌腺，分泌物を直接血管へ放出するものを内分泌腺といいます。

　外分泌腺からは，胃液，粘膜を覆う粘液，汗，乳汁などが分泌され，内分泌腺（ホルモン腺）からの分泌物をホルモンといいます。

●癌の発生は上皮組織から

　私たちが一般に癌といっている悪性腫瘍は，上皮組織にできるものです。一方，上皮組織以外の組織（非上皮組織）にできた悪性腫瘍を，肉腫と呼び，癌（癌腫）と区別しています。例えば，胃の粘膜下に発生した悪性腫瘍は胃肉腫，骨に発生したものは骨肉腫と呼びます。

　癌腫も肉腫ももともに悪性ですが，肉腫は，粘膜面や体表面に発生しないため発見が遅れがちです。

3-2. 組織　筋組織（運動の原動力）

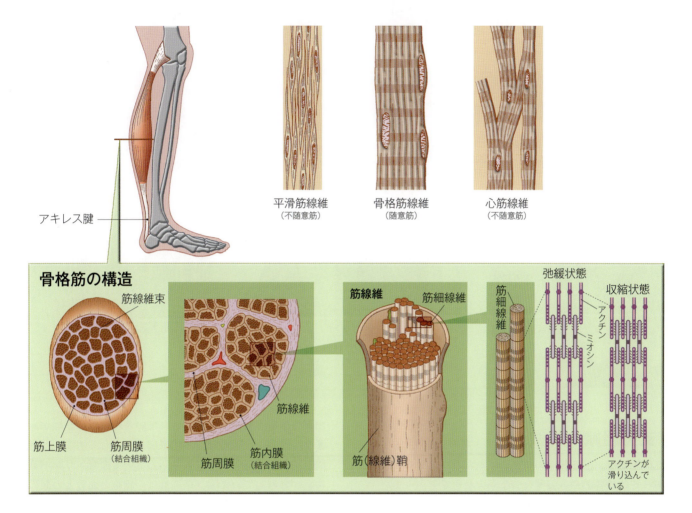

■ 筋組織の種類

筋組織は，多数の筋細線維をもった筋細胞（筋線維）が集まったもので，運動に関与し，人体には大小400あまりの筋があります。個々の筋細胞は，太さ5〜100μm，長さ約20μm〜数100mmまでいろいろなものがあります。筋細線維は，収縮性に富む線維タンパク質のアクチン細糸とミオシン細糸とからなっています。筋組織はその機能や形態によって，①骨格筋，②平滑筋，③心筋に分けられます（125頁参照）。

① 骨格筋　筋細線維に横縞模様（横紋）が見られる筋組織（横紋筋）です。主に骨格に分布し，体重の約40％（水分も含む）を占めています（ふだん，単に筋肉という場合は，骨格筋を指します）。自分の意志でコントロールできる随意筋であり，短時間の比較的強い収縮運動に適しています。

② 平滑筋　横紋筋のような横縞模様がなく，血管や胃腸管，子宮，膀胱などにあります。自分の意志でコントロールできない筋肉で，不随意筋（内臓筋）ともいわれます。比較的弱い力で，持続的に収縮する特徴があります。

③ 心筋　心臓壁の心筋層を構成するもので，心臓の主成分です。骨格筋と平滑筋の両者の長所（骨格筋のような強い収縮力と，平滑筋の持久力を備えた不随意筋）を備えています。さらに心筋線維は枝分かれされて，網の目のように連なっています。このため，心臓の一部にきた刺激は，心房または心室全体に広がって，全体が同時に収縮します。

■ 収縮によって生ずる筋の力

筋肉の力は，筋細胞の伸展によるものではなく，収縮によってもたらされます。例えば，首を右に回す場合は，首を支える右側の筋肉が収縮し，元へ戻す場合は，左側の筋肉の収縮によって行われます。筋肉の収縮は，筋細線維を構成する細いアクチン細糸が，刺激によって太いミオシン細糸の間に入り込むことによって短縮しています。この時，関与するのが筋小胞体から放出されるCa^{2+}です（127頁参照）。

筋肉は，運動神経線維の指令によって収縮します。不随意筋（平滑筋と心筋）の支配神経は自律神経で，随意筋（骨格筋）は体性神経に支配されます（145頁参照）。

3-3. 組織——支持組織（体を支える裏方）

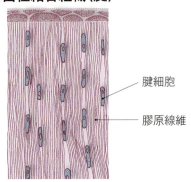

密性結合組織（腱）
- 腱細胞
- 膠原線維

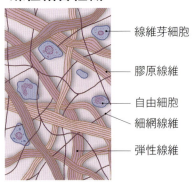

疎性結合組織
- 線維芽細胞
- 膠原線維
- 自由細胞
- 細網線維
- 弾性線維

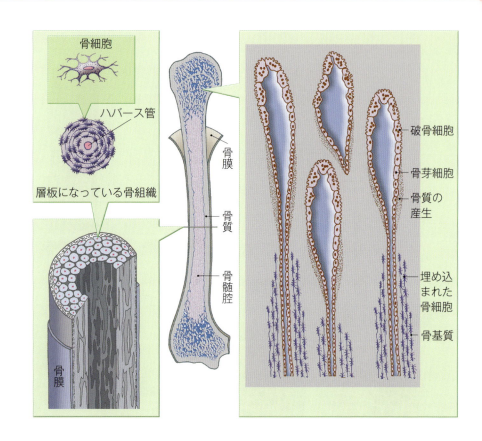

- 骨細胞
- ハバース管
- 層板になっている骨組織
- 骨膜
- 骨質
- 骨髄腔
- 破骨細胞
- 骨芽細胞
- 骨質の産生
- 埋め込まれた骨細胞
- 骨基質

■支持組織の特徴

　支持組織は，上皮組織のように体の表面にはなく，内部にあって体の各部や各臓器をつなぎ合わせて支え，また，組織や細胞を結合する役割を受け持っています。この組織の特徴は，細胞と細胞の間にある細胞間質が非常に多く，細胞は，間質に埋もれるように存在しています。細胞間質は，支持組織を構成する細胞から生成された膠原線維，弾性線維，細網線維と，その間を埋める無定形の基質からできています。

　膠原線維は，体内にある最も普通の線維で，煮ると膠（にかわ）を生じるのでこの名前があり，強靱で引っ張っても殆ど伸びません。この線維が多いほど組織は強くなります。**弾性線維**は弾力性に富み，2倍近くまで伸び，緩めると元に戻ります。**細網線維**は微細な線維で，分岐し連結して網を作り，物質の移動に適した空間を保つのに役立っています。

■支持組織の種類

　支持組織は，結合組織，軟骨組織，骨組織，血液およびリンパに大別されます。
　結合組織　結合組織には，膠原線維がぎっしり詰まっていて，細胞が散在する密性結合組織（腱・靱帯や髄膜・強膜などの膜）や，逆に，線維がまばらで，その空間を，線維と基質を産生する線維芽細胞や，自由細胞といわれる血球由来の細胞と組織液で満たされている疎性結合組織があります。疎性結合組織は，体内に広く分布して組織や器官の間を満たし，器官の中に入り込んでいて血管，リンパ管，神経が分布しています。組織液は，細胞と血管との間の物質交流を行っています。この組織液が大量にたまった状態を**浮腫**といいます。疎性結合組織の中には，多量の脂肪細胞が集まった脂肪組織などがあります。
　弾性線維が特に多い組織が**弾性組織**で，大動脈壁などを作ります。**細網組織**は，リンパ節，扁桃，脾臓，骨髄などの主成分で，細網線維からなり，網目を作って異物の捕食や免疫機能に関与しています。
　軟骨組織　軟骨細胞と，これを囲み特有な硬さを与えるゲル状の軟骨基質からなっています。基質は，タンパク質とムコ多糖類の複合体で，多糖類にはコンドロイチン硫酸やケラト硫酸などが含まれています。軟骨組織は，関節軟骨，椎間円板，耳介，外鼻，喉頭，気管の軟骨などにみられます(119頁参照)。
　骨組織　骨芽細胞，骨細胞，破骨細胞の3種類の細胞と，骨基質からなる組織で，骨基質には大量の無機物，特にカルシウム塩が多く含まれ，骨を丈夫に保っています。
　血液とリンパ　特徴は，細胞間質が液状になっていることです。液状成分を血液では血漿，リンパではリンパ漿といい，その中に，血液では赤血球と白血球と血小板，リンパにはリンパ球の細胞があります。

3-4. 組織 —— 神経組織（全身の調節役）

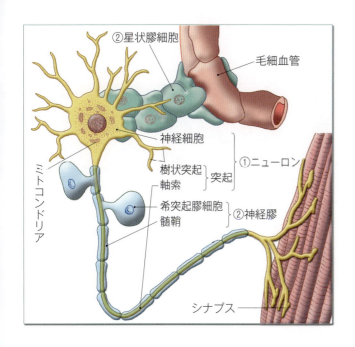

■神経組織の働き

　神経組織は，上皮組織と同じ外胚葉から発生した神経管が分化したもので，各組織の連絡役という単純な機能だけでなく，判断，指令など，全身を統括・調整する重要な役割をもっています。

　神経組織は，①ニューロン（神経元）と，②神経膠の2つからなっています。

■ニューロンの構造

　神経細胞と，そこから伸びる突起を合わせてニューロン（神経元）と呼びます。簡単にいえば，1つの神経細胞が1つのニューロンです。神経細胞は，形態やその突起の数も長さも実に様々です。神経細胞の特徴は，ミトコンドリアや粗面小胞体が非常に多いことで，タンパク質合成機能が盛んです。これは，神経細胞が，突起末端のシナプスという継ぎ目から，隣の神経細胞に情報を伝達する，一種のタンパク質である神経伝達物質を，頻繁に放出するためです（146頁参照）。

樹状突起　神経細胞から複数出る突起で，他の神経細胞からの軸索終末から情報を受け取る役割を果たしています。

軸索　神経細胞からの情報を送る突起です。その末端は細かく枝分かれし，他の神経細胞や受容細胞との間でシナプスを作り神経細胞からの刺激を伝達します。

■神経細胞を補助する神経膠細胞

　神経細胞が十分に機能を発揮するため，陰で支えているのが神経膠細胞です。神経膠細胞の数は神経細胞の5倍以上もありますが，その容積は神経細胞の総量の約半分に過ぎません。神経膠細胞には，末梢神経で髄鞘を形成するシュワン細胞や，中枢神経で髄鞘を形成する希突起膠細胞があります。また，突起を脳毛細血管壁に出して，その約85％を網状に取り巻いて関門（血液脳関門，149頁参照）を作る星状膠細胞，食作用をもち，脂肪やその他の代謝産物を摂取する小膠細胞，脳脊髄液産生をつかさどる脈絡叢の上皮細胞も神経膠に属します。このように神経膠は，ニューロンを支持するだけでなく，代謝，栄養補給や興奮伝達に欠かせない組織で，神経組織の傷害，疾患などのときに増殖し，その修復に関与しています。

　脳腫瘍の1/4を占める神経膠腫（グリオーマ）は，神経膠細胞が腫瘍化したものです。

●コラーゲンとビタミンC

　コラーゲンは，細胞間の結合に必要な物質で，結合組織の主成分である膠原線維を構成するタンパク質の一種です。皮膚，腱，靱帯，眼の角膜，内臓，血管などの他，骨や軟骨組織にも大量に含まれており，全身のタンパク質の約30％を占めるともいわれています。このコラーゲンの生成に欠かせないのがビタミンCです。

　コラーゲンを構成するタンパク質の構造は，そのアミノ酸組成が他のタンパク質と著しく異なっており，グリシン，プロリン，ヒドロキシプロリンなどが大部分を占めています。これらのアミノ酸は，各種の酵素の作用によって，コラーゲンというタンパク質に合成されるのですが，ビタミンCは，その過程で，酵素の働きを円滑にする重要な働きをしているのです。従って，ビタミンCが不足すると，コラーゲンの生成に支障が起こり，正常な結合組織の維持は損なわれ，骨形成，創傷治癒の結合組織の生成に支障をきたし，さらには，動脈硬化，老化現象などにも影響を及ぼすことになります。

4-1. 血液──その成分と働き

血球の生成系統

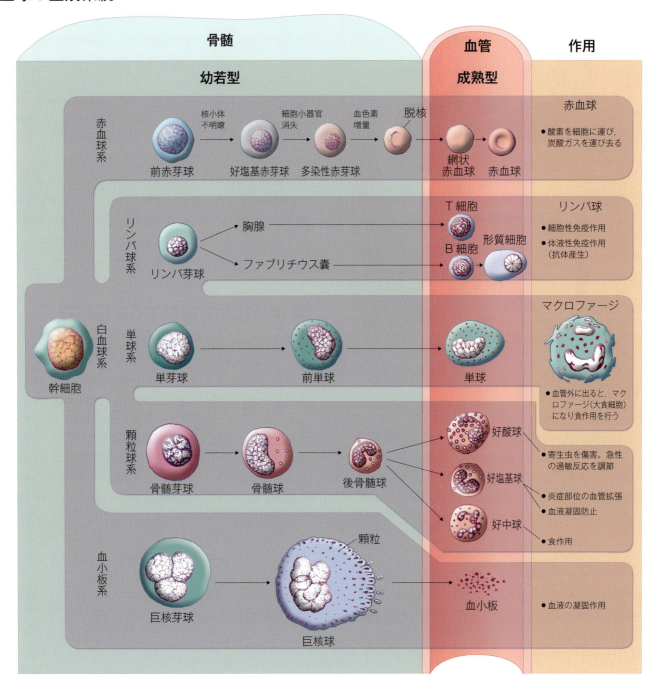

血液の働きと成分

　血液は，生命維持に欠かせない栄養素や酸素を運ぶ一方，ホルモンや老廃物の運搬，生体防御（食作用と免疫作用）や体温調節などの，生体の恒常性維持にも関与しています。血液の細胞成分が血球で，液状の間質を血漿といいます。血球（全血液の約45％）は，赤血球，白血球，血小板からなり，血漿※（約55％）は，水（約90％），アルブミンやグロブリン・フィブリノゲンからなるタンパク質（7〜8％）や糖質（約0.1％），脂肪（約1％）と約0.9％の無機成分（ナトリウム・カリウムなど）からなっています。一般に，人の全血液量は体重の1/13（6〜8％で約5L）といわれています。

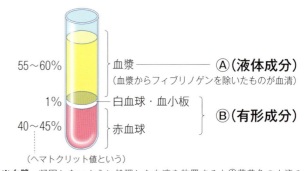

※**血漿**　凝固しないように処理した血液を放置するとⒶ薄黄色の上澄みの液体成分と，Ⓑ下に沈殿した有形成分に分かれます。Ⓐが血漿，Ⓑは血球。

■血球のすべては造血幹細胞から

　血液の中を流れる血球を顕微鏡で見ると、独特の形をした様々な細胞が見られます。それぞれの血球の役割や血液中の比率は異なっていますが、これらの血球は、骨髄中にある未分化の造血幹細胞という同一の細胞から作られています。つまり、造血幹細胞から①赤血球系、②白血球系、③血小板系と各種の系統の血球の幼若型が分裂・分化し、やがて成熟型の血球となって末梢血液中に出ていきます。

■血球の種類と特徴

① 赤血球　赤血球は、酸素を各組織へ運ぶとともに、炭酸ガス（二酸化炭素＝CO_2）を運び去る働きをしています。中央が凹んだ直径6〜9μmの円盤状をしていて、その内容の約34％は、鉄を含む血色素（ヘモグロビン※ Hb）からなっています。赤血球は柔軟性に富み、変形しやすく、細い毛細血管も容易に通過することができます。

　赤血球は、紛れもなく1つの細胞ですが、上に述べた働きを効率よく果たすために、分化するにつれて次第に細胞の直径や核、核小体が小さくなり、ミトコンドリアなどの細胞小器官は減少します。逆に、血色素合成は増し、遂には核を失い（脱核）、無核の網状赤血球になって血液中に出ます。赤血球の寿命は、約120日で、毎日、全赤血球の約1/120、1日平均1mm³につき4〜5万の赤血球が脾臓や肝臓で壊され、ほぼ同じくらい骨髄で新生され、一定値に保たれています。赤血球産生の指令は、主に腎臓で産生されるエリスロポエチン（EPO）という物質が行っています（99頁参照）。なお、赤血球の数は男女差があり、1mm³につき成人男性で410〜530万、女性はやや少なく380〜480万です（全血で約25兆個）。

●**赤血球新生の材料**　赤血球は、赤芽球という幼若型の細胞から作られますが、生成には鉄や各種アミノ酸、脂肪酸を材料として、ビタミンB_6、B_{12}、葉酸、銅などの助けが必要です。特に、ビタミンB_{12}、葉酸は、抗貧血ビタミンといわれ、赤血球の正常な成熟と形成に欠かせない栄養素です（68, 71, 73頁参照）。

※**ヘモグロビン**　酸素と結合したり離れたりすることによって、体中に酸素を運搬する役割を果たします（男性：16 g/dL、女性：14 g/dL）。

② 白血球　リンパ芽球、単芽球、骨髄芽球の3つの系統から分化した細胞が、それぞれ、リンパ球、単球、顆粒球で、これらを合わせて白血球と呼びます。白血球は、生体防御作用に関与し、血液1mm³中に6,000〜8,000個です。

リンパ球　白血球の約36.5％を占め、免疫作用の主役を担う細胞で、T細胞とB細胞の2種類があります。

単球　白血球の約5％を占め、白血球の中で最大の細胞です。好中球に次いで活発な食作用をもっています。

顆粒球　細胞内に顆粒をたくさん持っているためこの名があります。顆粒が酸性の染料に染まりやすい好酸球[※1]、塩基性の染料に染まりやすい好塩基球[※2]、どちらにも染まり中間調に染まる好中球の3種があります。

　感染時には、一般に白血球が増加します（特に増加しているのは防衛第一線に活躍する好中球[※3]で、幹細胞が繰り返し分裂・分化し、大量に血中に放出されます）。白血球の増加は、病気の診断や経過の判定に用いられます。

※1　**好酸球**　約3％を占め、寄生虫病やアレルギー疾患のときに増加し、急性の過敏反応を調節する働きがあります。
※2　**好塩基球**　顆粒に含まれるヒスタミンやヘパリンが、炎症部位の血管を拡張させたり、血液の凝固を防いだりして、好中球の働きを助けます。約0.5％。
※3　**好中球**　白血球中で最も多く（約55％）、細菌やウイルスなどを摂取・消化します。5〜25個の菌を処理すると死滅します。

③ 血小板　幹細胞から分化した巨核芽球は、核分裂はしますが、細胞質の分裂は伴わず、細胞質にできた顆粒を血中に離します。それが血小板です。血小板は、血管が傷ついたとき、血液が外に漏れ出さないよう素早く傷口をふさぐ糊の役目を果たします。血液1mm³に13〜35万個あります。

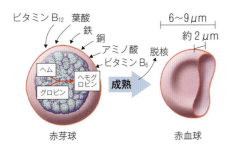

赤芽球　　　　赤血球

●体重の約60％を占める体液

　体内の液状成分を一括して体液といい、成人男性では体重の約60％、女性では約55％を占め、その大部分は水分です。体重の約40％は細胞内液、約20％は細胞外液です。体液量は乳児が最も高く、年とともに減少します（92頁参照）。

体液＼年齢	新生児	3ヶ月乳児	1年	成人	老人
全体液量	80%	70%	60%	60%	50%
細胞内液	40	40	40	40	30
細胞外液	40	30	20	20	20

　細胞内液は、細胞機能を維持するための水分で、その変動許容範囲は±10％前後と考えられています。細胞外液は、組織液（管外液）と、血漿、リンパ、髄液などの管内液とに分けられます。
　体液は、このように体内の重要成分であり、何らかの理由で水分が補給できなくなると、脱水症状を起こし生命の危機を招きます。乳児小児と高齢者には、特に注意が必要です。

水分2〜3％喪失	：体温上昇、循環機能に影響がでる
5％	：運動能力、特に持久力低下
7％	：幻覚出現
10％	：意識喪失し、熱射病で死亡

4-2. 血液 ── 血液凝固と貧血，血液型

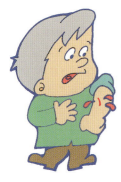

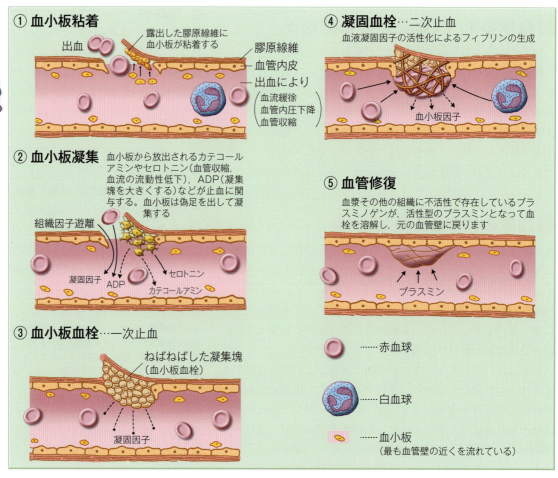

■血液凝固のしくみ

けがをして出血したときなど，その血が固まるのは何故でしょう。

まず第1に，傷ついた血管壁から露出した膠原線維に，幾つもの血小板が，ちょうど糊付けするように粘着し，ゆるい一時的な止血栓（血小板血栓，白色血栓）で破損部をふさぎます（一次止血）。この状態は不安定なもので，いつはがれるか分かりません。そこでもっとしっかりした補修をするため，複雑な外因性と内因性の血液凝固反応によって，血漿中に溶けているフィブリノゲンが不溶性のフィブリンに変わり，フィブリンの網が血球成分を包んで，強固な止血栓（凝固血栓，赤色血栓）として，傷口をセメントのように固めてしまいます（二次止血）。

血液の凝固は，このように，血小板などによってフィブリノゲンがフィブリンに変化することで起こるものです。

■血液の凝固異常

血液の凝固因子には，現在，第Ⅰ～第ⅩⅢ（Ⅵ因子は欠番）因子が確認されていますが，フィブリノゲンという物質が，フィブリンになるには，これらの因子が，将棋倒しのように次々と活性化されていかなければなりません。ところが，血管内皮の損傷や，血流がゆるくなったり，血液凝固物質が増加すると，血管内でも凝固が起こることがあります。この凝固によって，血管がふさがれたものを，血栓症と呼び，脳や心臓の血管などによく起こります。また，逆に，血管壁の脆弱化，透過性の亢進，血小板減少や機能低下，血液凝固因子の異常があると血液が固まりにくくなり，出血しやすくなります。血友病と呼ばれる病気もこの一種で，凝固因子の第Ⅷ因子または第Ⅸ因子の欠如によります。

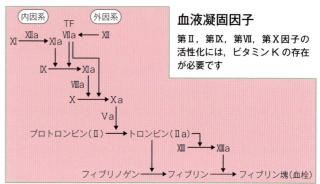

血液凝固因子
第Ⅱ，第Ⅸ，第Ⅶ，第Ⅹ因子の活性化には，ビタミンKの存在が必要です

■ 様々な原因による貧血

貧血は，血液中の赤血球の数や，赤血球中に含まれているヘモグロビンが不足している状態（男性 13 g/dL 未満，女性 12 g/dL 未満）を指します。出血，赤血球の破壊，赤血球の産生低下などが原因となります。赤芽球から赤血球への分化に必要なビタミン B_{12} の不足からくる悪性貧血，すべての骨髄細胞の分化・成熟障害がみられる再生不良性貧血などがあります。最も多いのは，ヘモグロビンの材料である鉄（Fe）が不足して起こる鉄欠乏性貧血で，貧血の約半数を占め，女性や思春期に多くみられます。次いで多いのが出血性貧血で，この2者で貧血の大部分を占めています。これらの貧血の背景には，出血や妊娠，成長などによる赤血球需要の増大があり，相対的に赤血球の産生が追いつかなくなって起こる場合が多いものです。

■ 貧血と鉄・ビタミン

鉄（Fe）は，酸素化と脱酸素化により酸素運搬の主役となる重要な元素です。成人の体内には通常4～5gの鉄があり，このうち約70％（約3g）はヘモグロビンの血色素鉄として，残り約30％（約1.2 g）は，肝臓，脾臓，骨髄などに貯蔵鉄として，残りわずか0.1％（約0.2 g）が血清中や組織にあります。特に，女性の場合，月経血や妊娠・出産・授乳期の全期間にわたって鉄の需要が増え，体内の鉄の約100～500 mgが消耗されます。その上，女性ホルモンは骨髄での赤血球産生を抑制する働きがあるので，男性に比べて鉄欠乏から貧血を起こしやすいわけです。鉄の吸収には胃液の塩酸と，ビタミンCが必要です（68頁参照）。

なお，鉄とともに，ビタミン B_{12}・B_6 やCの不足も見逃せません。これらのビタミンは，摂取された鉄を体内で吸収しやすい形に変えたり，鉄がタンパク質と結びついてヘモグロビンを合成したりするために，なくてはならない働きをしているからです。貧血を防ぐためにも，ふだんから鉄や各種のビタミンを十分摂取しておくことが大切です。

■ 血液型と輸血

2種類の血液を混ぜると，赤血球が凝集する場合と，しない場合があります。凝集するのは赤血球にある凝集原が，別の血液の血清にある凝集素と反応（凝集）するからです。この反応によって，血液型はABO式，MN式，Rh式などに分類されますが，ABO式が最も基本的です。

ABO式は，下図のようにA，B，AB，Oの4つの型に区別されます。赤血球に凝集原AとB，血清に凝集素αとβがあり，AとA，BとBで凝集反応を起こします。

血液型	赤血球の凝集原	血清の凝集素
A	A	β
B	B	α
AB	AB	—
O	—	α β

輸血では，供血者の凝集原が受血者の凝集素と凝集するのを避けなければなりません。

そこで，輸血は右図の矢印の方向で可能となります。

● O型は万能供血者，AB型は万能受血者と呼ばれます。しかし，O型輸血や同型の輸血でも副作用を起こすことがあります。あらかじめ，供血者と受血者の間で凝集しないかを試験（交叉試験）しておくと安全です。血液型は，メンデルの法則に基づいて遺伝し，法医学や親子の鑑定などにもよく利用されます。日本人の血液型の割合は，およそA型40％，B型20％，AB型10％，O型30％になっています。

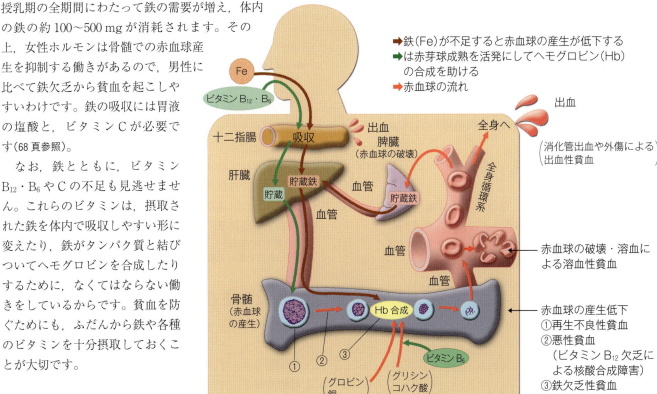

→ 鉄（Fe）が不足すると赤血球の産生が低下する
→ は赤芽球成熟を活発にしてヘモグロビン（Hb）の合成を助ける
→ 赤血球の流れ

赤血球の破壊・溶血による溶血性貧血

赤血球の産生低下
① 再生不良性貧血
② 悪性貧血
　（ビタミン B_{12} 欠乏による核酸合成障害）
③ 鉄欠乏性貧血

4-3. 血液──生体防御のしくみ

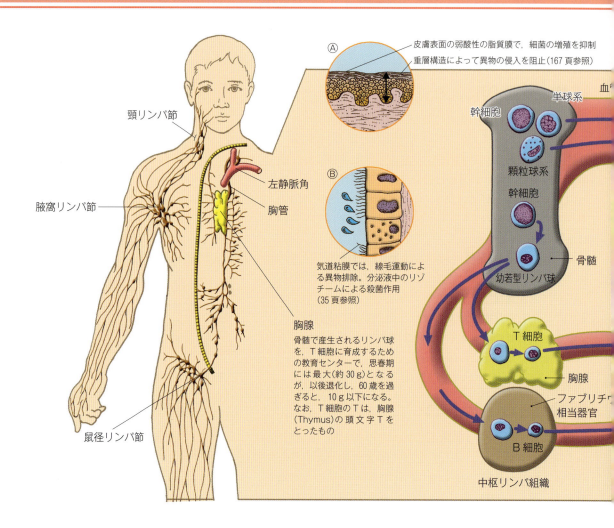

■病原菌に対する様々な防御機構

　私たちの体を守る防御機構は，大別すると2つに分けられます。1つは，一般的な異物，微生物などの侵入物に対する無差別な排除で，初期の段階に働く**非特異的防御機構**。もう1つは，一度感染して回復すると，同じ病原体には再び感染しないという免疫機構。これは，侵入物を認識して特異的に反応処理するため**特異的防御機構**ともいわれます。

① 非特異的防御機構
Ⓐ **障壁としての皮膚や粘膜**　異物の侵入阻止，細菌の増殖抑制。
Ⓑ **局所にある抗菌性物質**　粘液などの分泌液(リゾチーム)，胃での塩酸，腸内細菌叢など(64, 69, 77頁参照)。
Ⓒ **好中球や単球(マクロファージ)による無差別攻撃**
　バリアを破って病原体が侵入すると，その局所では急性炎症反応を起こして血管が拡張し，白血球などが血管外に出て細菌や異物と戦います。
好中球　感染後約2時間で血中に増加し，組織に入って防衛第一線を形成，細菌やウイルスを摂食・消化します。(傷口が膿んだときの膿は，死滅した好中球や組織並びに細菌の残骸)。
単球　好中球より遅れて局所に集合，第二線を張ります。

異物処理(好中球に次いで活発な食作用を持つ)によって得た，その異物についての情報，いわば指名手配者の人相書のようなものを，免疫担当細胞のT細胞とB細胞に伝えます。
● 単球は，組織ではマクロファージに転化。マクロファージは，プロスタグランジンE_2を産生し，過剰な免疫反応を抑制する働きもあります。

② 特異的防御機構
　リンパ球を中心とした免疫反応です。リンパ球は，自己・非自己を見分ける機能を持ち，目的の抗原[※1]だけを狙い打ちする極めて効率のよい防衛集団です。この免疫機構には，T細胞が直接異物の排除に当たるⒶ**細胞性免疫**と，B細胞が作った抗体[※2]が，その抗原にだけ反応することで異物を攻撃するⒷ**体液性免疫**の2つのタイプがあります。
※1 **抗原**　体内に侵入してくる病原体。　※2 **抗体**　血液中にできる病原体に対する抵抗性物質。　**抗原抗体反応**　抗原と抗体の間に起こる反応。

■免疫の主役(リンパ球)

　リンパ球には，前述のようにT細胞とB細胞の2種類がありますが，中でもT細胞は，免疫系全体での指令塔的な役割を果たす最も重要な免疫担当細胞です。
T細胞の働き　マクロファージが異物を食べ，その異物の表面の特徴をT細胞に示します。その特徴を解読したT

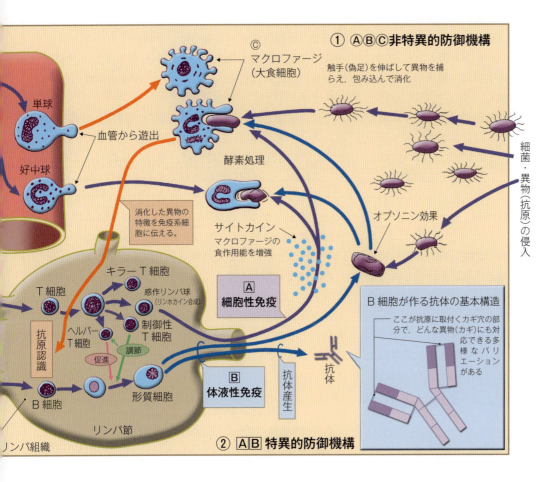

細胞は，感作リンパ球となってサイトカインを産生するほか，それぞれの役割をもった幾つかの細胞に分かれます。
- 細胞傷害性T細胞（**キラーT細胞**※）という殺し屋細胞に分化し，同じ表面構造をもったウイルス感染細胞や腫瘍細胞，移植した臓器細胞などに打撃を与えます。
- 異物を解読した一部のT細胞は，その異物に適合した抗体を産生する特定の細胞（形質細胞）に分化するよう，B細胞に指令を発したり（**ヘルパーT細胞**），逆に，抗体を作り過ぎないよう調節したり（**制御性T細胞**）して，免疫機能を調節しています。

※T細胞が生産する化学伝達物質サイトカインは，マクロファージの殺菌機能を高めます。インターフェロンもこのような物質の1つで，ウイルスの増殖を抑制する能力をもっています。また，マクロファージが異物と戦いながら産生する物質，インターロイキンIL-1は，T細胞を刺激してキラー細胞に分化させます。インターロイキンには，この他，現在までに30種以上のタイプが見つかっており，それぞれ免疫機能の調節に関与しています。

B細胞の働き T細胞の指令で**形質細胞**に分化し，特定の抗体を作るのが主な役割です。抗体は，免疫グロブリン（Immunoglobulin）と呼ばれるタンパク質で，Igと略し，IgG，IgA，IgM，IgD，IgEの5種類があります。抗体は，細菌やウイルスにちょうど鍵と鍵穴のような形で結合して直接破壊します。さらに重要な役割は，マクロファージがうまく食べられない細菌や異物の表面に付着して，食べやすい形にする体液成分を生成することです。これをオプソニン効果，あるいは，免疫食作用といいます。

- 肺炎球菌などの細菌は，菌の表面が，よろいのような膜で覆われていて，マクロファージに容易に食べられないしくみになっています。

リンパ節はリンパ球の駐屯地

T細胞とB細胞は，その分化場所の胸腺とファブリチウス嚢から，血行によって抗原との戦場となる末梢リンパ組織のリンパ節，脾臓，扁桃，消化管や気道のリンパ組織，全身の結合組織に移動します。そして再び，血管内に戻るしくみになっています（リンパ球は，リンパ液が流れるリンパ管内や血中を流れています）。ちょうど体内を循環してパトロールする感じで，必要があると直ちに免疫応答に関与するわけです。リンパ管には，リンパ節と呼ばれる関所があちこちにあり，T・B両細胞をたくさん含んでいます。ここは，リンパ球の駐屯地であり，生体防御に関与する重要な免疫器官です。各リンパ節は，それぞれの縄張りとしての担当支配地区を持っています。

感染症にかかったとき，頸や手足の付け根のリンパ節が腫れる（リンパ節腫脹）のは，この部分で，リンパ球が細菌やウイルスと激しく戦っていることを現しています。

ES細胞とiPS細胞

2012年度の山中伸弥教授とノーベル生理学・医学賞を共同受賞したのがイギリスの生物学者ジョン・バートランド・ガードン John Bertrand Gurdon 博士。彼はおたまじゃくしの腸管の上皮細胞から取り出した核を，核を除去したおたまじゃくしの未受精卵に挿入し，カエルになることを証明しました(1968)。

つまり，彼が証明したのは，身体の様々な部位にある細胞は，その役割を果たすために遺伝情報の一部が発現しているだけで，他の遺伝情報は失っているのではなく，休眠した状態だということ。腸管の上皮細胞の核には，一匹のカエルの遺伝情報がすべて含まれていたのです。これを契機に，一個の受精卵が，様々な組織や器官に分化する仕組の解明が進みました。

特に研究されたのが，医学への応用。失われた組織や機能の廃絶した臓器を，分化途上の細胞や分化し終えた細胞から作り出すことができれば，人類にとって大きな福音となるはずです。

しかし，高等動物になればなるほど分化した細胞を先祖返りさせるのは至難の業。長い研究の末に開発されたのが，ES細胞でした。ES細胞(Embryonic Stem cell)の日本名は胚性幹細胞。受精卵が分裂し，胎児になるまでの間の胚(胚盤胞)の一部を取り出して，特別な条件下で培養した細胞です。ヒトでは，受精卵を用いるという生命倫理上の問題と他人の受精卵から取り出したES細胞を用いるために起こる拒絶反応などが高い障壁となっています。

そこに登場したのが，山中伸弥教授の開発したiPS細胞，人工多能性幹細胞(induced Pluripotent Stem cell)です。iPS細胞が画期的なのは，すでに分化した皮膚などの体細胞に，初期化に必要な4つの遺伝子を挿入し，人工的に作り出した細胞だということです。初期化する細胞は患者自身の細胞を用いるためES細胞のような倫理的問題や，臓器として移植した場合の拒絶反応なども回避することができます。ガードン博士がおたまじゃくしの細胞で証明したことが，40年近い歳月を経て人間でも実現しようとしているのです。山中伸弥教授が，ノーベル賞受賞に際して「ガードン先生と一緒に受賞できたことが何より嬉しい」と語ったのは，iPS細胞研究のルーツがそこにあったからです。

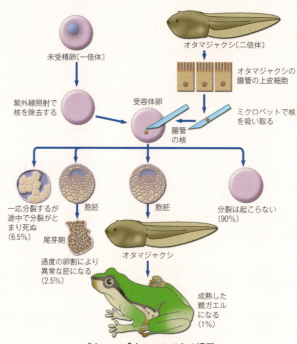

"クローン"カエルのできる過程
(J. B. Gurdon, *Scientific American*, December, 1968 による)

第 2 章
呼 吸 器

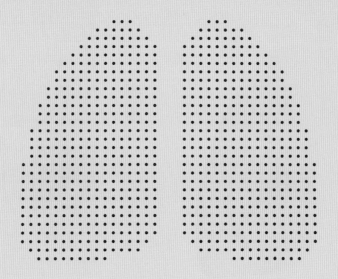

1. 呼吸器系を構成する器官

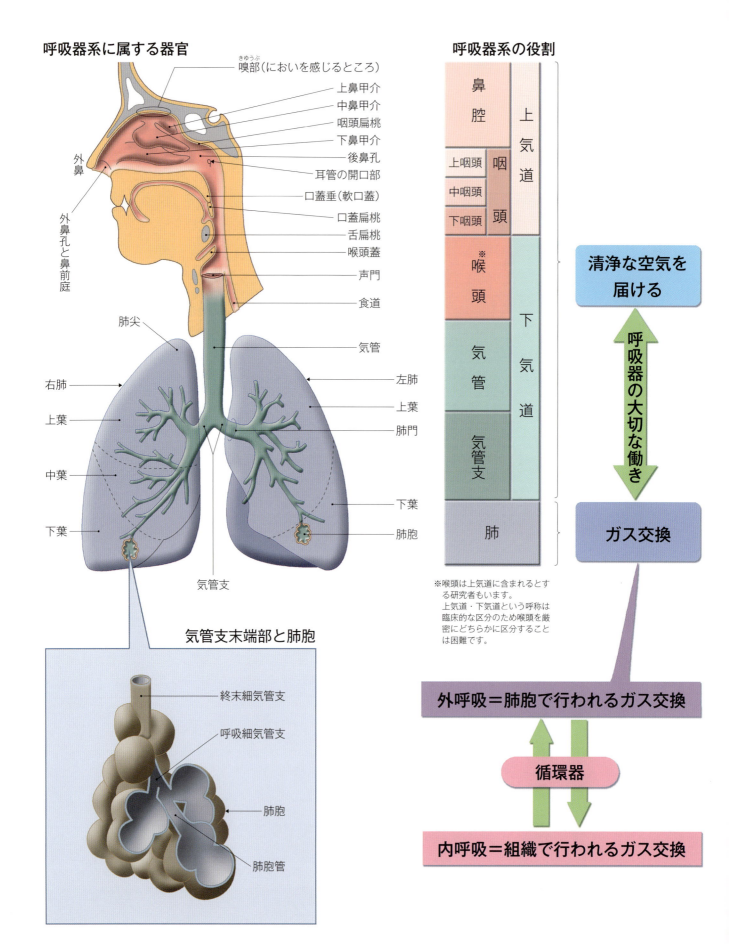

■呼吸器の大切な働き

私たちは、口から取り入れた栄養素を燃焼し、その物質代謝によって得られるエネルギーを利用して生命活動を営んでいます。この栄養素の燃焼に必要な酸素(O_2)を取り込み、生じた二酸化炭素(CO_2)を排出する「ガス交換」を呼吸といいます。体のこの基本的な生理作用を、循環器との緊密な相互作用によって調節しているのが呼吸器です。

外呼吸(肺呼吸)
肺にある肺胞におけるガス交換で、外界からO_2を取り入れ、CO_2を排出します。この肺呼吸を行うのが、呼吸器系です。

内呼吸(組織呼吸)
各種器官の組織細胞におけるガス交換で、血液が運んできたO_2を取り入れ、組織で生じたCO_2を排出します。

■呼吸器という器官の特徴

呼吸器の最も大きな特徴は、外気からO_2を取り込むため、外に向かって開放している器官であり、その結果、外敵に侵されやすいということです。従って、呼吸器を理解するには
①呼吸器本来の役割であるO_2とCO_2の交換、②外敵の侵入という危険を防ぎ、清浄な空気を肺まで送り届ける、という2つのしくみに分けて考えるのが分かりやすいでしょう。

■呼吸にかかわる器官のあらまし

呼吸器は様々な器官によって構成されています。

鼻
鼻は外鼻と鼻腔・副鼻腔からなります。

外鼻 普通「はな」といっている部分で、顔の正面に見える部分です。

鼻腔 外鼻孔(鼻の穴)から後鼻孔(咽頭に続く孔)までの空間をさし、鼻中隔で左右に分けられ、粘膜で覆われています。鼻腔は、鼻毛のあるところまでの鼻前庭と、その奥にあって外側壁は上・中・下3つの鼻甲介が突き出した複雑な固有鼻腔(狭義の鼻腔)に分けられます。固有鼻腔は、さらに嗅部と呼吸部に分けられます。嗅部は、上部で嗅覚をつかさどり、呼吸部は、鼻腔の大部分を占めます。

副鼻腔
鼻腔を囲む骨の中にあるすき間(空洞)で、鼻腔に連絡しています。この空洞は、頭部の重さを少しでも軽くしようという自然の恩恵ともいわれ、鼻腔内の温度・湿度調節、声の調子や音声の共鳴にも関係しています。

咽頭
鼻腔の奥、喉頭までの約12cmの嚢状の管で、鼻からくる空気と、口からくる食塊がクロスする箇所です。ここで食塊が鼻腔や喉頭に入らないようにして食道に運びます。上咽頭には、鼻の扁桃腺といわれる咽頭扁桃があり、側壁には、耳管が開口しています。中咽頭には、いわゆる扁桃腺といわれる左右の口蓋扁桃が、また、舌の後部(舌根)には、舌扁桃があります。

喉頭
気管へ続く空気の通り道で、軟骨で取り囲まれています。食塊が気管に入らないように蓋をする喉頭蓋や、その下方には音声を出すための声門があります。

気管・気管支
鼻腔、咽頭、喉頭を経由してきた空気を、肺に送りこむ通路です。喉頭から下ってきた気管(直径15〜18mm)は、左右の気管支(直径10〜12mm)に分かれて左右の肺に入ります。この入り口を肺門と呼び、肺に出入する血管、リンパ管、神経が通っています。

肺
肺は、呼吸器の中心です。肺門から入った気管支が何度も何度も枝分かれを繰り返し、直径約1mmの細気管支となり、その先端は肺胞と呼ばれる小さな袋になっています。肺胞は、約3億個もあり、極めて薄い呼吸上皮で覆われ、O_2とCO_2のガス交換が行われます。

鼻腔から肺に至る空気の通り道を**気道**と呼びます。気道は、臨床的に上気道と下気道に分けられます。

●エラから肺へ──呼吸器の進化

水中生物の魚類の一部(両生類の先祖)が、「ひれ」の部分を足に変え、初めて陸上生活の一歩を踏み出そうとした際、大きな障害になったのは呼吸器でした。水に溶け込んだO_2とガス交換するのに適したエラ呼吸も、陸上ではエラが乾燥して、全く使い物にならなくなります。この難題に対し、呼吸器を湿った体内に引っ込め、形もひだひだ状のものから、空気をためやすい袋状に変えることによって解決したのが、いわゆる「肺」です。エラから肺へは直接に変形したのではなく、発生学的にみると、個体発生の途中に消化管の咽頭部が突き出て「うきぶくろ」ができ、さらにこれが進化して多少のひだを生じ、その周りに毛細血管が集まって「肺」の相同器官になったと考えられています。この肺の相同器官とエラを併用して、乾燥期にはある程度空気呼吸に使われるようになったのが、今でも南米やアフリカの淡水に棲息する「肺魚」の仲間といわれています。

やがて、それらの子孫の中から水陸両生の両生類が現れ、水中でエラ呼吸をする幼生期から変態が進んで「肺」ができると、エラは退化し、肺呼吸は皮膚呼吸を補うようになりました。次いで呼吸運動によって、陸上生活に十分耐える肺をもつ、「は虫類」へと進化し、「肺」という器官が完成されていったのです。

2. 肺の構造としくみ

呼吸器の中心，肺

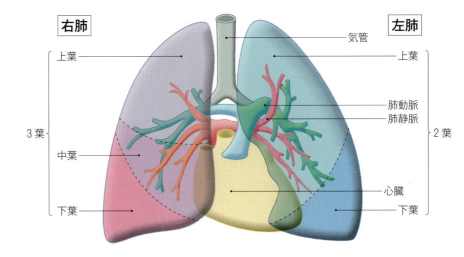

気管支の分岐

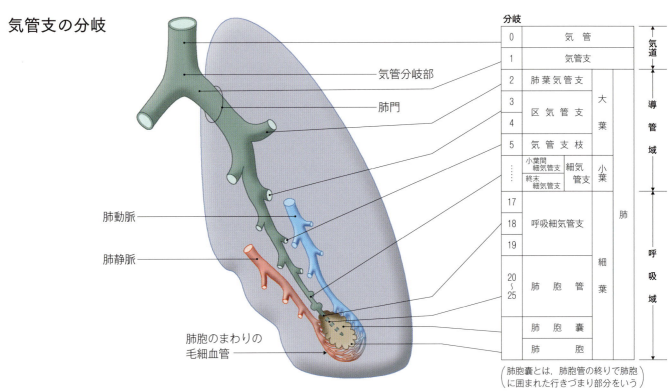

（肺胞嚢とは，肺胞管の終りで肺胞に囲まれた行きづまり部分をいう）

肺を守る胸郭

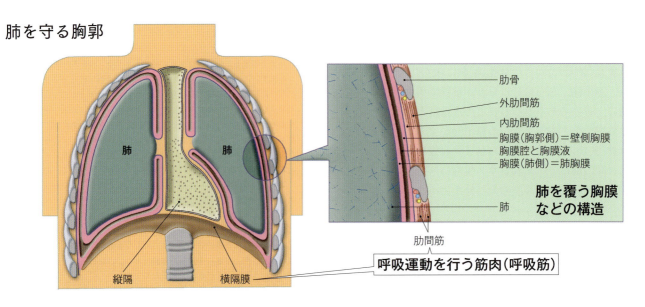

肺を覆う胸膜などの構造

呼吸運動を行う筋肉（呼吸筋）

■肺の形

　肺は，左右を合わせると，下面がくぼんだ釣鐘形をしています。これは，肺の下面に円天井の形をした横隔膜があるからです。また，肺の内側に心臓があるためにくぼみ，左の肺は右の肺よりやや小さめです。肺の上端はとがっていて肺尖と呼ばれ，第1肋骨や鎖骨の上2〜3 cmに達しています。肺の周りは丸みがあって胸膜で覆われ，その外側を肋骨が取り囲んでいます。肋骨は，柔らかい肺を外側からの衝撃から守るとともに，呼吸運動を助ける役割も果たしています。

■肺の構造

　O_2を取り込みCO_2を排出する呼吸器の中で，中心的な役割を担っているのが肺です。

　右肺は，上・中・下の3つ，左肺は上・下の2つのブロック（大葉）からできています。さらに，気管支，肺動脈，肺静脈などが一緒になって分布し，ミカンの房のように左右の肺とも10区画に分かれています（このため肺を部分的に切除する手術が可能です）。気管支は，肺に入ったあと何度も枝分かれして16回の分岐で直径約0.5 mmの終末細気管支となります。ここまでの部分は空気の通路にすぎないので導管域といいます。そこからさらに分岐して，呼吸細気管支→肺胞管→肺胞嚢→肺胞となりますが，その途中の壁にも肺胞が膨れて出ています。このように分岐を重ねることで，全断面積は非常に増加し，気流の速度も遅くなってO_2とCO_2の交換が行われます（呼吸域）。

　肺の組織は弾性線維に富んでいる上に，肺胞の表面張力によって，絶えず収縮しようとする性質をもっています。

■肺の外側を覆っている胸膜のしくみ

　胸膜は，肺の表面と胸郭の内面を覆う漿膜で，肺門の周りで折り返して囊状になっています。その内腔を胸膜腔といい，胸膜液という少量の液体で潤されています。

　肺と胸膜の関係を，分かりやすい例をあげて説明すると，丁度，ビニール袋に半分ほど水を入れて口をくくり，外側から，にぎり拳を突っ込んだような状態といえます。

　肺が周囲との摩擦もなくスムーズな呼吸運動ができるのは，ひとえにこの胸膜の二重構造と潤滑油のような胸膜液のためです。また，胸膜腔の内圧（胸腔内圧）は，常に大気圧より低い陰圧に保たれているので，肺の弾性に打ち勝って，肺は常に，引き伸ばされた状態を保ち，たくさんの吸気を入れることができるようになっています。

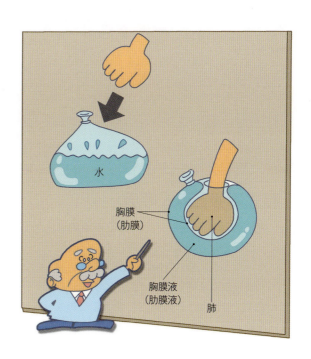

　胸膜は一般に肋膜ともいわれ，肋膜炎と胸膜炎は同じものです。

● 胸郭

　胸郭は12個の胸椎と12対の肋骨，そして1個の胸骨からできていて，肺をよろいのように守っています。肋骨と肋骨の間には，体表に近く吸息時に働く外肋間筋と，深層にあって呼息時に働く内肋間筋という筋肉があって，肋骨の間を埋めると同時に呼吸運動に大きく関与しています。なお，肺の下部には横隔膜があります。横隔膜は膜という名前がついていますが，随意筋と呼ばれる筋肉です。

　肋間筋と横隔膜の共同運動によって，私たちは息を吸ったりはいたりしているのです。

● 縦隔

　前は胸骨，後は胸椎，側方は左右の肺で囲まれた部位です。ここには，胸腺，心臓，胸管，気管，気管支，食道，大動脈，大静脈などの重要な器官があり，縦隔に発生した腫瘍が増大すると，これらの器官が圧迫されます。

● 自然気胸

　気胸とは，陰圧である胸腔内に空気が貯溜し，肺が萎縮した状態です。胸膜直下の肺胞が破裂して起こった気胸を自然気胸といい，肺尖部に多くみられます。また，原因となる疾患のないものを特発性気胸といい，これが狭義の自然気胸です。

　突然の胸痛，呼吸困難，発作的な咳が主な症状で，近年では，早期喫煙のせいか，20歳代の長身でやせ型の男性を中心に増加する傾向が見られます。軽症の場合，放置しておいても差し支えありませんが，ある程度以上の場合は，胸腔内にチューブを挿入して脱気を図ったり開胸手術などの治療が必要です。

● 胸膜炎（肋膜炎）

　胸膜の炎症で，胸水（胸膜腔の滲出液）の有無で乾性と湿性に分けられ，乾性では線維癒着が多くみられます。肺結核や肺炎，肺癌などが原因で，胸痛，呼吸困難，咳などの症状がみられます。

3. 呼吸運動と調節のメカニズム

吸気のしくみ

外肋間筋が肋骨を引き上げるとともに，横隔膜が収縮して腹腔側へ下がる → 胸腔が拡大 → 胸腔内圧が低下（−6mmHg）→ 肺は拡張し空気流入

呼気のしくみ

内肋間筋が肋骨を引き下げるとともに，横隔膜がゆるみ胸腔側へ上がる → 胸腔が縮小 → 胸腔内圧が上昇（−2mmHg）→ 肺は収縮し肺胞内の空気を排出

腹式呼吸と胸式呼吸

腹式呼吸は，主として横隔膜の運動によって行われる呼吸型で男性に多く，腹壁が膨らみます。胸式呼吸は，主として肋間筋の働きによる呼吸型で，女性に多く見られます。普通は，この両方を併用した胸腹式呼吸を行っています。

妊娠時や呼吸困難時には，背部・胸部・頸部や腹部などにある補助呼吸筋が協力します。これには胸鎖乳突筋や大胸筋，小胸筋，鎖骨下筋，前鋸筋などがあります。

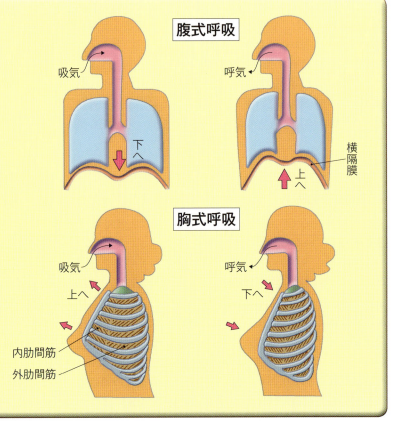

呼吸運動の調節のしくみ

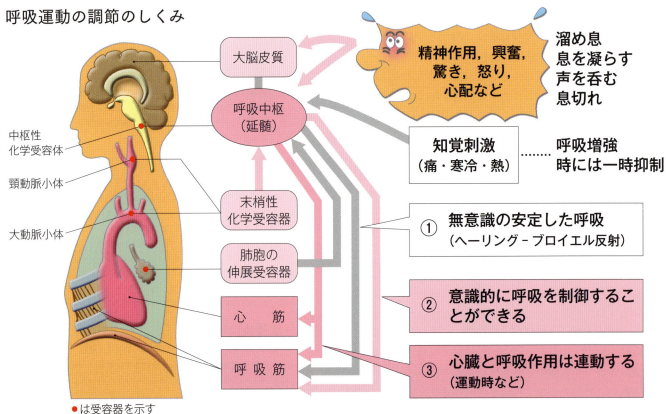

● は受容器を示す

■ 空気の吸入と排出のしくみ

空気には，高気圧から低気圧に風が吹き込むように，いつも均等な圧になろうとする性質があります。私たちの呼吸の原理も全くこれと同じしくみで行われています。

吸息運動（空気を吸い込む働き）

息を吸い込んだときの胸の動きを観察すると分かるように，まず外肋間筋が収縮して胸郭を前後・左右に広げます。これと同時に横隔膜が収縮して下降し，胸の内腔をさらに広げます。このようにして，胸腔内圧は一層低くなり，陰圧が大きくなり，肺胞内圧（1気圧）との差が増します。すると，肺は拡張して外気が肺内に吸い込まれます。

呼息運動（空気をはき出す働き）

吸息時とは反対に，横隔膜がゆるむと同時に内肋間筋が収縮して，胸郭内のスペースが狭められ，陰圧が小さくなり，肺は弾性のために収縮し，空気がはき出されます。

呼吸運動は，この吸息と呼息運動を交互に繰り返すことから成り立っています。

● 内肋間筋と外肋間筋，横隔膜をまとめて呼吸筋といいます。

■ 呼吸運動の調節のしくみ

呼吸は，①眠っている間も決してとだえることのない無意識下の繰り返し運動です。ところが，その一方で，②歌を歌ったり，水に潜ったりするときは自分の意志で呼吸を自由にコントロールすることができますし，③運動時には，自然に呼吸が激しくなります。このことからも分かるように，呼吸運動は，複合的な神経のメカニズムによって巧妙に調節されています。

① 呼吸運動に律動性があるのは（無意識下での呼吸）

肺胞壁には，伸展受容器という一種のセンサーが埋めこまれています。息を吸い込み，肺胞が一定以上に伸びると，このセンサーが働いて，その情報が，肺胞に分布している迷走神経を介して延髄にある呼吸中枢に伝えられると，吸息性ニューロンの活動が抑制されます。その結果，吸息が抑えられ，吸息から呼息に移行します。次に，肺が縮小すると，受容器からの発信はやみ，吸息となります。

このようにして，リズミカルに吸息と呼息が営まれます。これは迷走神経のあずかる反射で，ヘーリング-ブロイエル反射（肺迷走神経呼吸反射）といいます。

呼吸が止まらないのは 普通時の呼吸は，この意志と無関係な律動的な呼吸運動によって，1分間に約18回，自動的に規則正しく営まれているからです。

②「息こらえ」ができるのは（意識的な操作）

呼吸筋は，随意筋といって自分の思い通りに動かせる筋

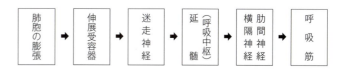

肉です。そのため，自分の意志によって，大脳皮質からの呼吸運動の制御指令で呼吸のリズムを変え，随意的に呼吸を止めたり，深めたりすることができます。

③ 運動すると呼吸が速くなるのは

かけ足で階段を上ったり，ジョギングしたりすると，心臓の鼓動も呼吸も速くなります。これは，血管壁に埋め込まれた感知器が，絶えず，血液中のO_2やCO_2，あるいはpHや血圧が適切かどうかをモニターしていて，その情報を延髄の呼吸中枢に送り続けているためです。例えば，安静時に必要な酸素摂取量は200～250 mL/分ですが，運動時には，その20倍ものO_2が必要になります。運動によって血中酸素が減少し，CO_2が増えると，頸動脈小体と大動脈小体にある感知器から情報が送られ，呼吸を速めてO_2の取り込みを増やし，CO_2を放出します。この感知器は，化学受容器と呼ばれています。また，呼吸中枢にも中枢性化学受容体があり，血中のCO_2が増えると呼吸が促進されます。

● **あくび，しゃっくりも特殊な呼吸型**

● あくび……口を開けて深い吸息をする状態です。緊張がゆるんだり，眠けをもよおしたとき，換気不良の肺胞を拡張させる反射的呼吸運動と考えられます。

● しゃっくり……横隔膜の神経が敏感になりすぎたり，強く刺激されたときに起こる横隔膜の痙攣性収縮です。

この他，笑い，くしゃみ，せきなども，特別の目的をもつ呼吸の変型といえましょう。

● **新生児の第1呼吸**

胎児は，出生と同時に母体から臍帯を通してもらっていた，O_2に富んだ血液をストップされてしまい，血液中のCO_2が増加します。この情報と急激な温度の変化が呼吸中枢に伝えられ，赤ん坊はまず，深く息を吸い，次にこれを大きくはき出します。このときに，大きく第一声を放ちます。これが呱呱の声で，それまで青黒かった体が赤くなり，いわゆる「赤ちゃん」になるわけです。

● **病的な呼吸＝チェーン・ストークス呼吸**

この呼吸パターンは，無呼吸と深い呼吸の時期が交互にくることです。周期の長さは様々ですが，脳卒中や尿毒症，心不全などの場合にみられます。健康な人でも高山での睡眠中に高率にみられます。

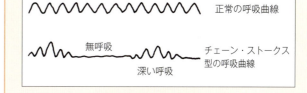

4. ガス交換のしくみ

肺胞と組織でのガス交換

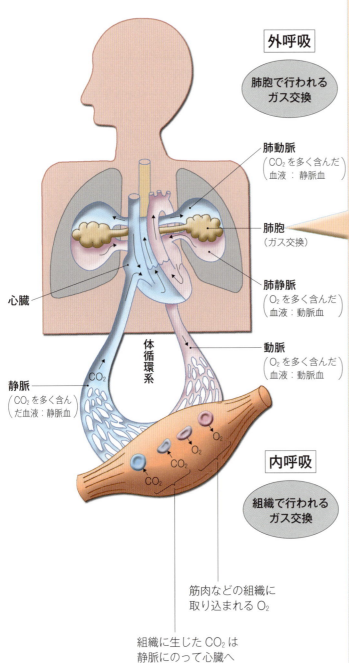

肺胞と毛細血管の構造

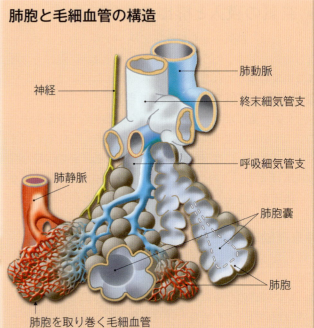

肺胞の働き（ガス交換のしくみ）

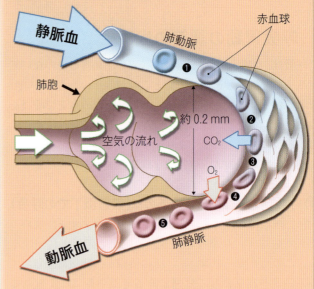

❶ 高分圧（46 mmHg）の CO_2 と低分圧（40 mmHg）の O_2 を含む肺動脈の血液（静脈血）
❷ 肺胞壁に触れ合う血液
❸ 高分圧の CO_2 が低分圧（40 mmHg）の肺胞内に拡散する
❹ 肺胞内は，O_2 が高分圧（100 mmHg）なので低分圧の血液の中に拡散する
❺ O_2 を多く含んだ（96 mmHg）肺静脈の動脈血が体の各組織へ流れて行く

部　位	ガス分圧(mmHg)	
	O_2 分圧	CO_2 分圧
肺　胞　気	100	40
肺動脈の静脈血	40	46
肺静脈の動脈血	96	40
組　　　織	0〜40	50〜60

■拡散は濃度の高い方から低い方へ

空気には，常に圧力を一定にしようとする性質と，空気を構成している O_2 や CO_2 の濃度をいつも均等にしようとする性質とがあります。ですから，肺胞で壁を隔てて，O_2 や CO_2 の含量（分圧）の異なった気体同士が出合うと，濃度の高い方から低い方へと移動します。これが，拡散という現象です。肺でのガス交換は，この拡散によって行われるものです。

■肺胞でのガス交換（外呼吸）

肺胞内では，O_2 をたくさん含んだ吸気が流れ込んだ肺胞気と，肺胞に接する CO_2 を高濃度に含んだ血液（静脈血）との間でガスの拡散が起こり，ガス交換が行われます。しかし，血液には空気と出合うと固まるという厄介な性質があるため，肺胞では直接血液と空気が触れ合うことはありません。肺胞壁では，限りなく，触れ合ったと同じような状況を作り出すしくみになっています。この秘密を解く鍵は，肺胞の構造と肺胞を取り巻く毛細血管の構造にあります。

肺胞を取り巻く毛細血管の構造

静脈血が流れる肺動脈は，気管支に沿って末梢に向かって次第に細くなりながら走っています。そして，肺胞のところでは，直径が約 1,000 分の 8 mm（$8\,\mu m$）という細い網目状の毛細血管になります。肺胞の毛細血管は体内で最も密な網を作っています。毛細血管の壁は大変薄く（$0.1\,\mu m$），一方，肺胞の壁もこれに劣らず薄く（$0.1\sim0.2\,\mu m$），肺胞の空気と毛細血管の血液は至近距離で接して，拡散に都合のよい構造になっています。

つまり，このとき，極めて薄い壁を通して，CO_2 と O_2 がそれぞれ濃度の濃い方から薄い方へ拡散し，容易にガス交換が行われるのです。

肺胞の構造

肺胞は，息を吸い込んだときと，はき出したときとでは，大きさが違いますが，その直径はおよそ 0.1〜0.2 mm といわれています。この小さな袋は肺内に約 3 億個あって，この袋の表面積を全部広げると，ちょうどテニスコートの 1/3 の面積に匹敵するほどの広さ（50〜100 m^2）になります。そして，相接する肺胞間の隔壁の所々に直径 10〜15 μm の小孔（中隔孔）があって，肺胞腔が互いに連絡しています。

■肺循環の特殊性

それにしても，そんな薄い薄い膜の間を血液が流れて，よく血管が破れないと思うでしょう。これは普通の動脈圧は 80〜120 mmHg であるのに対して，肺循環はその 1/5 くらい（41 頁参照）の低圧にセットされているからです。また，体循環では，動脈の中は O_2 の多い赤い血液（動脈血），静脈の中は CO_2 の多い青味がかった血液（静脈血）が流れていますが，肺動脈と肺静脈とでは，この関係が逆になっているのがもうひとつの特殊性です。

■組織におけるガス交換（内呼吸）

ガス交換には肺胞における交換（外呼吸）の他，組織におけるガス交換，つまり，毛細血管と組織との間で行われる交換があり，これを「内呼吸」とか「組織呼吸」と呼んでいます。動脈血の赤血球内のヘモグロビンと結合して運ばれた O_2 は，末梢の組織の細胞に取り込まれ，代わりに組織で生じた CO_2 は静脈血にのって心臓に還ります。この際のガス交換のしくみは，肺胞でのガス交換と同様に，気体の拡散によってスムーズに行われます。

息をはいたときは，気道内にはまだ CO_2 がたくさん残っています。もし「拡散」という現象がなければ，次に空気を吸いこんだときに，気道内にある CO_2 の多い空気が，肺胞内に逆もどりします。これではたいへん効率が悪くなります。そこで，ガス交換においては，「気道内拡散」という現象が非常に重要な役割を担っています。

●チアノーゼ（紫藍症）

皮膚や粘膜のうちで，普段は赤く見える部分が青紫色になることをいい，口唇，頬，耳朶（じだ），爪床，指尖などでよく観察されます。血液は，O_2 が十分なときは鮮紅色をしていますが，O_2 と結合していないヘモグロビン（脱酸素化ヘモグロビン）が 5 g/dL 以上の低酸素濃度状態になると，静脈血に似た暗赤色になり，これが皮膚粘膜の毛細血管を通して青紫色に見えます。つまり，チアノーゼは，総ヘモグロビン含量が正常のときに起こる O_2 不足の状態です。

全身的なチアノーゼは，主に呼吸器疾患や心臓疾患のときに起こりますが，寒冷や異常緊張のときに一時的に現れる末梢的なチアノーゼもあります。

●肺気腫

肺胞壁の弾性が減少して収縮できなくなり，終末細気管支より末梢部が拡大して元に戻らなくなった状態が肺気腫です。こうなると，肺のガス交換が不十分になり，換気が悪くなります。主な症状としては，呼吸困難（ちょっとした運動で息切れするなど）や，慢性の「せき」・「たん」があげられます。慢性の進行性疾患で，遺伝的素因や喫煙，大気汚染などが関係し，中年以上の男性に多くみられます。

肺気腫，慢性気管支炎と慢性気管支喘息を合わせて，**慢性閉塞性肺疾患** COPD と呼び，最近，患者数の増加が注目されています。

肺気腫とは逆に，肺の線維組織が増殖するため，固く小さくなって縮むのが**肺線維症**です。肺活量が著しく減少し，O_2 補給が十分できなくなります。

5. 肺機能の検査法

肺活量

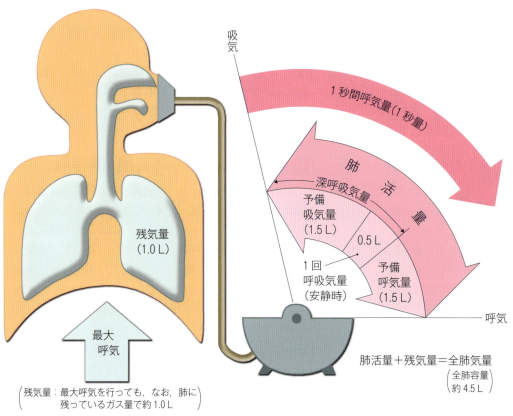

1秒量と1秒率

できるだけ吸い込んだ空気を、思い切り速くはき出したとき、1秒間にはき出される空気の量を1秒量といいます。健康な人では肺活量の70〜80%が呼出されます。この1秒量を肺活量で割ったものが、1秒率（$FEV_{1.0}$%）です。

$$1秒率 = \frac{1秒量}{肺活量} \times 100(\%)$$

一般に、1秒率が70%以下を異常とします。気管支喘息のように気道抵抗が高かったり、肺気腫のように肺の弾性が低下したりすると、肺活量はそれほど減少しませんが、1秒率はぐんと減少します。

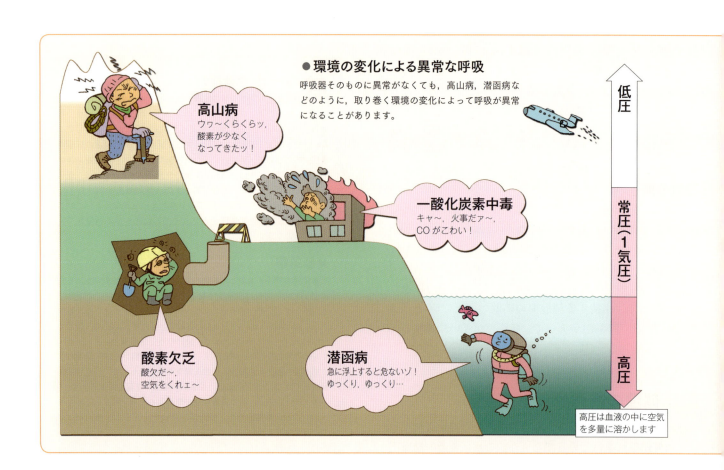

● 環境の変化による異常な呼吸

呼吸器そのものに異常がなくても、高山病、潜函病などのように、取り巻く環境の変化によって呼吸が異常になることがあります。

呼吸数

成人の安静時には，1分間16〜20回（平均18回）で，心拍数の約1/4で，女性は男性よりやや多めです。新生児は30〜40回，学童期は20〜30回と多く，逆に高齢になると少なくなります。また，睡眠中は少なく，気温，体温，精神状態，運動などで変動し，意志によって変えることもできます。

24回以上になると**頻呼吸**と呼ばれ，ヒステリーや心因性などによる場合によくみられます。12回以下が**徐呼吸**で，睡眠や麻酔時，呼吸中枢の興奮性の低下時にみられます。

換気量

安静時の呼吸気量は，成人で1回400〜500 mL（平均450 mL），1分間（毎分換気量）6〜8 Lで，運動時は7〜10倍にもなります。1回呼吸気量のうち，肺胞でガス交換に利用される肺胞換気量は300 mLで，150 mLは気道を満たすだけで利用されません。これを死腔量といいます。死腔は気道の拡張時に広くなります。ガス交換で大切なのは，肺胞換気量で，毎分肺胞換気量＝（1回換気量−死腔量）×呼吸数です。毎分換気量が等しくても，遅くて深い呼吸では毎分肺胞換気量は多くなり，浅くて速い呼吸では少なくなります。

肺活量

肺活量は，検査が簡単な上に，肺の換気能力がよく分かる優れた方法です。肺活量は，普通の呼吸（1回の呼吸気量）から，思い切り息を吸い込み（予備吸気量），次いで，はき出せる限りの息（予備呼気量）をはき出したときの全呼吸気量をいいます。肺活量は，身長・性・年齢や姿勢などに関係しますが，18歳以上の成人では，次の式で推測正常値が得られます。

男性：肺活量(mL) = [27.63 − (0.112 × 年齢)] × 身長(cm)
女性：肺活量(mL) = [21.78 − (0.101 × 年齢)] × 身長(cm)

健康な成人では男性は3,000〜4,000 mL，女性は2,000〜3,000 mLくらいといわれています。運動選手，特に水泳選手などでは，7,000 mLというような高い肺活量を示します。

●肺活量の低下を招くいろいろな病気

肺膨張不全（肺結核，肺線維症，気胸，湿性胸膜炎など）
呼吸面積減少（肺切除，肺気腫，肺うっ血など）
胸郭運動不全（肋骨骨折などによる痛み，妊娠，腹水など）
気道通過障害（気管閉塞，腫瘍など）

高山病

2,500〜3,000 m以上の高山に登ったり，飛行機で上空に上がると，気圧が低くなり肺胞内のO_2分圧が下がります。その結果，血液中のO_2不足状態となり，めまいや嘔吐を起こすことがあります。しかし，高地の生活に順応し，血液量や赤血球数が増加すると，症状はなくなります。ちなみに，赤血球は，1,000 m高くなると，約70万/mm^{3}増加します。

潜函病（ケイソン病）

水面下の深いところ（高圧：水深約10 mで1気圧増える）では，多量の空気が血液中に溶けています。急に水面（常圧）に出ると，溶けていた空気が血管内で気泡になります。このうちO_2は赤血球の中のヘモグロビンと結合して消費されますが，窒素は気泡（気栓）となり，血管の塞栓を起こします。四肢の筋，特に関節に激痛を起こし，重症では死を招くことがあります。

一酸化炭素（CO）中毒

ガスや炭火の不完全燃焼時や自動車エンジンの排気ガスにある一酸化炭素は，ヘモグロビンに対して酸素の250倍の親和力をもっています。ヘモグロビンが，いったんCOと結合すると，COを離しにくいのでO_2と結合することができず，酸素欠乏を起こします。空気中のCO濃度が0.08%では2時間で失神，0.16%では2時間で死に至ります。COが恐いのは無色無臭で，濃度が高くなっても気づきにくいこと，中毒による眠気で寝込んでしまうことです。密閉した空間で暖房器具を使う時は，定期的な換気を心がけることが大切です。

酸素欠乏

O_2は，大気中の21%を占めています。O_2の減少は呼吸運動を強め，10%以下になると1倍半（呼吸）くらいに強まります。さらにO_2が少なくなると，呼吸反応を起こす前に嘔気，頭痛，チアノーゼなどを起こし，突然に意識障害を起こしたりします。

二酸化炭素（CO_2）過剰

大気中のCO_2は，殆ど0に近く，0.03〜0.04%ですが，1%を超えると呼吸は深くなり，3%では呼吸量は2倍，5%では4倍，7%では7倍となり，呼吸困難を起こします。9%では苦しくなり，それ以上では意識障害が起こります。

過換気（過呼吸）症候群

心臓や呼吸器などに何の器質的異常もないのに，突然，呼吸が早くなり，呼吸困難や胸苦しさ，心悸亢進（動悸），死の恐怖感などに襲われることがあります（発作は，30〜60分続く場合が多い）。

これは，何らかの心因性要素が基礎にあり，身体的精神的ストレスに対する防御・緩衝能力が低下して生体が過度に反応し，発作的に過呼吸運動を起こし，動脈血のCO_2分圧が低下し，pHが上昇するために起こると考えられ，過換気（過呼吸）症候群と呼ばれます。若い層，特に，16〜20歳前後の女性に起こりやすく，ひどい場合には，意識が混濁したり，失神することもあります。紙袋を口に当て酸素の過剰低下に注意し呼吸すると回復しますが，重要な点は，発作の背景となる心身的な特色を理解し，精神的に安定した日常を過ごすように心掛けることです。

6. 気道の構造と働き —— 鼻腔・副鼻腔・咽頭・喉頭・気管・気管支

鼻粘膜と血管網

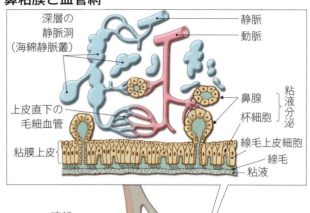

鼻腔

外界と直接交通する部位で，粘膜組織で覆われています。粘膜の表面は，線毛細胞や粘液を分泌する杯細胞で覆われ，その下には分泌腺（鼻腺）や血管が多く，静脈は複雑な海綿静脈叢を作って血液をプールしています。側壁には，上・中・下の鼻甲介が棚状に張り出し，空気との接触面積を広げて空気の清浄化を助けています。

- 鼻中隔軟骨の前下部を**キーゼルバッハ部位**といいます。ここは，血管が特に多く，すぐ下は軟骨のため，外力を受けやすく，鼻血の約80％はこの部位で起こります。

鼻中隔は，鼻腔の中央に位置して，鼻腔を左右に分けています。

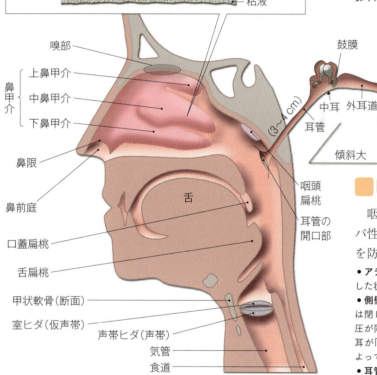

口腔・鼻腔・咽頭・喉頭（正中断面）

成人と乳幼児の耳管のちがい

咽頭

咽頭粘膜には，咽頭扁桃，口蓋扁桃，舌扁桃などのリンパ性組織があります。これらは細菌・ウイルスなどの侵入を防ぎ，生体防御に大切な役割を果たしています。

- **アデノイド**とは，咽頭扁桃（一般に鼻の扁桃腺といわれる）が異常に肥大した状態で，子供が起こしやすいものです。
- 側壁には，中耳の鼓室と交通する耳管が開口しています。ここは，普段は閉じていますが，嚥下，咀嚼，あくびのときは開き，鼓室の内圧と外気圧が同一になるように調節しています。ケーブルカーやエレベーターで，耳が「ツーン」としたとき，唾を飲み込むと治るのはここが開き，耳管によって鼓室と外界が通じ合い，気圧が同じになるからです。
- **耳管**は，子供では太く短く，中耳への傾斜が少なく，ほぼ水平に近い角度で走行するため，咽頭からの感染が鼓室に波及しやすくなっています。子供が，かぜで中耳炎を併発しやすいのはそのためです（160頁参照）。

副鼻腔

鼻腔と交通している頭蓋骨中の空洞です。左右一対の前頭洞，上顎洞，蝶形骨洞，篩骨洞（小さなすき間の集りで，蜂巣に似ている）の4つの洞からなり，内部は粘膜に覆われ，鼻腔の粘膜に続いています。そのため，「かぜ」などの鼻腔の炎症が，これらの空洞に広がり，副鼻腔炎を起こします。特に上顎洞は，開口部が上方にあるため，炎症時に膿がよくたまり，慢性炎症に移行しやすく，蓄膿症になります。また，上顎洞の天井は眼窩に，底は上顎の大臼歯の歯根に接し，その間の骨は薄いので，上顎洞癌は，これらの部位に広がる傾向があります。

- 涙は涙嚢にたまり，鼻涙管を経て下鼻道に出ます。そのため，泣くと涙があふれて鼻をすることになります。

鼻腔の前頭断面

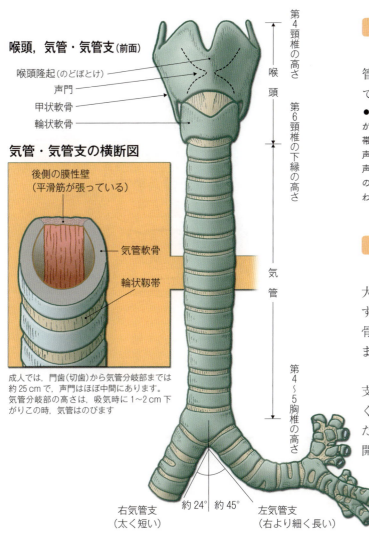

喉頭，気管・気管支（前面）
- 喉頭隆起（のどぼとけ）
- 声門
- 甲状軟骨
- 輪状軟骨

気管・気管支の横断図
- 後側の膜性壁（平滑筋が張っている）
- 気管軟骨
- 輪状靱帯

成人では，門歯（切歯）から気管分岐部までは約25cmで，声門はほぼ中間にあります。気管分岐部の高さは，吸気時に1〜2cm下がりこの時，気管はのびます。

第4頸椎の高さ／第6頸椎の下縁の高さ／第4〜5胸椎の高さ
喉頭／気管

右気管支（太く短い）　約24°　約45°　左気管支（右より細く長い）

喉頭

咽頭に続き，食道の前を下がる漏斗状の部分で，下は気管に移行します。空気の通路であるとともに発声器を兼ねています。

●声門　喉頭腔の側壁には，甲状軟骨の裏から前後に走る上下2対のヒダがあり，上方を室ヒダ（仮声帯），下方を声帯ヒダ（声帯）といい，左右の声帯とその間の狭い腔（声門裂）を合わせて声門と呼びます。声帯の中には，声帯筋が張っています。

声門は，呼吸時には開いています。発声は，わずかに開いた声門を気管内の空気が勢いよく通り抜けるとき，呼気圧を利用して声帯を振動させて行われます。声門の開閉に関与する喉頭筋は，迷走神経で支配されています。

気管と気管支

成人の気管の長さは約10cm，食道の前に位置し人差し指大の太さで，弾力性に富み，呼吸運動に従って多少伸縮しますが，常に開いた管です。気管軟骨は，前方凸の馬蹄形の軟骨輪で，軟骨の間は弾性線維に富む輪状靱帯で占められています。後側の膜性壁は，軟骨がなく平滑筋です。

気管は，分岐部で左右の気管支に分かれますが，左気管支は，心臓があるため右より細く長く，分岐の角度が大きくなっています。気道内腔には，表面に多くの線毛をもった線毛上皮細胞と，粘液を出す杯細胞があり，多くの腺が開口しています。

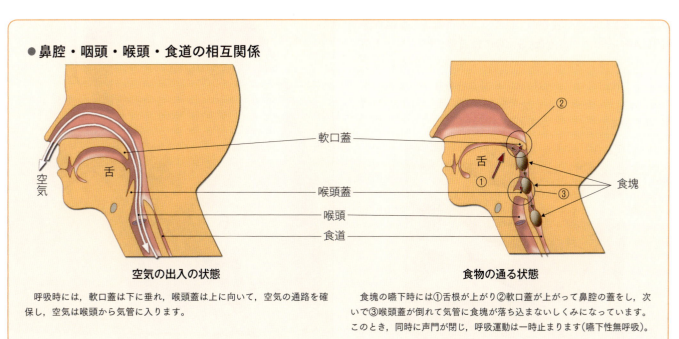

●鼻腔・咽頭・喉頭・食道の相互関係

空気の出入の状態
呼吸時には，軟口蓋は下に垂れ，喉頭蓋は上に向いて，空気の通路を確保し，空気は喉頭から気管に入ります。

食物の通る状態
食塊の嚥下時には①舌根が上がり②軟口蓋が上がって鼻腔の蓋をし，次いで③喉頭蓋が倒れて気管に食塊が落ち込まないしくみになっています。このとき，同時に声門が閉じ，呼吸運動は一時止まります（嚥下性無呼吸）。

7. 気道系の清浄化作用

■ 有害物質の侵入を防ぐには

呼吸器は，外界に開放した器官であるため，様々な有害物質の格好の侵入経路にもなります。細菌やウイルスなど，体に有害な物質を排除するため，どのような機構が備わっているのでしょうか。そのあらましをみてみましょう。

① フィルターの役割を果たす大切な鼻毛

鼻毛を切りすぎるとかぜをひきやすいといわれますが，一理あります。鼻毛は鼻腔の入口にあり，空気中の大きなチリやホコリが気道に入っていかないように，大切なフィルターの役目を果たしてくれるからです。

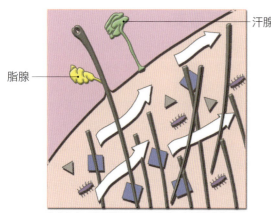

大きなホコリは鼻毛のフィルターに捕えられる

② 鼻腔は人体のエアコン装置

鼻腔は，体外から吸い込んだ空気の湿度や温度を調節する役割を担う，いわばエアコン装置です。鼻腔壁には，血管や分泌腺が豊富に分布し，3段の鼻甲介が突き出して，空気との接触面を広くしています。吸い込まれた空気は，ストレートに咽頭へ進むのではなく，うよ曲折しながら湿度は80〜95％に，温度は35〜37℃に調整され，ホコリが除かれて清浄な空気になるのです。鼻粘膜が吸気を加湿するには1日何百mLもの粘液が必要といわれています。冬など，「空気が乾燥するとかぜをひきやすい」のは，この粘液補給が間に合わなくなるのが一因です。

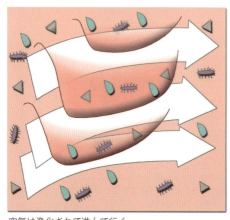

空気は浄化されて進んで行く

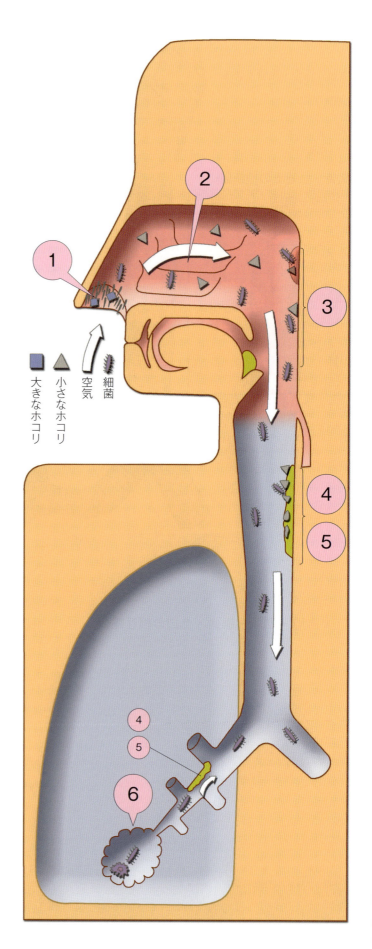

③ ワルダイエルのリンパ咽頭輪は
のど元を警護するポリスマン

咽頭には，通過する食塊や外気に監視の目を光らせるかのように，リンパ組織がリング状に分布しています。俗にいう扁桃腺が「ワルダイエルのリンパ咽頭輪」を形成し，口腔と鼻腔をすりぬけてきた細菌などは，ここで「マッタ！」をかけられます。つまり，扁桃腺にはリンパ組織の集まりが多数あり，新しいリンパ球が形成され，微生物の侵入に対して防御反応を起こします。

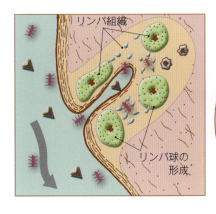
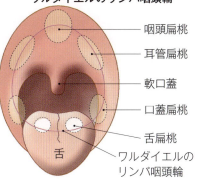

④ 粘液線毛系はホコリや細菌の
侵入を防ぐ名ガード

気道の粘膜は，線毛をもった細胞で覆われ，その表面を，杯細胞や粘液腺から分泌される気道(粘)液による薄い膜で保護されています。侵入してきたホコリや細菌などの異物は，気道をすすむうちに，この気道液にからめとられ，線毛によって無意識のうちに排出・嚥下されます。この速度は，上気道では10 mm/分で，末梢から30〜60分で外に出されます。たばこや大気汚染物質は，線毛運動を鈍くし，粘液の分泌を増加させます。

⑤ せきのジェット気流で強制放出

気道の線毛運動などによって，分泌物や異物が除かれないときなどに，**せき**が起こります。異物が粘膜表面の異物感知装置に当たると，神経を介して信号が延髄にあるせき中枢に送られ，せきが発生します。そのとき，異物は「**たん**」として喀出されます。せきは，風速何百mにも及ぶジェット気流(気管内では秒速200〜300 m，口のすぐ外では秒速40 mの台風なみ)で，異物を「たん」として強制的に掃き出してしまおうという防御反射のひとつなのです。

⑥ 最後の砦，肺胞でのミサイル迎撃
＝マクロファージ(大食細胞)

二重三重の防御機構の関門を突破して肺胞にまで到達した異物や細菌へは，肺胞マクロファージ(大食細胞といい，その名の通り，細菌を貪欲に飲み込んでしまう)などが立ち向かい，肺胞のクリーニングと殺菌にひと役買います。

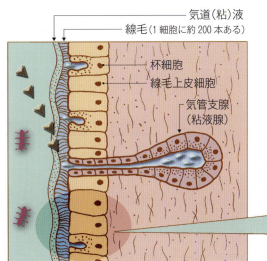

線毛の運動

1秒間に10〜15回の規則正しい往復打で，気道異物を排出します。線毛運動の快適な条件は，温度が35〜38℃，pHが6.8〜7.2程度。寒冷，乾燥，喫煙時や睡眠時には運動が抑制されます。

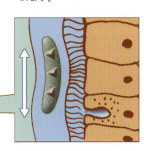

粘液分泌

粘液には，リゾチーム，インターフェロンやIgAなどが含まれ，1日に約30 mL/m²分泌されます。気道液の固体成分は微量で約95%は水です。

小さなホコリは，この粘液に触れて捕えられます。

自律神経と粘液線毛系

自律神経	気道壁		
	線毛運動	粘液分泌	気管支筋
交感神経刺激	促進	抑制	弛緩
副交感神経刺激	抑制	促進	収縮

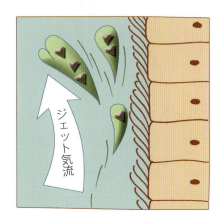
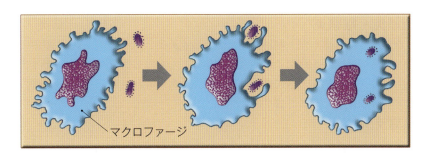

8. 呼吸器によくみられる病気

かぜ症候群

「かぜ」は，鼻腔，咽頭から気管支，肺までに起こる急性の炎症の総称で，主に上気道に起こります。原因の80～90％はウイルスで，10～20％は他の細菌や冷気，乾燥，室内塵などで起こります。粘膜は乾燥すると抵抗力が弱まり，ウイルスは，乾燥や低温で毒力を増します。「かぜ」は，「かぜ症候群」といわれ，比較的，症状の軽い「普通感冒」と，インフルエンザウイルスによって起こり，発症の急激な「流行性感冒（インフルエンザ）」に分類されます。

「普通感冒」は，主にライノウイルスやコロナウイルスなどで起こり，鼻かぜといわれるものです。くしゃみ，鼻水，鼻づまり，せき，たん，のどの痛みなどの呼吸器症状と，悪寒，発熱，頭痛，関節の痛み，筋肉の痛みなどの全身症状が主な症状です。なお，下痢，腹痛，倦怠感などを伴う場合がありますが，あまりひどくはなりません。

一方，「流行性感冒」は，急に発熱し，頭痛，腰痛，筋肉痛，倦怠感など，全身症状が最初に現れるのが大きな特徴で，それと殆ど同時か，やや遅れて，せき，たんなど呼吸器症状が出現します。

※炎症とは，体の防御反応で，細菌やウイルスなどが外界から侵入すると，体の防御機構が働き，外敵をしりぞけようとします。その戦いが「炎症」です。急性炎症には，紅（赤くなること・発赤），腫（腫れあがること・腫脹），熱（熱をもつこと・熱感），痛（痛みを感じること・疼痛）の4つの徴候と「機能障害」を伴います。
「カタル」とは，分泌が異常に高まった粘膜の炎症をいいます。

● かぜの11症状

鼻水・鼻汁
鼻腔の粘膜にウイルスや細菌が侵入すると，粘液分泌が増加するとともに血管が拡張し透過性が高まり，血液中の水分が鼻腔内に滲み出してきます。これらが鼻水や鼻汁です。

鼻づまり
炎症によって鼻粘膜の腫脹と分泌液の滞留によって，鼻腔がつまった状態をいいます。

くしゃみ
急に冷たい空気を吸い込んだり，ウイルスや細菌などが侵入すると，鼻粘膜が刺激されて起こります。

のどの痛み
かぜでのどが痛んだり，赤く腫れたりするのは，白血球などの生体防衛隊が，かぜウイルスと戦っている証拠です。成長期には扁桃が最も大きく肥大しているため，かぜなどの感染に際して最初の反応の場となり，よく扁桃を腫らしたりします。
のどとは，咽頭と喉頭をさす言葉です。

頭痛　発熱　悪寒
筋肉の痛み
関節の痛み

せき
- せきの起こるしくみ　寒冷，異物や炎症による気道粘膜の刺激や，気管支筋（平滑筋）の収縮などにより，延髄にあるせき中枢が興奮し，せきが起こります。
- せきの種類　喉頭，気管の機械的あるいは化学的刺激によって起こるたんの出ない乾性せき（からせき）と，下気道の炎症などによって起こるたんを伴う湿性せき（しめったせき）とがあります。なお，湿性のせきは，気道に侵入した異物をたんとして排除する働きがあります。強いせきは，1回約2kcalほど消費します。1分間に1回のせきでも10時間も続くと，約1,200kcalとなり，体力を消耗させる要因になります。

たん
気道粘液の分泌は，かぜの症状が進むにつれて活発になり，たんとして喀出されます。初めは水様の液体ですが，次第に粘稠度を増してきます。

固形成分比率（粘液たんには，タンパクが多い）
- その他 22％
- 総タンパク
- 酸性ムコ多糖類 12％

※佐竹辰夫ほか，綜合臨牀 24, 464(1975)より

かぜの合併症

咽頭炎・喉頭炎
かぜウイルスなどが，咽頭や喉頭を侵し，炎症を引き起こしたものです。炎症により粘膜が腫れると，ものを飲み下したり，声を出すときに痛みを伴ったり，声が嗄れたりなど様々な症状が起こります。

気管支炎
かぜが気管支に及んだもので，そこに細菌が感染してくる場合が多いようです。主な症状はせきとたん，熱が出るものもあります。

肺炎
細菌で起こるものと，ウイルスなどによって起こるものがあります。熱が高く，長く続き，せき・たんを伴い，呼吸困難，胸痛などの全身症状が強まります。特に防御機能が低い小児や高齢者がかかりやすい病気です。

■アレルギー性鼻炎

　アレルギーとは，異物(抗原)に対する体の過剰な防御反応をいいます。呼吸器系に多い症状としては，アレルギー性鼻炎，気管支喘息などがあります。アレルギー性鼻炎は，吸入されたある物質(抗原)によるアレルギー反応で，多量の鼻汁，鼻づまりとくしゃみの連発が3大症状です。症状が進むと，眼のかゆみや充血，流涙，頭痛，のどのかゆみや痛みなども起こします。なお，花粉によって起こる鼻炎症状を，特に花粉症といっています。

アレルギー性鼻炎の起こるしくみ(❶～❻)

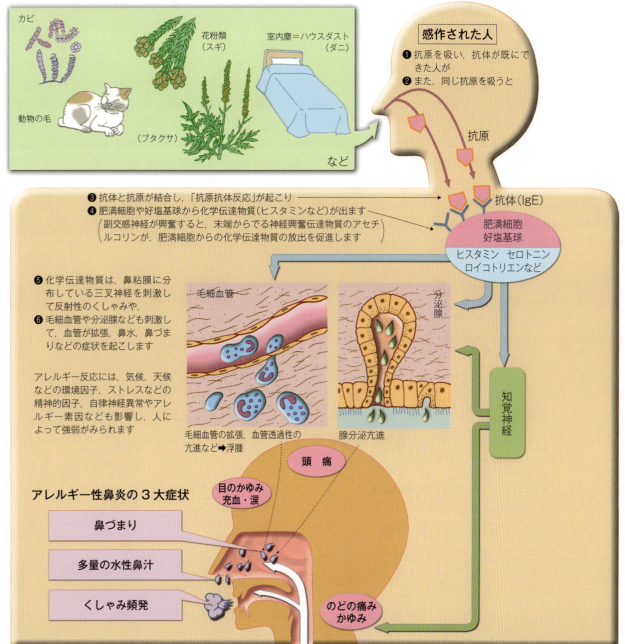

抗原(アレルゲン)の種類：カビ，動物の毛，花粉類(スギ)，(ブタクサ)，室内塵＝ハウスダスト(ダニ)　など

感作された人
❶ 抗原を吸い，抗体が既にできた人が
❷ また，同じ抗原を吸うと

❸ 抗体と抗原が結合し，「抗原抗体反応」が起こり
❹ 肥満細胞や好塩基球から化学伝達物質(ヒスタミンなど)が出ます
（副交感神経が興奮すると，末端からでる神経興奮伝達物質のアセチルコリンが，肥満細胞からの化学伝達物質の放出を促進します）

❺ 化学伝達物質は，鼻粘膜に分布している三叉神経を刺激して反射性のくしゃみや，
❻ 毛細血管や分泌腺なども刺激して，血管が拡張，鼻水，鼻づまりなどの症状を起こします

　アレルギー反応には，気候，天候などの環境因子，ストレスなどの精神的因子，自律神経異常やアレルギー素因なども影響し，人によって強弱がみられます

毛細血管の拡張，血管透過性の亢進など→浮腫　　腺分泌亢進

アレルギー性鼻炎の3大症状：鼻づまり／多量の水性鼻汁／くしゃみ頻発／目のかゆみ 充血・涙／頭痛／のどの痛み かゆみ

抗体(IgE)／肥満細胞 好塩基球／ヒスタミン セロトニン ロイコトリエンなど／知覚神経

■気管支喘息

　気管支に起こるアレルギー反応です。気管支には，せき反射を起こすセンサーがたくさんあるため，ヒスタミンなどの遊離した化学物質が気管支をけいれんさせ，繰り返し激しいせき発作が起こります。精神的な要素も関係があるとされています。発作のないときは，健康な人と変わりがありません。

増え続ける COPD

　COPD(Chronic Obstructive Pulmonary Disease)は，日本語でいうと慢性閉塞性肺疾患。推計によれば日本人の40歳以上の人の8.6％(ほぼ12人に1人)がこの病気を持っているとされ，その多くは未診断・未治療の潜在患者です。加齢とともに進行する疾患のため今後，高齢者人口の増加により患者数の激増が予想されています。COPDを発症した人の90％は喫煙者で，喫煙者の15〜20％にCOPDが発症するとされています。タバコの煙のような有害物質を吸い込むと，気道や肺胞の壁はダメージを受け，炎症反応が起こります。炎症は生体の防御反応で，その後の粘膜の修復を促すものですが，この炎症と修復が繰り返されると，末梢の気道は粘液の過剰分泌とともに厚みを増して狭窄。さらに本来，弾力性を持っていた肺胞は，伸びきったゴム風船のようになり，吸い込んだ息を吐き出すことができなくなります。こうなると，慢性的に咳や痰が出るだけでなく，少しの運動でも呼吸が苦しく息切れが起こってきます。残念ながら，一度破壊された気道や肺胞は元に戻ることはありません。

　早期の診断がむずかしい理由は，咳や痰が出ても本人がCOPDと自覚せず，喫煙を続けている場合が多いこと，また，健診などの胸部X線写真では診断がつかないこと，などがあげられています。最も有効とされるのは，スパイロメーターという器械を用いて呼吸機能を調べることです。マウスピースを口に当て，できるだけ大きく息を吸った後，吸った息を一気に強く吐き出したときの空気の最大量(努力性肺活量)と，最初の1秒間に吐き出せる空気の量(1秒量)を測定し，その量が全体の呼出量の何％か(これを1秒率といい$FEV_{1.0}$％と表記します)を算出します。この値が70％未満であればCOPDと診断されます。

　COPDが進行すると咳や痰，運動時の息切れだけでなく，肺の過膨張のため胸が厚くなります。また，口すぼめ呼吸といって，口をすぼめて息を吐くことで胸腔内圧を高め，息を吐き出しやすくしようとします。さらに，呼吸に多大なエネルギーを消費するため体重は減少，合併症として筋力低下や骨粗鬆症なども起こります。

　COPDの進行予防に最も効果的なものは，何と言っても禁煙。また，体重減少は予後を悪化させるためBMIが21未満であれば食事の量と回数を増やし，摂取カロリーを増やすことも必要です。さらに，COPDが急激に悪化する要因となる呼吸器感染症の予防のため，肺炎球菌やインフルエンザなどの予防接種も大切です。

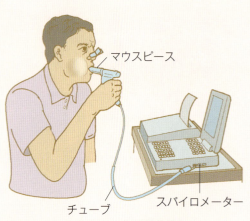

●スパイロメーターによる呼吸機能検査

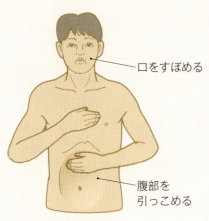

●口すぼめ呼吸

第 3 章
循 環 器

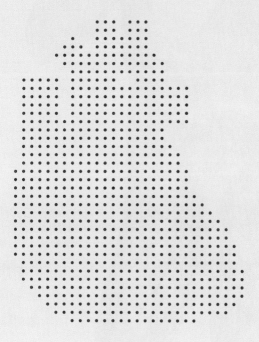

1. 循環器系のしくみと働き

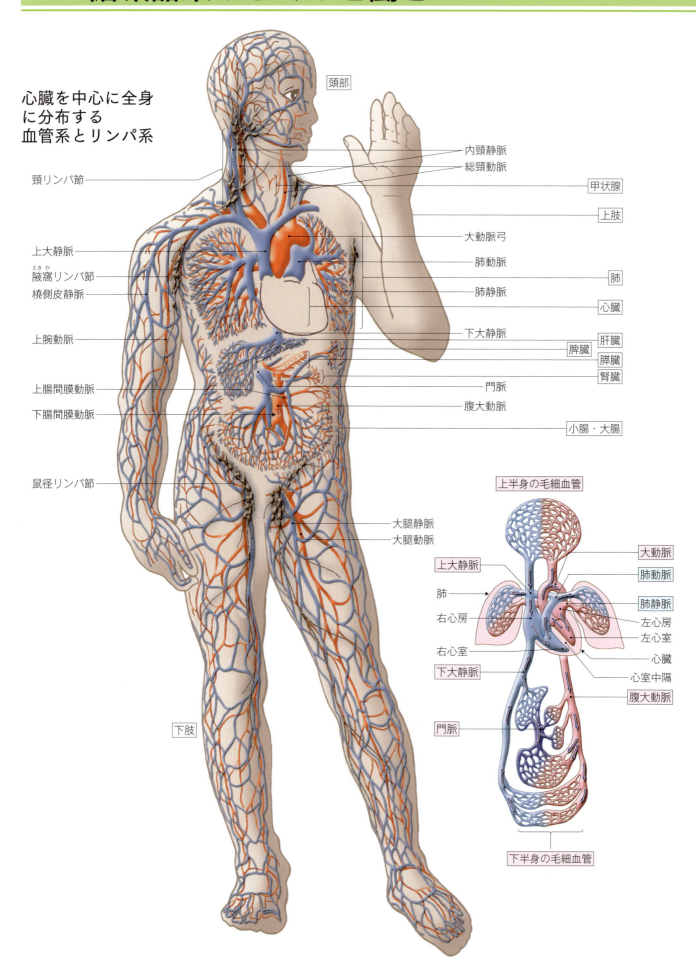

循環器系の役割

単細胞生物では，生命維持に必要な物質を，外界から細胞内に，細胞膜を通して直接取り入れ，同様に，不要になった物質は直接外界へ捨てています。

私たちのような多細胞生物は，膨大な細胞群から構成されているため，単細胞生物のように，直接外界と物質交換をすることができません。そこで個々の細胞に栄養や酸素を供給し，老廃物を運び去るための特別の経路が必要になってきました。こうして発達したのが循環器系です。

循環器系を構成する2系統

循環器系（脈管系）は，血液とリンパ液の循環を行う器官の集まりをいいます。血液の循環を担うのが血管系，リンパ液の循環を担うのがリンパ系です。

① 血管系

血管系の中心は，心臓というポンプです。心臓から送り出される血液が通る血管を動脈，心臓に戻ってくる血液が通る血管を静脈といい，この両者は，末端で毛細血管と呼ばれる極めて細い血管（直径約10 μm）でつながっています。血液は，あくまでも血管という外界と交流しない閉鎖回路の中を流れながら，その役割を果たしています。

血液には，動脈血と静脈血の2種類があり，動脈血は，酸素（O_2）に富む鮮紅色，静脈血は，二酸化炭素（CO_2）を含む暗赤色をしています。

② リンパ系

リンパ系の末梢部は細い毛細リンパ管で，その始まりは盲管です。これらが集まって次第に太いリンパ管になり，静脈へ注ぎます。リンパ管の途中には，多数のリンパ節（リンパ腺）があります。リンパ液は，組織の細胞間にある組織液の一部がリンパ管に流れこんだもので，リンパ管を通って静脈に送り届けられます。このように，リンパ系は，血管系と違って一方向のみに流れる還流路です。

2つの血管系

血液循環には2つの系統があります。

① **肺循環** 心臓の右心室から静脈血を肺に送り，肺で動脈血になり，心臓の左心房に還る血液の経路です。肺で二酸化炭素を放出し，代わりに体の各組織に必要な酸素を取り入れるもので，小循環ともいい約4秒で循環します。

② **体循環** 心臓の左心室から動脈血を全身の組織に送り，静脈血を心臓の右心房に戻す血液の経路です。体の各組織に酸素と栄養素を送り，組織活動の結果できた二酸化炭素や老廃物を受け取るもので，大循環ともいい，循環時間は50～60秒です。

血液を送り出す力も，肺循環と体循環では大きく異なります。体循環の血圧は，約80～120 mmHg，肺循環の血圧はその1/5で約10～25 mmHgです。ただし，心拍動によって一度に送り出される血液量（拍出量）は，どちらも同じです。

体循環系では，動脈の中を動脈血が，静脈の中を静脈血が流れていますが，肺循環系では，動脈の中を静脈血が，静脈の中を動脈血が流れています。

● 胎児循環

胎児は，必要な酸素や栄養分を，母体から胎盤を介して臍帯から摂取するため，生後とは異なった循環系をもっています。

まず，①母体からの動脈血は，胎盤から臍静脈を通って，胎児の心臓の右心房に送られ，老廃物を含んだ静脈血は，臍動脈から母体の胎盤に返されます。②肺でのガス交換が不要なので，胎児の右心房と左心房は両者の境の心房中隔にある卵円孔という孔でつながれ，約2/3の血液は，右心房から直接左心房へ流れ，左心室から大動脈によって，脳を中心とする上半身に大量に送られます。③残りの1/3の血液は，右心室から肺動脈に入り，ボタロー管と呼ばれる動脈管を通って，直接下行大動脈へ入り，下半身に送られます。④臍静脈から入ったきれいな動脈血は，肝臓下面にある静脈管までで，その後は殆どが動脈血，静脈血の混合した流れとなります。⑤胎児に特有の卵円孔や動脈管，静脈管などは，出生後間もなく閉じられ，生後数分で成人と同じ血液循環が始まります。

これらの孔や管が，生後も開いたままの状態が，先天性心疾患と呼ばれる病態です。代表的なものに，右心系と左心系の心臓の隔壁が形成されなかった心房中隔欠損・心室中隔欠損，また，閉じて退化すべきものが，そのまま残ってしまったのが動脈管開存症です。

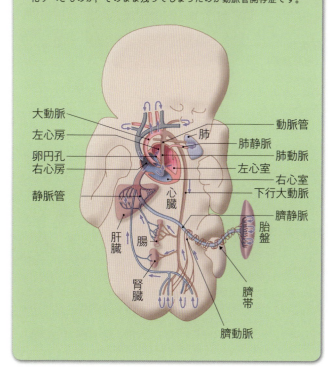

2-1. 心臓の構造

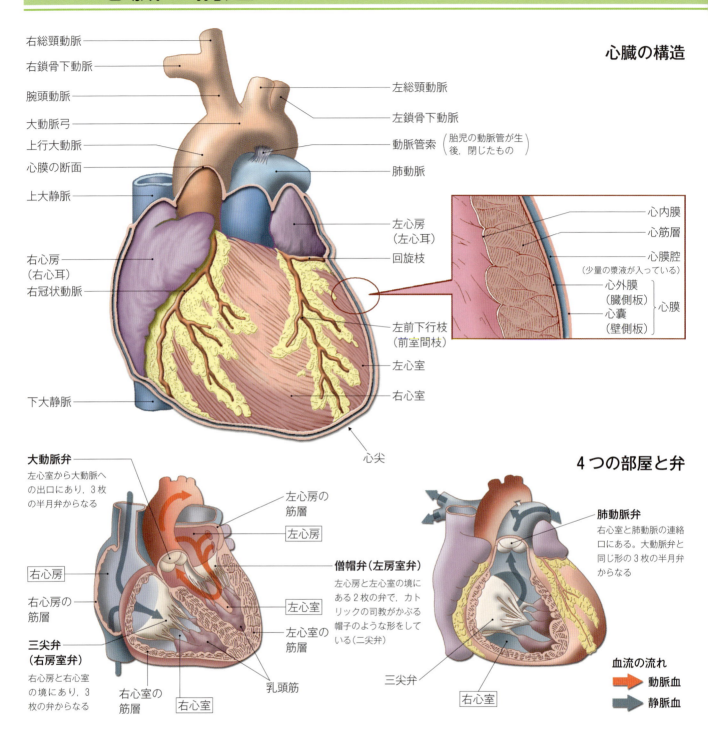

心臓の構造

4つの部屋と弁

血流の流れ
➡ 動脈血
➡ 静脈血

三尖弁と僧帽弁の構造

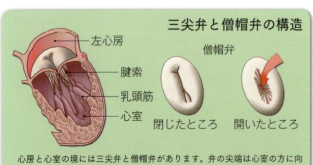

心房と心室の境には三尖弁と僧帽弁があります。弁の尖端は心室の方に向き，そこから糸状の腱索が出て，心室から突き出した円錐形の乳頭筋についています。心室の収縮時には，弁は心室内の圧力によって心房内に押し上げられます。そして，弁口が閉じられるのと同時に，乳頭筋が収縮して腱索を強く張り，弁の先が心房内に反るのを防いでいます。

大動脈弁と肺動脈弁の構造

大動脈弁と肺動脈弁には，腱索も乳頭筋もありません。
この弁を構成する3枚の半月状の弁膜はポケット状につき，その口は動脈の方に開いています。血液が心室から押し出されるときは，半月弁は押し開かれ，心室が弛緩するときは動脈内圧が上がるため，押し出された血液の一部はポケット状の弁の中に入りこみ，これを満たします。そのため弁の縁は互いに密着して弁口を閉じ，逆流を防ぐのです。

■心臓の位置と形

心臓は，左右の肺に挟まれ，横隔膜の上方，やや斜めに位置し，その約2/3は，正中線より左にあります。大きさは，ほぼ，その人のこぶし大で，重さは，成人では200〜300 g（男性で約280 g，女性で約230 g），俗にいうハート型をしていて，心膜に包まれています。

上部を心底といい，右後上方，ほぼ第2肋間の高さに固定され，ここから血管が出入りしています。下端は心尖と呼ばれ，左前下方にとがっていて，左乳頭の少し下内側寄りの，第5肋間にあります。固定されていないため心拍動ごとに前胸壁に当たります。これを心尖拍動といい，体表から触れることができ，やせた人ではその動きを体表からみることができます。

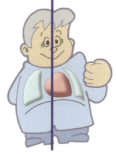
（正中線）

■心臓の4つの部屋と逆流を防ぐ弁

心臓は中隔で左右に，左右の腔は，さらに弁によって，上（心房）下（心室）の4つの部屋に分けられ，右心房，左心房，右心室，左心室からできています。各部屋は同容積で，各心房と心室の出口には，血液の逆流を防ぐ2種の弁が左右にあります。

心臓の心房と心室の出口，左右計4カ所に血流を一方向にのみ流す弁（心臓弁膜）があります。これらの弁は線維性のしっかりした薄い板状の組織で，血液を正しい方向に流すための逆流防止機構です。

■心臓は筋肉の塊

心臓の壁は，内側から，心内膜，心筋層，心外膜の3層からなっています。心内膜は，血管の内膜の続きで，心臓の内面を覆っています。心弁膜は，この心内膜がヒダ状になって心臓内腔に突き出たものです。心臓の表面を覆っている心外膜（心膜の臓側板）は，上部の大血管が出入りする箇所まで伸びて，外側に折り返して壁側板（心囊）となり，心臓を間接に包み，2重構造になって心膜を作っています。この囊の間（心膜腔）には，少量の漿液があり，心臓と肺の運動によって起こる摩擦を和らげる働きをしています。心臓の主体となる厚い筋層は，骨格筋とよく似た横紋をもった筋細胞（心筋線維）でできていますが，骨格筋と異なり不随意筋です。しかも，個々の心筋線維は枝を出して網状に連絡しています。このため，心臓の一部にきた刺激は，次々と心筋線維に伝わり全体的に収縮するのです。心臓の筋肉のもう1つの大きな特徴は，心筋線維がより長く引き伸ばされるほど，それに応じた大きな収縮力を示すことです。このため，心臓に入る血液量が多いと，弛緩期の心筋は強く引き伸ばされ，それだけ心筋の収縮力も大きくなります。従って，収縮期に心拍数を増すことなく心拍出量を多くできるのです。これを，スターリング（Starling）の法則と呼んでいます。

■心臓の4つの部屋と各筋層の違い

心房も心室も心筋によって構成されていますが，心房と心室の運動のタイミングが異なるため，両者の筋肉は，全く分離されていて，心房筋と心室筋は連絡がありません。心房または心室の圧は，心臓周期で異なっています。心房は，大静脈および肺静脈から還流してきた血液をプールし，心室に送り出す役割を果たしていますが，心房の収縮期は，心室の弛緩期に当たり，心室の内圧は低いので，それほど大きな力を必要とせずに血液を心室に送り込むことができます。このため心房の筋層は，心室に比べて薄くできています。心室は血液を心臓から血管へ送り出すので筋層は厚くできています。また体循環に必要な左心室の圧は，右心室が行う肺循環に比べて非常に大きいため，左心室の筋層は，右心室の約3倍の厚みをもっています。

●弁の障害と人工弁

弁膜や腱索，あるいは乳頭筋の病変では，完全に開くはずの弁が，十分に開かなかったり，また，逆に閉じるときに完全に閉じない場合があります。前者を狭窄症，後者を閉鎖不全症といい，生後では僧帽弁や大動脈弁によくみられます。このような状態（心臓弁膜症）になると，心臓は，全身の組織に十分な血液を送り出すためには過重な仕事をしなければなりません。その結果，心臓の筋肉は，オーバーワークに対応するために肥大し（特に左室肥大），厚くなります。これが心臓肥大症（心室肥大症）です。弁の障害は，比較的軽い場合には過度の運動をしないようにしたり，内科的な薬物治療でしのぐことができますが，障害が高度になると心不全，不整脈を起こし呼吸困難や失神，狭心痛などが起こり，重いと死亡します。こんなときには，人工弁輪を用いて患者さん自身の弁の形を整える弁形成術か人工弁を植え込む弁置換術が行われています。

●レイノー病（Raynaud病，1次性レイノー現象）

寒冷状態や情動のストレスなどによって，発作的に，手足の先，特に小指の末端の皮膚が，左右対称に蒼白になり，冷感や疼痛をおぼえる症状で，原因は不明です。若い女性に多く，温めたり，ストレスをなくすことでよくなります。

これに対し，閉塞性動脈疾患や膠原病など，明らかな原因によるものを，2次性レイノー現象（レイノー症候群）といい，左右不対称，高齢者に多くみられます。チェーンソーなどの振動から起こる振動病（白ろう病）もその一種です。

2-2. 心臓の働き

刺激伝導系

① 心拍動の起始（歩調とり）
洞結節に発生した興奮は，約1m/秒の速さで池に波紋が広がるように，左右の心房に伝わる。

② 心房興奮
洞結節の興奮で左右の心房は収縮し，興奮の一部は，右心室との境界近くにある房室結節（田原結節）に伝えられる。

③ 房室結節の興奮伝導
さらに，その興奮はゆっくりと（約1cm/秒）心室中隔を走るヒス束（房室束）に伝えられる。

④ 心室の興奮
ヒス束の興奮は，左脚・右脚を経て，さらに細いプルキンエ線維となり，乳頭筋や心室全体に伝えられる。

⑤ 心室筋の収縮
左右の心室が殆ど同時に収縮する。プルキンエ線維の伝導速度は約2m/秒。

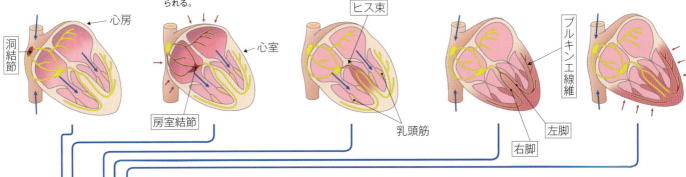

（心臓の働きと心電図・心音図）

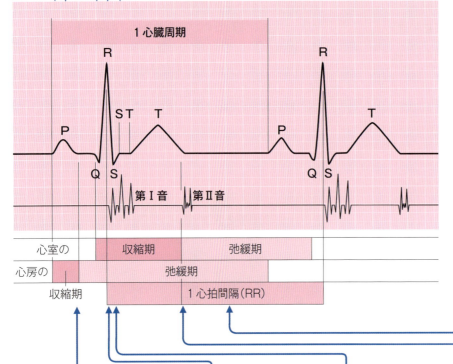

心電図　心電図には，心臓の拍動とともに，規則正しいP，Q，R，S，Tという波形がみられます。P波は心房の興奮，PQは房室間の興奮伝導時間，QRS群は心室内興奮の伝播期，STは心室内の興奮持続，T波は心室収縮の終了を示し，QRS，ST，Tを総称して心室群といいます。PPあるいはRRは，心臓周期に当たり，60/RRは1分間の心拍数です。
心電図の変化によって刺激伝導系の異常（特にブロック）や，不整脈，心筋の障害（狭心症や心筋梗塞），心室の肥大，心臓の位置異常など，広く心臓疾患を検出することができます。

心音図　心臓の拍動ごとに発生する2つの音
第Ⅰ音：「ズー」という，低いやや長い40～80Hzの音で，心室の収縮期の初め，房室弁閉鎖と動脈弁開放で生じる音です。
第Ⅱ音：「トン」という，やや高い短い60～120Hzの音で，心室の弛緩期の開始時，動脈弁閉鎖で生じます。

心臓のポンプ作用のしくみ

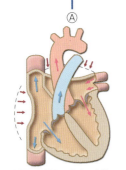 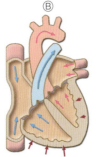 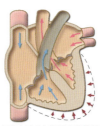 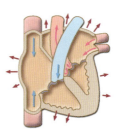 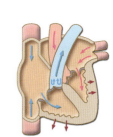

Ⓐ 心房は収縮し，心室へ血流を送り終わる。心室は充満し，弛緩・拡張する。

Ⓑ 心室は収縮，房室弁はパタンと閉鎖し，心室の内圧は急速に上昇する。

Ⓒ 心室内圧が大動脈や肺動脈の圧を越えると，両動脈の弁を開き，高圧の血流が動脈内に流れ出る。

Ⓓ 心室は弛緩し，内圧は低下し，大動脈弁と肺動脈弁は閉じて動脈からの血流の逆流を阻止する。

Ⓔ 心房は静脈血で充満し，心房内圧は上昇し，房室弁が開き，心室に血流が流れ始めるまで上昇する。

■ 心臓の働き（ポンプ作用のしくみ）

血管は，血液を介して全身の各組織に，必要な酸素と栄養分を送り届け，不要な二酸化炭素と老廃物を回収するという大切な仕事を受け持っています。心臓は，その血管系の中心にあって，その原動力となり，ポンプに似た働きをしています。つまり，心筋の収縮によって血液を動脈中に押し出し，弛緩によって静脈から血液を受け入れているのです。このとき，弁膜の開閉が順序よく行われることで，そのポンプ作用が，円滑に繰り返されるのです。

正常な心臓では，一定のリズムで心房と心室が連動して，毎分約70回，収縮・弛緩を繰り返しています。これを心拍動といいます。1回の心拍動で送り出される血液量は，約60 mLで，1分間に約5 L，一生の間におよそ15万トンもの血液を送り出す計算になります。この耐久性に優れた規則正しい運動（律動）が繰り返される秘密は，心臓を構成する筋肉（心筋線維）の自動性と，刺激伝導系と呼ばれる特殊な心筋細胞からの運動指令にあります。

- **脈拍** 心臓から送り出された血液は，動脈壁の弾性によって，心臓収縮時は，血管を拡張し，次いで収縮し，血管壁に波動を起こします。比較的皮膚に近いところを走行している動脈で，この波動を触知することができます。これが脈拍です。心拍数が不規則になると，拍出量が減り，脈拍は弱くなり，末梢に伝わらない場合があります。従って，脈拍によって心臓の機能や血圧の状態などを推察することができます。脈が充実して大きく，しっかり触れるものを大脈，細く弱く触れるものを小脈，脈拍が抜けるのを結滞，脈拍数の多いものを頻脈，少ないものを徐脈といいます。一般に脈拍をみるのは，手首の橈骨動脈です（48頁参照）。

■ 心臓拍動のメカニズム——刺激伝導系

心筋細胞は，適切な環境の下では，一定のリズムで自動的に興奮が起こり，収縮と弛緩を繰り返します。このしくみを統括しているのが，刺激伝導系と呼ばれるシステムです。興奮する心筋細胞の活動電位を，体表面からとらえた電気曲線が心電図です。

刺激伝導系は，右心房の上大静脈開口部近くにある，洞（房）結節（長さ1～2 cm，幅約1 mm，厚さ約1 mm）からスタートします。ここが最初の歩調とり（ペースメーカー）で，ここから左図（44頁）上段のように，心房・心室に興奮が伝わります。

この伝導系の特徴は，神経線維ではなく，特殊心筋と呼ばれる，特殊に分化した心筋線維によって伝えられることです。この伝播速度は神経線維によるものよりも遅く，とりわけ心房内から心室内への速度は非常に遅くなります。この刺激伝導系の速度調節によって，心房の収縮が終わってから心室の収縮が始まるという時間差収縮（0.12～0.18秒）ができ，スムーズなポンプ作用が可能となっているのです。結節部の伝導は自動性をもち，通常は心房に続いて心室が1対1の関係で収縮しています。

■ 伝導障害とペースメーカー

刺激伝導系のどこかに異常が起こると，脈が乱れます。これが不整脈です。不規則な状態が1回だけのものを期外収縮といい，脈の結滞がよくみられます。刺激伝導系の正常な伝導が阻止されることをブロックと呼んでいます。

心房から心室への伝導が完全に断たれると，心房と心室は全く無関係に収縮します。これを完全房室ブロックといい，不整脈が現れます。左脚または右脚の一方だけに障害があると，左右の心室の収縮が同時に起こらない，脚ブロックが認められます。

このように，刺激伝導系に障害が起こると，心臓の拍動は大きな支障を来しますが，心室，とりわけ大循環の大元になる左心室の機能障害は致命的となります。

こんな場合の治療に用いられるのが，抗不整脈剤や，人工心臓ペースメーカー（いわゆるペースメーカー）です。ペースメーカーは，本体（電気回路と電池）とこれを心筋に伝える電極から構成され，電気の刺激で心臓を興奮させ，規則正しい心筋の収縮を起こさせるものです。

● 心拍数と寿命

哺乳類は，心拍数が少ないほど寿命が長いとされています。米国の循環器病学の専門誌に載ったある研究によれば，両者の関係はほぼ直線的であり，われわれ人類だけがこの直線から大きく逸脱しているようです。心拍数が多いと寿命が短くなる理由としては，心拍数が多いほど心筋にかかる酸化ストレスや血管壁にかかる負担も増加し動脈硬化の進展も早い—などがあげられています。人類が大きく逸脱しているのは，他の動物と違い，環境を整えたり，十分な食料を確保する能力があったため。原始時代の人類の平均寿命は15年ほどだったとか。なお，最近の研究では，ゾウやクジラの平均寿命はこの図よりもずっと長く，大型のクジラはヒトの平均寿命を超えるようです。

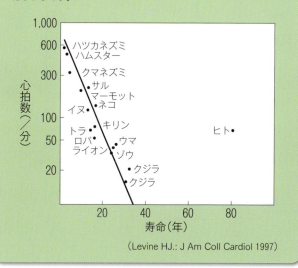

(Levine HJ.: J Am Coll Cardiol 1997)

2-3. 心臓の働きを調節するしくみ

心臓の働きを調節するネットワーク

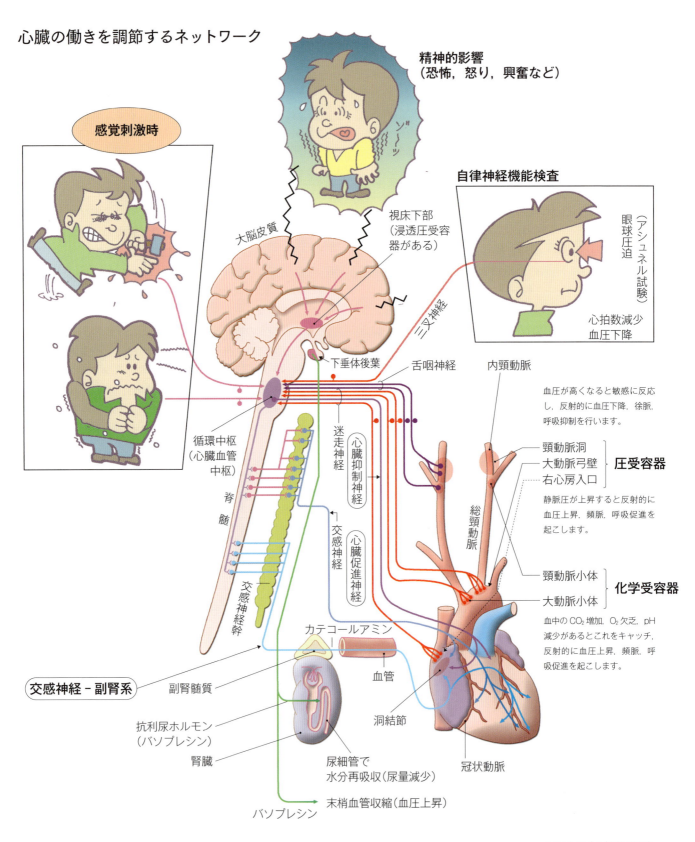

血液循環の調節

血液は，体重の約8％（約1/13）で，60 kgの人なら約5 Lです。この一定量の血液を体の内外の変化に応じて，過不足なく全身の組織に供給するため，血液の組織への配分は自動的に調節されています。この調節は，心臓のポンプ作用と血管運動との2つの働きによって行われます。

心臓による循環調節

心臓は，そのポンプ作用を高めたり抑えたりすること，つまり，収縮と弛緩によって，血液循環量を調節しています。例えば，普通に生活している場合，1分間の心拍数は約70回，1回の心拍動で拍出される血液量（心拍出量）は60〜80 mLです。しかし，運動時には，心拍数は増加して，1回の拍出量は約100 mLにも達し，毎分の拍出量は安静時の数倍以上になります。これは，運動時には筋肉の酸素消費量が安静時の約20倍と極度に高まるためで，心臓は心拍数を増加し，より多くの血液を送り込んで，酸素を補給しなければならないからです。逆に，安静時や睡眠時には，心拍出量が減少するよう，心臓の調節が行われています。

これらの調節は，自律神経による神経性調節機構と，ホルモンによる体液性調節機構によって行われます。

心臓の働きを調節するネットワーク

心臓は常に体の変化に応じた適切な働きをすることができます。これは，血管内を流れる血液の化学組成の変化や，血圧の変動を見張るしくみが，モニター装置のように体の中に組み込まれていて，刻々とその情報を延髄の循環中枢に送っているからです。さらにまた，呼吸中枢とも密接に関係して，呼吸作用を調整しています。

自律神経による調節

このしくみの代表的なものが，総頸動脈分岐部と大動脈弓にある受容器です。両者とも，血圧をモニターする圧受容器と，血液の化学組成（O_2，CO_2，pH）の変化を捉える化学受容器を備えています。また，右心房には静脈圧を感受する圧受容器があります。

それぞれの受容器は，血液が適切な圧と酸素を備えているかどうかを見張り，その情報を中枢に伝えます。中枢では，情報を受け取ると直ちに，心臓交感神経や心臓副交感神経に働きかけ，心拍数や血圧を変化させます。

心臓神経の作用

心臓の機能は，心臓に分布する自律神経，心臓交感神経と心臓副交感神経によって支配されています。

心臓交感神経は，下表のように，主に頸部交感神経を経て心臓に入り，促進的に働きますが，心臓副交感神経は，迷走神経を通って心臓にいき，抑制的に働きます。両者は互いに拮抗的に働き，心臓はこの2本の手綱で調節されているのです。

この両者の機能は，延髄内の心臓血管中枢（循環中枢）が支配しています。

自律神経	伝達物質	刺激伝導系（房室伝導）	心拍数	心筋の収縮力	血圧
交感神経	ノルアドレナリン	促進	増加	増強	上昇
副交感神経（迷走神経）	アセチルコリン	延長	減少	低下	下降

体液性調節

また，心臓交感神経の緊張は，**交感神経−副腎系**と呼ばれるシステムを作動させ，副腎髄質からカテコールアミン（アドレナリンやノルアドレナリン）を分泌させます。血液によって心臓へ運ばれたカテコールアミンのもたらす作用は，心臓交感神経末端から分泌されるノルアドレナリンと同じです。視床下部には，浸透圧受容器があって体液の浸透圧上昇をキャッチしています。出血や下痢，嘔吐，発汗などによる脱水状態，つまり，体液の減少による浸透圧の上昇が視床下部に届くと，下垂体後葉を介して放出された抗利尿ホルモン（バソプレシン）は腎臓の尿細管に水分の再吸収を促し，尿を濃縮して水分を節約するとともに，末梢血管を収縮して，それ以上血液が失われないようにし，下降した血圧を元に戻します（99頁参照）。

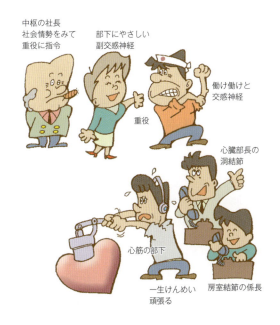

3-1. 血管の種類と分布

血管の構造

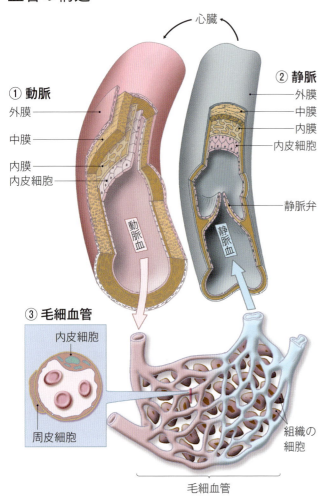

動脈・静脈の分布

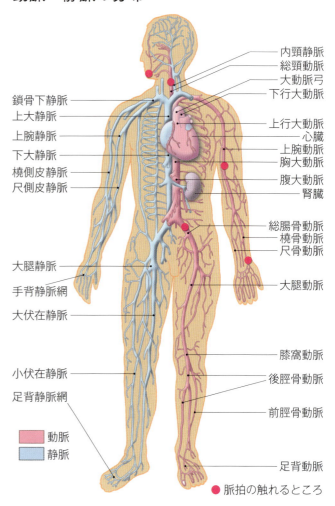

■血管の種類と構造

心臓から押し出される血液を，全身に循環させるのが血管です。血管は，血液を心臓から末梢に送り出す動脈，血液を末梢から心臓に送り返す静脈，そして，動脈と静脈をつなぐ毛細血管の3種類に分けられます。

① **動脈** 静脈に比べて壁は厚く丈夫で，伸縮性と弾力性に富み，断面は円形をなしており，弁はありません。

その構造は，扁平な内皮細胞からなる薄い内膜，輪走の平滑筋と弾性線維で構成される厚い中膜，そして，外側を取り巻く結合組織からなる外膜の3層でできています。心臓の近くの太い動脈は，弾性型動脈と呼ばれ，心筋の収縮による高い圧力に対応して，弾力性に富む弾性線維が平滑筋をしのいでよく発達しています。臓器に分布している中〜小型動脈や，細動脈は，中膜の平滑筋がよく発達し，神経も密で，筋肉型動脈と呼ばれ，筋の収縮によって血圧や血液の配分を調節しています。

② **静脈** 動脈と同じく3層ですが，心臓に戻る血液を運ぶだけなので殆ど圧を受けないため，中膜が薄くて筋組織や弾性線維は少なく，断面も平たく不正形です。静脈は，圧が小さいので，血流の逆流を防ぐための半月状の弁をもっています。これを静脈弁※といいます。特に，下肢の静脈に多く，筋肉の収縮を利用する筋肉ポンプの弁として働き，静脈血が心臓に戻るのを手助けしています。

※**静脈弁** 手の甲を指先に向かって押すと，静脈が浮き上がります。このとき，所々にこぶのように見える塊が静脈弁です。

③ **毛細血管** 枝分かれした細動脈と細静脈を結ぶ，網の目状に分布する血管で，直径約 10 μm の非常に細い，血流の最も遅い血管です。壁は，1層の内皮細胞と周皮細胞で構成されています。体の各組織では，毛細血管の細胞の壁を通して栄養素↔老廃物，酸素↔二酸化炭素の交換が行われます。

■動・静脈の連絡

動脈は，一般に体深部を走り，静脈は，その側を平行して走っています。私たちの体表から観察できる血管は殆ど皮静脈です。動・静脈は，幹部でも末梢でも細かく枝分かれし互いに連絡しています。この連絡を吻合といい，ある部分が閉塞したときでも，他の血管によって滞りなく血液を循環させています。主要な経路が詰まって，血液が流れ

なくなると，迂回する細い血管が代替の役割を果たしますが，これを側副血行路といいます。ただし，脳，肺，心臓（冠状動脈），脾臓，腎臓，網膜，内耳などにある小動脈は終動脈と呼ばれ，吻合をもたない動脈です。毛細血管に続く動脈枝が閉塞した場合は，そこから先には血液がいかないため，組織は壊死を起こします。

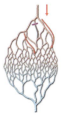
吻合している動脈によって給血されている毛細血管床（ある部位が閉塞しても壊死は起こらない）

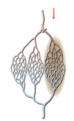
終動脈によって給血されている毛細血管床（閉塞によって，支配領域は壊死する）

側副脈管

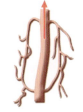
正常時
血液は主路を通って送られる

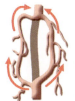
閉鎖時
血液は側副路を通って送られる

主要な動脈・静脈

動脈　体循環の動脈は，心臓から出る1本の大動脈から分岐します。大動脈は，左心室を出るとしばらく（約5 cm）上行し，やがて弓のように屈曲して下方に向かいます。上に向かう部分を上行大動脈，弓状の部分を大動脈弓，下に向かう部分を下行大動脈と呼び，胸大動脈，腹大動脈から構成されます。

大動脈弓や胸大動脈は，脳を含む上半身に，腹大動脈は，腹部以下の下半身に動脈血を送るための主要なルートとなるものです。直径も太く（大動脈は，1.7〜2.8 cm），事故などで傷つくと大出血につながる大切な血管です。

心臓の筋肉運動を支える冠状動脈　血管系の中心として絶え間なく働いている心臓は，冠状動脈から酸素や栄養分を受けています。冠状動脈は，肺循環のルートを巡り酸素を受け取ってきたばかりの血液が，心臓から送り出された直後，つまり，上行大動脈の起始部から左右2本に枝分かれして，心臓に分布しています（心臓壁を王冠のように取り巻いているので冠状の名がある）。心臓には，冠状動脈によって，どの臓器よりも，優先して，新鮮な血液が供給されているわけです。左冠状動脈から分岐する左前下行枝（前室間枝）は，虚血性心疾患（狭心症・心筋梗塞）が最も多く起こりやすいところです。

心臓を養った静脈血は，主に心臓の後面で冠状溝を走る冠状静脈洞に集まり，右心房に注ぎます。

静脈　静脈は，動脈に沿って体の奥深いところを走る深静脈と，動脈とは無関係に皮下組織内を走る皮静脈に大きく分けられます。前者は，鎖骨下静脈↔鎖骨下動脈のように，ほぼ動脈に対応した名前がつけられています。

体循環の動脈と静脈の大きな違いは，動脈が心臓から出て，大動脈という1本の血管からすべて分岐するのに対して，静脈は，横隔膜から下半身の血液を心臓に戻す下大静脈と，それより上の血液を心臓に戻す上大静脈の2本で構成されていることです。

> ### ● 特殊な血液循環
>
> **門脈系**　胃，腸，膵臓，胆嚢や脾臓からの静脈血は，下大静脈に直接連絡して，心臓へ還らずに，いったん，肝臓につながる太い静脈に集まります。この静脈は，肝臓下面の肝門に入る静脈ということで"門脈"と呼ばれ，門脈から肝臓に入った静脈血は，肝臓内で毛細血管となって肝臓に分布したのち，肝臓の静脈（肝静脈）として肝臓の後から出て，下大静脈に注ぎます。門脈系は，胃や腸，脾臓から様々な物質を肝臓に送り込み，肝臓内で適当に解毒処理するための，重要な血管です（72頁参照）。
>
> **脳循環**　脳へ血液を送るのは，総頸動脈の枝の内頸動脈と鎖骨下動脈から出た椎骨動脈の2系統があり，これらの左右の血管が，脳底面でウイリス動脈輪を作っています。このため，ある回路が障害されても他の回路で血行が保たれます。静脈血は，主に，硬膜静脈洞と呼ばれる静脈に入ります。硬膜静脈洞は，2枚の丈夫な脳硬膜に挟まれた，筋層のない，静脈弁をもたない，特殊な静脈です。それ自体は血液を移動させるための血管運動は行いませんが，万が一，外圧を受けても硬膜に保護されているため，血管が圧迫されず，うっ血しないで流れるようにできています。静脈洞は，最後には1つに集合して内頸静脈となって脳を去ります。脳は頭蓋骨で囲まれていて容積変化ができないため，血液量は一定に保たれねばなりません。そのための監視の役目を受け持っているのが，総頸動脈の分岐部と大動脈弓にある圧受容器と化学受容器です（149頁参照）。

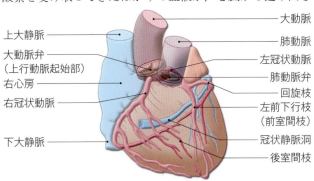

大動脈／上大静脈／大動脈弁（上行動脈起始部）／右心房／右冠状動脈／下大静脈／肺動脈／左冠状動脈／肺動脈弁／回旋枝／左前下行枝（前室間枝）／冠状静脈洞／後室間枝

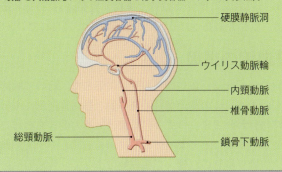

硬膜静脈洞／ウイリス動脈輪／内頸動脈／椎骨動脈／総頸動脈／鎖骨下動脈

3-2. 血管の血液配分と血流の調節

血液の配分

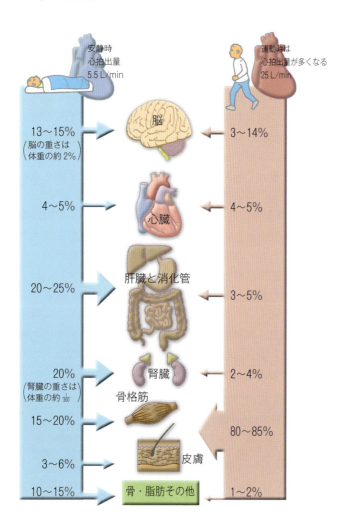

血管運動を調節する2つの因子

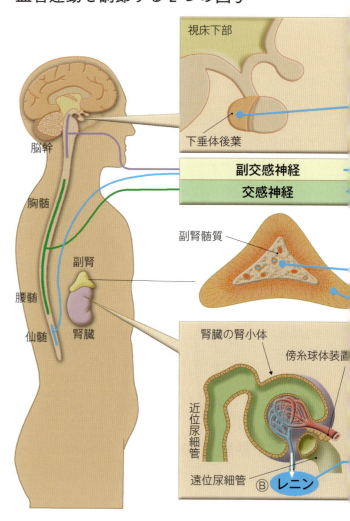

血液の配分（血流の分布）

　血管内を流れる血液量は，一般に体重の約1/13。動脈が切断され，全血液量の約1/3が急に失われると，生命の危機を招きます。このことから，私たちは，血液の多くが動脈を流れていると思いがちです。しかし，実際に動脈を流れる血液は全血液量の20％に過ぎず，75％は静脈に，残りの5％は，毛細血管に分布しています。この分布は，動脈血の不足が起こった場合に備えて，静脈血が予備的にプールされていると考えられます。一方，血液量を臓器別にみると，安静時には代謝活動の活発な肝臓や消化管は約25％，尿生成に重要な役割を果たす腎臓が約20％と最も多く，脳や骨格筋へはそれぞれ15％くらい送られています。

血流の調節

　血流の配分は，体の内外の変化に応じて，巧妙に調節されています。この調節は，心臓の働きと血管運動によって同時に行われます。つまり，心臓は，その働きを高めたり抑えたりすることによって心拍出量を調節し，一方，血管は，血管平滑筋※の収縮・拡張運動によって，各臓器への血流の配分を調節するしくみになっています。例えば，激しい運動をするときには，骨格筋や皮膚への血管は拡張し，他の，とりあえず活動する必要のない臓器への血管は，むしろ収縮します。その結果，骨格筋や皮膚への血流配分が高められ，全血液量の80～85％にも達します。

※**血管平滑筋**　血液の配分や血圧調節に大切な役割を果たしているのが，血管を作っている平滑筋です。
　例えば，水鉄砲の水は，水の飛び出し口を狭めるほど，遠くまで飛ばすことができます。これは，口径を小さくすることで抵抗が増し，単位面積にかかる水圧が高まったためです。同様なことが血管についてもいえます。つまり，血管は，平滑筋の緊張を高める（収縮）ことでその内径を狭め，血圧を高めて血流を維持するわけです。これは細い筋肉型動脈では著明です。

血管運動を調節する2つの因子

　血管平滑筋の収縮・拡張は，血流の調節に大切な役割を果たしていますが，その運動は，神経系および内分泌系の調節を受けています。

① 神経系調節　血管平滑筋の収縮・拡張にかかわる神経は，自律神経の交感神経と副交感神経で，特に，交感神経の作用が重要です。中枢からの指令によって，交感神経が興奮したときには，その終末からノルアドレナリンが放出され，血管を収縮させます。この交感神経は，全身の血

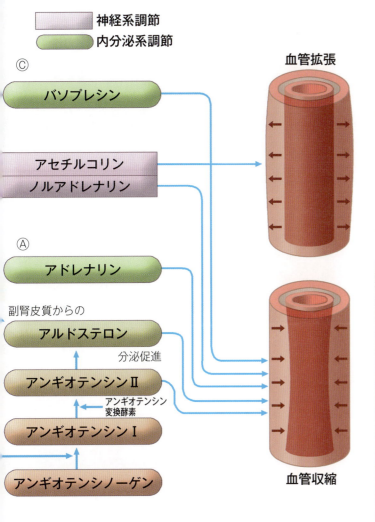

ンシノーゲン（レニン基質）に働いて，アンギオテンシンⅠといわれる物質を産生します。これが肺，脳や腎臓などに分布するアンギオテンシン変換酵素（ACE）によって，アンギオテンシンⅡになると，強力な血管収縮作用をもち，血管抵抗を高め，血圧を上昇させます。このアンギオテンシン変換酵素の働きを阻止する物質（ACE阻害薬）や，血管や副腎皮質，肝臓・腎臓などに存在するアンギオテンシンⅡ受容体にアンギオテンシンⅡが結合するのを阻止する物質（アンギオテンシンⅡ受容体拮抗薬，ARB）は，現在，高血圧の治療薬として用いられています。

※ ACE＝Angiotensin Converting Enzyme

●血管の太さと血流・血圧の関係

　心臓から送り出される血液は，太い動脈→中・小動脈→細動脈→毛細血管へと送られます。末梢に行くほど血管は細くなりますが，逆に内腔の断面積の合計は大きくなり，それにつれて血流速度や血圧は低下します。毛細血管での血流速度は殆ど0に近づき，酸素と二酸化炭素を交換したり，栄養補給をするのに理想的な血流となります。反対に，毛細血管から心臓へ戻る静脈血の血流速度は，心臓に近づくほど早くなりますが，血圧はさらに低くなっていきます。心臓から血液が送り出されるときの圧力は，心臓から遠ざかるほど弱まるからです。このため静脈血は，筋ポンプ作用（動脈側からの血圧や四肢の筋肉運動に押されること）や，呼吸ポンプ作用（呼吸運動による吸引作用）などに助けられながら，心臓に戻るのです。

※血流速度　大動脈＝約50cm/秒，毛細血管＝約0.05cm/秒，大静脈＝約15cm/秒

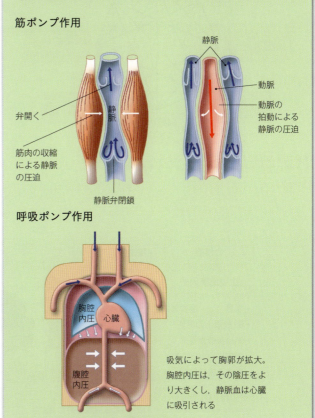

吸気によって胸郭が拡大。胸腔内圧は，その陰圧をより大きくし，静脈血は心臓に吸引される

管に分布していますが，皮膚血管や腎，消化管などの血管では特に高密度です。極度に緊張したとき，顔が青ざめるのは，この，皮膚血管の収縮作用のためです。

　なお，副交感神経では，その終末から放出されたアセチルコリンが，その受容体に作用して，血管平滑筋を弛緩させ，血管を拡張させます。骨格筋には，交感神経性の血管拡張神経があり，運動開始直後に血管拡張がみられ，筋血流が増大しますが，これもアセチルコリンの作用です。

② 内分泌系調節　血管平滑筋の収縮・拡張にかかわるホルモン性調節は，神経性調節より長時間にわたって血圧をはじめ血液量まで変えます。このホルモンにはⒶ副腎髄質ホルモン（ノルアドレナリン，アドレナリン），Ⓑレニン-アンギオテンシン系，Ⓒ下垂体後葉のバソプレシン（抗利尿ホルモン）などがあります。

　Ⓐは，平滑筋細胞受容体のタイプによって，収縮，弛緩のいずれの作用もし，ⒷやⒸは，収縮作用をもっています。中でも，血液循環に大きな意味をもっているのは，Ⓑレニン-アンギオテンシン系です。レニンは，腎臓の傍糸球体装置の細胞から分泌され，それ自身は血管に対する作用をもっていません。しかし，レニンは血中のアンギオテ

4. 高血圧

最高血圧と最低血圧

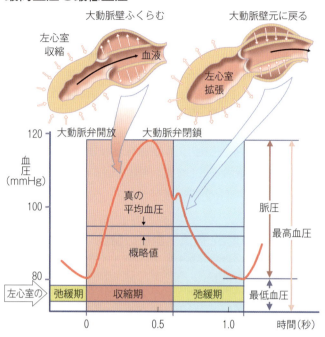

日本高血圧学会の成人における血圧の分類（2019年）

分類	診察室血圧(mmHg)		
	収縮期血圧		拡張期血圧
正常血圧	<120	かつ	<80
正常高値血圧	120-129	かつ	<80
高値血圧	130-139	かつ／または	80-89
Ⅰ度高血圧	140-159	かつ／または	90-99
Ⅱ度高血圧	160-179	かつ／または	100-109
Ⅲ度高血圧	≧180	かつ／または	≧110
（孤立性）収縮期高血圧	≧140	かつ	<90

日本高血圧学会　高血圧治療ガイドライン（JSH2019）より

Pageのモザイク説（寄木細工説 1960年）

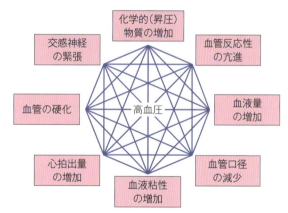

本態性高血圧症の発生に関連すると考えられている因子と，その相互関係を示したもの（Pageより改変）

高血圧による臓器障害と危険因子

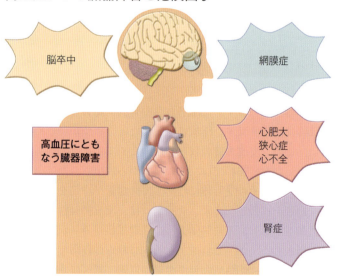

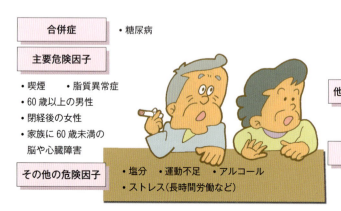

他のチェック検査：多血症，電解質，尿酸，若年者ではレニン，アルドステロンも

血圧の評価：医師測定値，待合室の自動血圧値，家庭血圧値（起床時服薬前，夕食前，就寝時）を参考に評価

■血圧とは

血圧とは，血管の中の圧力に打ち勝つように血液を送り出す圧力です。普通は上腕動脈の血圧を指します。血圧は心拍動の収縮期に最高値を，弛緩期に最低値を示します。両者の差を脈圧といい，最高血圧の約 1/3（約 40 mmHg）が正常とされます。1 心臓周期にみられるすべての圧の変動を平均したものを平均血圧といい，最低血圧に脈圧の 1/3 の圧を加算した値に近いものです。日本高血圧学会では，収縮期血圧 120 mmHg 未満かつ拡張期血圧 80 未満を正常血圧，収縮期血圧 140 mmHg 以上かつ／または拡張期血圧 90 mmHg 以上を高血圧としています。

■血圧の高低を左右する因子

① **血管の弾力性** 弾力がなくなるにつれて，血圧は上昇する（動脈硬化など）。高齢者における重要な要因。
② **末梢血管の抵抗** 直径約 0.1 mm の小動脈や細動脈，毛細血管が収縮して抵抗が高まると，血圧は上昇。若年高血圧症の重要な要因。
③ **心室の駆出能力と心拍出量** 運動時は心拍出量が増加し血圧は上昇。
④ **血管内の血液量** 少なくなると，血圧は下降。出血・瀉血などが原因。
⑤ **血液の粘性** 赤血球過多などで，粘性が高まると，抵抗が増して血圧は上昇する。
⑥ **神経系・化学物質** 交感神経の緊張や，レニン-アンギオテンシン系は，血管を収縮させ，血圧を上昇させる。

生理的条件による血圧の変動

血圧は，年齢とともに高くなります。これは血管が年齢とともに老化し，弾力性を失うための生理的な変化ですが，一般に，女性は同年男性より 5～10 mmHg ぐらい低めです。早朝と夕方，食事や入浴の前後，肥えた人とやせた人，感情の変化などでも，血圧は変動します。また，運動時には最高血圧は上昇しますが，最低血圧は上昇しません。

■高血圧の種類と原因

高血圧には，原因がよく分からない本態性高血圧症（1次性高血圧症）と，原因となる基礎疾患が分かっている 2次性高血圧症とがあります。

高血圧症の約 90％ を占める本態性高血圧症は，卒中体質・高血圧の家系など，遺伝・素質的因子や，生活習慣，環境（食塩の取り過ぎやストレス・過労など）が，複雑に影響するといわれています（Page のモザイク説）。

本態性高血圧症の場合は，原因が分からないため治療に当たっては，医師の努力のみでなく，患者の理解と協力が必須条件です。

2次性高血圧症には，腎臓病による高血圧（腎性高血圧），副腎や甲状腺などの内分泌異常による高血圧，心臓や血管の病気によって起こる高血圧などがあります。

2次性高血圧症は，一般に若年層に多く，この場合は，原因となる疾患を取り除くことによって，治癒できます。

■高血圧にはまず減塩

高血圧は，動脈硬化にとって一番の促進因子で「静かなる暗殺者」といわれています。

高血圧と因果関係が深いものは，食塩です。食塩を多く取る国・地方では，高血圧の発生率も高くなっています。食塩（NaCl）の中でも問題になるのはナトリウム（Na）です。ナトリウムは，水分を引き連れた形で出入りする特性をもっているので，過剰に摂取された食塩は水を引きこみ，細胞外液を増加させ，循環血液量の増加から心臓の負担も大きくなり，血圧を上昇させるのです。

高血圧の予防と治療には，まず減塩が必要で，1日の摂取量を 6 g 未満に抑えるのが理想的です。

糖尿病などの合併症がなく，収縮期血圧 160～179 mmHg，拡張期血圧 100～109 mmHg であれば，減塩，肥満防止，運動などの生活習慣の修正をまず行います。収縮期血圧 180 mmHg 以上，または拡張期血圧 110 mmHg 以上では，降圧薬を用いるとともに生活習慣の修正を行います。降圧薬には，①血管を拡張させて血圧を下げる血管拡張薬（Ca 拮抗薬やアンギオテンシン変換酵素阻害薬，アンギオテンシンⅡ受容体拮抗薬），②神経の緊張をほぐし，血管収縮を緩めるよう働く交感神経抑制薬（β 遮断薬や α 遮断薬），③尿量を増加させて体液を減らす利尿薬（サイアザイド系利尿薬など）の 3 種類があります。降圧薬療法は多くの場合，生涯継続しなければなりませんが，生活習慣の修正により，減量や中止もありえます。そのため定期的な血圧測定や適正な生活習慣の継続が何よりも大切です。

● 低血圧症

一般に，最高血圧が 100 mmHg 以下の場合を，低血圧症といいます。その多くは，特に原因の明らかでない遺伝的な体質による本態性低血圧症で，女性，特にやせた無気力な人に多くみられます。

これに対し，大出血，ショック，貧血，極度の栄養障害，急性の心臓障害，副腎皮質や下垂体などのホルモン器官の機能障害などによって起こる低血圧を，症候性低血圧症（2次性低血圧症）といいます。また，急に立ち上がったりしたとき，めまいや立ちくらみを起こす，起立性低血圧と呼ばれるものがあります。これは，自律神経失調などで，血管運動神経がうまく働かない場合，重力の作用で血液が下半身に集まり，脳に十分供給されないために起こるものです。小学生が朝礼などで脳貧血を起こして倒れるのも，この型の低血圧の 1 つです。

5. 動脈硬化

動脈硬化（アテローム硬化）

動脈硬化による内膜の肥厚をプラークという。プラークには，しっかりした線維性被膜に覆われた安定プラークと線維性被膜が消失したり薄くなった不安定プラークがある。

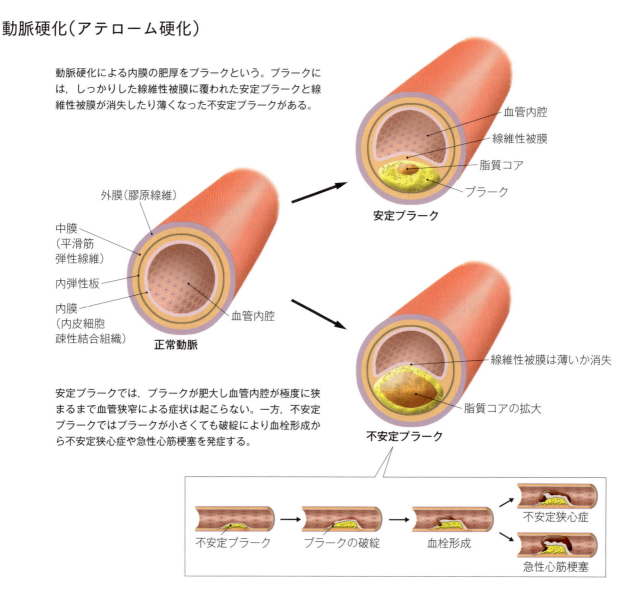

安定プラークでは，プラークが肥大し血管内腔が極度に狭まるまで血管狭窄による症状は起こらない。一方，不安定プラークではプラークが小さくても破綻により血栓形成から不安定狭心症や急性心筋梗塞を発症する。

眼底動脈の変動（眼底所見と眼底血圧）

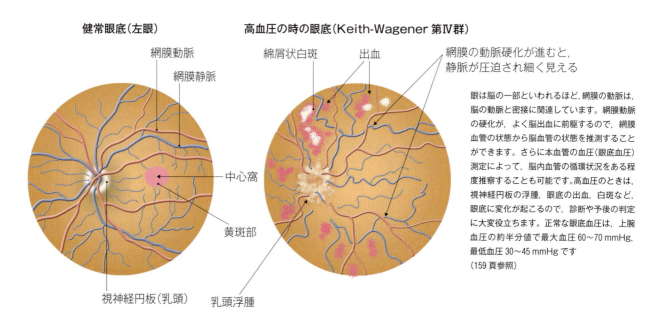

眼は脳の一部といわれるほど，網膜の動脈は，脳の動脈と密接に関連しています。網膜動脈の硬化が，よく脳出血に前駆するので，網膜血管の状態から脳血管の状態を推測することができます。さらに本血管の血圧（眼底血圧）測定によって，脳内血管の循環状況をある程度推察することも可能です。高血圧のときは，視神経円板の浮腫，眼底の出血，白斑など，眼底に変化が起こるので，診断や予後の判定に大変役立ちます。正常な眼底血圧は，上腕血圧の約半分値で最大血圧 60〜70 mmHg，最低血圧 30〜45 mmHg です
（159 頁参照）

■動脈硬化とは

人は血管とともに老いるといわれますが、老化のあるところ必ず動脈硬化があると考えられます。

動脈硬化とは、動脈壁が弾力を失い硬くなることで、その結果、血液の循環に障害が起こるものです。

動脈硬化は、①アテローム硬化、②筋性動脈の中膜に、全周性輪状に石灰が沈着する中膜硬化（メンケベルク型硬化）、③細小動脈の全周、主に外膜の硝子様肥厚による細動脈硬化、に分類されます。そして、高血圧があると、動脈硬化は一層進行します。一般に動脈硬化というのは、①のアテローム硬化で、動脈硬化の代名詞ともなっています。

■アテローム硬化（粥状硬化）

比較的太い動脈（冠状動脈、大動脈、脳底の動脈など）の内膜に、血中の過剰脂肪（中性脂肪とコレステロール）が、ネバネバした粥状にこびりつき、アテローム（粥状）を作り、そのため内膜が肥厚し、血管の内腔が狭められ、石灰が沈着して硬くなった状態をいいます。

血管の内膜に、血流などによって圧が加わると、キズができたり、出血、血栓形成など、複雑な病変に進行します。アテローム硬化の多くは、動物性脂肪や糖質の取り過ぎなどによって起こるもので、食生活の変化に伴い、最近は若年層からもみられるようになってきました。

粥状硬化が高度になると、狭窄した血管に血栓がつまり心筋梗塞や脳梗塞が起こると考えられていました。しかし、現在では、被膜の薄い動脈硬化巣の破綻が、血液凝固機転を作動させることで血管の閉塞が起こることが判明。狭窄の程度が軽くても、安心できないことが分かっています。

■コレステロールの善玉・悪玉

コレステロールは脂質の一種で、食物から吸収されて血液中に入り、肝臓で細胞膜などの細胞構成成分や、ビタミンDの材料などに、また、副腎や精巣、卵巣ではステロイドホルモンの生成などに利用されます。

コレステロールは、水に溶けないので、血液中ではタンパク質と結合して流れています。これをリポタンパク質と呼び、低比重のリポタンパク質（LDL）と、高比重のリポタンパク質（HDL）に分けられます。LDLは、肝臓から細胞組織に必要なコレステロールを運び、蓄積します。HDLは逆に、細胞組織で不要となったコレステロールを取り去り、肝臓へ運ぶ役割を担っています。これらの働きから、一般に、HDLは善玉コレステロール、LDLは悪玉コレステロールと呼ばれています。LDLが増加すると、コレステロールが血管壁に沈着し動脈硬化が進みますが、HDLはその進展を抑える役割を担っています。以前は、LDLやHDLの絶対値が問題視され、高い場合を高脂血症とよんでいました。しかし、現在はLDL÷HDLで求められるLH比が重視され、悪玉のLDLが基準値以内でも善玉のHDLが低い場合には、動脈硬化の危険性が高まると考えられ、高脂血症という病名も、**脂質異常症**と変更されました。LDLは、酸化・変性されやすく、血管壁のマクロファージはこの変性LDLを大量に取り込み、泡沫化され、動脈硬化を促進します。それを防ぐには、LDLを140 mg/dL以下に抑えるだけでなく、LH比を2.0以下に抑えることが望ましいとされています。動脈硬化を予防するには、コレステロールの摂取を控えるだけでなくLDLを増やす作用のある動物性脂肪を減らし、LDLを減らす作用のある不飽和脂肪酸の多い植物性脂肪を摂るようにすることも重要です。

●高血圧，動脈硬化の予防とビタミン

高血圧と動脈硬化は、お互いに悪影響を与え合うために、いったん悪循環に陥ると、心臓疾患や脳卒中など、命にかかわる病気につながる恐れもあります。

最近、こうした高血圧や動脈硬化の予防に、ビタミンCやビタミンEの効果が注目されています。食塩や脂肪を控えめにし、適度な運動を続けるなど、生活環境に留意するとともに、ビタミン類を毎日摂取することも大切です。

ビタミンCの働き ビタミンCの血中濃度と血圧の関係を調べると、高血圧者は、正常者に比べてビタミンCの血中濃度が低いという結果が出ています。ビタミンCには、LDL（悪玉）コレステロールの増加を抑えるだけでなく、血圧降下剤や脱コレステロール剤などの薬品が、十分に効果を発揮するのを助ける働きがあります。

また、血管の老化を防ぎ、弾力性のある障害に強い血管を保つには、結合組織の主成分であるコラーゲンが必要ですが、ビタミンCは、このコラーゲンの生成と維持に欠かすことのできない成分です。

ビタミンCは、ストレスや過度の飲酒など、高血圧を促進する要因があると、需要が増大しますが、体内では生成されないので、外から補う必要があります。ビタミンCの摂取は、高血圧や動脈硬化など、生活習慣病の予防と治療に大変意味のあることといえます。

ビタミンEの働き 動脈硬化を防ぐといわれる不飽和脂肪酸は大変不安定で酸化しやすく、過酸化脂質という体に有害な物質になります。この物質は、加齢とともに上昇し血管内皮を傷害し、コレステロールを取り込みやすくします。ビタミンEは、この過酸化脂質の生成を防ぎ、動脈硬化を起こすのを防ぐ働きがあります。また、ビタミンEは、細胞膜などの安定を保つ作用があり、血管の老化を防ぐ効果のあることが認められています。また、細胞膜のリン脂質から生成されるプロスタグランジンは、血管拡張作用をもち、高血圧や動脈硬化の予防に役立ちますが、ビタミンEは、このプロスタグランジンの生成を手助けします。さらに、ビタミンEの吸収を高めるのに、ビタミンCが関与していることも解明されています。

6. リンパ系のしくみと働き

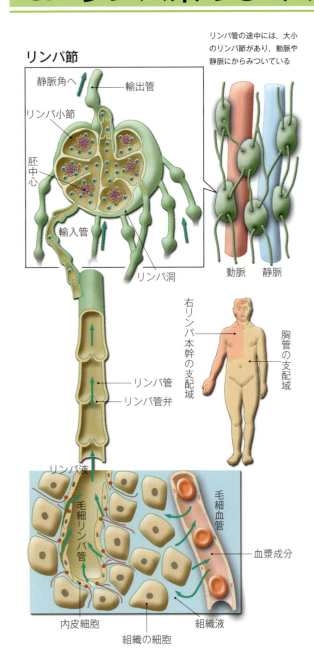

が隣り合う内皮細胞の端を覆う構造をしていて、いったん流入した間質液や物質は戻れない弁のようなしくみになっています。このため、毛細血管より透過性は高く、毛細血管が通さない大分子、粒子や細菌などを良く通します。

■ リンパ節の役割 (18, 19頁参照)

リンパ節は、一般にリンパ腺と呼ばれ、あわ粒大から大豆大ほどの大きさで多くは群をなしていますが、単独でも存在しています。リンパ節の内部は、リンパ液の流れる通路になっていて、非常に細かい網み目状の組織（細網組織）からなり、リンパ球・形質細胞や大食細胞などがびっしりと入っています。リンパ節は、リンパ液中の異物に対して免疫反応が行われる、いわば戦場で、その機能は①リンパ液から細菌などを濾過、貪食・除去し、リンパ液を浄化するフィルター装置。②リンパ組織があり免疫に関与するγ-グロブリンを作り全身に送る、などに大別できます。病気に罹ったとき、リンパ腺が腫れたり発赤する（リンパ節炎）のは、そこで細菌や異物との戦いが繰り広げられている証拠です。

■ リンパの循環

リンパ管には、浅リンパ管と深リンパ管があります。浅リンパ管は、皮膚から始まり、主として皮静脈に沿って走行しています。深リンパ管は、血管の主幹に沿って内臓などからのリンパを集めます。この2つのリンパ管は、リンパ節を通り、互いに連絡し合いながら、（左図のように）最後には、胸管と右リンパ本幹という2本の太いリンパ管となり、鎖骨下静脈と内頸静脈の合流地点（静脈角）で、前者は左静脈角に、後者は右静脈角に入ります(18頁参照)。

リンパの循環量は、1時間で約120 mL、1日で約3Lです。リンパ管を流れるリンパ液の流れは、弁の働きや、呼吸運動など周囲組織からの圧力で促進されますが、血液が僅か50〜60秒で体内をひと周りするのに比べると、大変緩慢です。

■ リンパ液

リンパ系の役割は、毛細血管では吸収できない大きなタンパク質や物質を間質から除去することです。リンパ管の中を流れるリンパ液は淡黄色で、血漿と殆ど同じ組成ですが、タンパク質が少なく、多数のリンパ球を含んでいます。

リンパ球は、白血球の一種で、血管内とリンパ管内を自在に移動し、免疫担当細胞として細胞性免疫と体液性免疫を担っています。

■ リンパ管

リンパ管は、静脈に非常によく似た構造で、ところどころに弁があります。

毛細リンパ管は、切れ目のない連続性の単層の内皮細胞

> ● **脾臓**
>
> 　脾臓は、腹腔の左上、横隔膜の下、胃の左後方、膵臓の尾部の先端に位置し、形は扁平な卵円形、重さ100〜150ｇの器官です。
> 　その構造は、血液を満たした細網組織からなる脾髄（赤髄と白髄）からなり、白髄はリンパ節に似た構造・機能をもっています。赤髄は海綿状で、血液を貯え、また、血液の濾過器として、古くなった赤血球の破壊、鉄の貯蔵などとともに、病原体の撲滅、免疫作用を行っています。

7. 心臓の状態を知るための検査

■心電図(electrocardiogram, ECG)

心臓は，筋肉の塊で，その筋肉を刺激伝導系によって律動的に収縮させるしくみになっています。

心筋細胞の活動時に発生する活動電位の変動を，体表面から捕らえるのが心電図です。(44頁参照)

■心音図

心音は，胸壁に耳を当てたり，聴診器を当てることで聞くことができますが，心音の成分や時間的経過などの解析，記録に用いるのが心音計です。これは，胸壁にマイクロフォンを付けて記録します。その波形が心音図です。心音は，正常な場合，第Ⅰ音，第Ⅱ音があります。また，耳には聴こえませんが，若年者の場合，第Ⅱ音の後に心尖部で第Ⅲ音がかすかに聴こえることがあります。これは，心房から心室へ血液が流れる音です。

心弁膜に変化があると(心臓弁膜症)，異常な心音が聴かれます。これを心雑音といいます。

■胸部X線写真

胸のX線検査で，心臓の形，大きさ，そして，大動脈，肺動脈，大静脈の状態も把握できます。弁膜疾患などで心臓が肥大すると，心臓の陰影は大きくなります。また，マラソンなど，心臓に大きな負担のかかる激しい運動を行うスポーツマンでも，同じように心筋が発達・肥大して大きくなります。これは，一般に，スポーツ心臓と呼ばれるもので，病気による異常とは異なります。

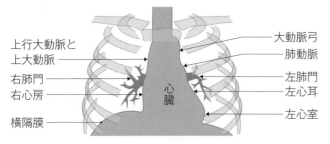

■心エコー法(心臓超音波検査法)

心エコー法は，海中の魚の居場所を探る魚群探知機の原理を応用したものです。プローブ(探触子)と呼ばれる装置で，心臓の目的とする部位に向けて肋骨の間から超音波を発信し，返ってきたエコー(こだま)の時間的差異と反響音の強さを，画像濃度の差で現します。心臓の内部，特に弁膜や心臓壁，中隔の運動がそのまま映し出されるため，弁膜や心筋の疾患の診断に威力ある検査法です。

■血圧測定法

血圧は，体調や様々な条件(緊張，興奮，天候，温度，飲酒，喫煙など)で絶えず変動するので，室温に注意し，安静状態で測るようにすることが大切です。

従来の水銀血圧計に代わる電子血圧計や家庭で手軽に測れるデジタル血圧計も各種市販されています。

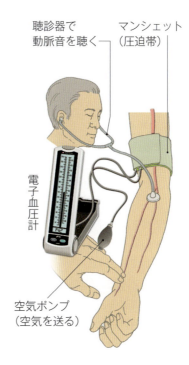

一般に，血圧を測定する場合は，上腕にマンシェットというゴム袋を巻く。そして，これに空気を入れてある高さまで圧を加えてから，肘窩に聴診器を当てて，聞こえていた動脈音が聞こえなくなるまで，また，橈骨動脈の脈拍がなくなるまで圧迫する。次に，徐々に空気を抜き，再び脈拍を触れ，肘窩での動脈音が聞こえたときが最高血圧。この点からさらに空気圧を下げていくと，聴診器で聞こえていた動脈の雑音が急に弱くなり，ついには消えてしまう。この点が最低血圧(触診法では，最低血圧は測れない)。最高血圧は，心臓が収縮した時の血圧(収縮期血圧)，最低血圧は，心臓が拡張した時の血圧(拡張期血圧)を示す。この両者の差が大きい程，血管の伸展性が高く，小さい場合は，血管に柔軟性が乏しくなっている。血圧を評価する上で，最高血圧と最低血圧の差が問題になるのはこのため。

■MRI(magnetic resonance imaging 磁気共鳴画像法)

組織内にある水素原子(陽子，プロトン)に，強い電磁波を作用させて磁気振動を起こさせ，これを捕らえ，コンピューター処理して描き出す画像診断で，心筋梗塞の部位や大きさ，大動脈瘤の診断に有用です。

■PET(positoron emission tomography 陽電子放射断層法)

体の構成元素と同じ陽電子(ポジトロン)を出す様々な核種(診断薬)を体内に投与し，電子と結合して放出するγ線を測定することで，診断薬の体内での取り込み状態を画像化する装置です。PETは，脳の血液量とか，脳で消費される酸素の摂取率やブドウ糖の消費量といった体内物質の循環や，代謝状態などの生理的変化を画像化することができます。従って，X線，CT，MRIでは不可能な，脳の形態的な変化が起こっていない段階の脳局所の機能的病変も検出できるわけです。

8. 循環器系によくみられる病気

■ 虚血性心疾患とは

十分な血液が心臓に供給されない状態が基礎にあり、心筋の虚血によって発症する疾患を虚血性心疾患と呼びます。これには、冠状動脈の血液が一時的に不足して、激しい痛みを起こす狭心症と、血液の供給が完全にストップし、その先の心筋が壊死を起こす心筋梗塞とがあります。

■ 狭心症

狭心症は、心筋の酸素需要に見合うだけの酸素（血液）が供給されず、心臓が悲鳴を上げた状態。原因は、様々ですが40歳以後の男性に多く、女性の約3～4倍です。狭心症の痛み（狭心痛）は、胸を締めつけられるような痛みが特徴で、通常1～2分程度の一過性の痛みです。

安定狭心症 冠状動脈の動脈硬化によりプラーク（粥腫）の形成で冠状動脈の狭窄が起こり、運動時などに心筋への酸素供給が間に合わず発作を起こすもの。労作性狭心症とも言われます。

冠攣縮性狭心症 冠状動脈が攣縮を起こすもので、夜間から明け方の安静時に発作がみられることが多く、安静時狭心症、あるいは異型狭心症ともよばれます。

不安定狭心症 冠状動脈のプラークの破綻による血栓形成と再灌流が短時間に繰り返される病態で、再灌流が起こらなければ、そのまま心筋梗塞に移行する危険な狭心症です。こうした病態を**急性冠症候群**といいます。

狭心痛を抑える冠拡張剤

ニトログリセリン 主に静脈を拡張し、心臓に返る静脈血液量を減少させ、心室の仕事量と心筋の酸素消費量を減少させるとともに、冠状動脈を拡張し、虚血心筋への血流量を増加させ、速効性があります。

Ca拮抗薬 冠状動脈や心筋の細胞の収縮に必要なカルシウムイオンが、細胞内へ流入するのを抑制する薬です。冠状動脈の攣縮を抑えて、心筋への血液供給を増加させ、また、心筋の収縮を抑えて、心臓の仕事量を減らします。

β遮断薬 心臓の運動を調節する交感神経の受容体の1つであるβ受容体をブロックし、心臓の仕事量を減らすことで、心筋の酸素消費量を減少させる薬剤です。（ただし、狭心症のタイプによっては、かえって逆効果になる場合があるので十分な検査が必要です）。

■ 心筋梗塞

冠状動脈が閉塞することで心筋が壊死を起こすもの。激しい胸痛が20分以上、時には数時間持続し、ニトログリセリンは無効です。

かつては動脈硬化が高度なものに起こると考えられてい

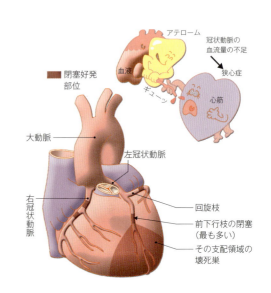

ましたが、現在は、狭窄は軽度でも被膜の薄いプラーク（粥腫）が破綻することで、血液凝固機転が作動し、血栓形成から、冠状動脈の閉塞が起こると考えられています。

心筋梗塞では、刺激伝導系が障害されて不整脈が現れたり、心不全や強い痛みのためショック状態となるため、麻薬性の鎮痛薬で痛みを抑え、一刻も速く専門の医療施設に送ることが肝心です。発症後12時間以内であれば、tPA※によるカテーテルを用いた血栓溶解療法やPCI（コラム参照）が適応になります。壊死した心筋は二度と再生することはなく、ポンプ機能の低下は回復後も残ります。その意味でも、発症後、できる限り早期の治療が大切です。

※tPA：tissue plasminogen activator、組織プラスミノゲンアクチベータ

● バイパス手術に代わるPCI

かつて冠状動脈の狭窄が高度な場合には、左内胸動脈を切り取り、大動脈と狭窄した冠状動脈をつなぐA-Cバイパス術が主流でした。現在、それに代わって主流となっているのがPCI（percutaneous coronary intervention）、冠動脈インターベンションとよばれるカテーテル治療法です。PCIでは、手首や肘、ももの付け根からカテーテルを挿入し、狭窄した部位でバルーンを膨らませ血管を拡張。拡張後は、また狭窄しないようステントとよばれるコイル状の金属を留置します。A-Cバイパス手術のように胸を開いて手術をする必要がないため、広く普及しています。

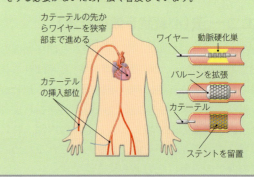

■脳卒中と脳出血・脳梗塞（脳軟化）

　脳血管の障害によって，突然意識を失い，打ちのめされたようになるのが，いわゆる脳卒中です。脳卒中の中には，脳梗塞（脳軟化），頭蓋内出血（脳出血とくも膜下出血），一過性脳虚血などが含まれます（148頁参照）。

頭蓋内出血　頭蓋内出血のうち，脳の実質内に出血したものを**脳出血**，くも膜下腔に出血したものを**くも膜下出血**といいます。両方とも先天性の血管障害があったり，屈曲・蛇行した脳の血管が，加齢とともにもろくなって，破裂したりして出血したものです。脳出血の出血部位の3/4は，大脳半球の内包に起こり，発作は，日中活動しているとき急に意識障害をきたして昏睡に陥る場合が多く，高血圧の人が多数を占めています。一方，くも膜下出血は，突然の激しい頭痛（特に後頭部）で始まり，意識の混濁や消失が起こりますが，軽い症状で回復することもあります。重い場合には，深い昏睡，呼吸困難，手足の麻痺などが起こり，発病1〜2日で約1/3が危篤に陥ります。

脳梗塞　心筋梗塞と同様，脳に酸素や栄養を送る動脈の障害によって，脳に不可逆的な変化が起こった病態です。心筋と同じく，脳細胞は二度と再生しないので，死んだ部位は，ちょうど豆腐のように柔らかくなります。脳梗塞が脳軟化症と呼ばれるのはこのためです。脳動脈のアテローム硬化による閉塞から起こるのが**脳血栓症**で，その基礎には，高血圧症や糖尿病があります。また，他の部位で作られた血栓が脳血管まで運ばれて血管を詰まらせるのが**脳塞栓症**で，原因の多くは，心臓疾患（不整脈，弁膜症，心筋梗塞）に由来します。脳梗塞は，睡眠中や安静時に起こることが多く，頭蓋内出血と異なり症状が段階的に進行するのが特徴です。

一過性脳虚血発作　脳梗塞が脳の心筋梗塞とすれば，狭心症に当たるのがこの一過性脳虚血発作です。動脈のアテローム硬化により形成された血栓の一部が剥がれ，脳動脈を一時的に閉塞した状態。脳梗塞の前段階と考えられます。症状は，めまい，頭痛，しびれ，など，塞栓部位によって様々ですが，その局所の神経徴候は一過性で，通常24時間以内，多くは1時間以内に完全に消失します。

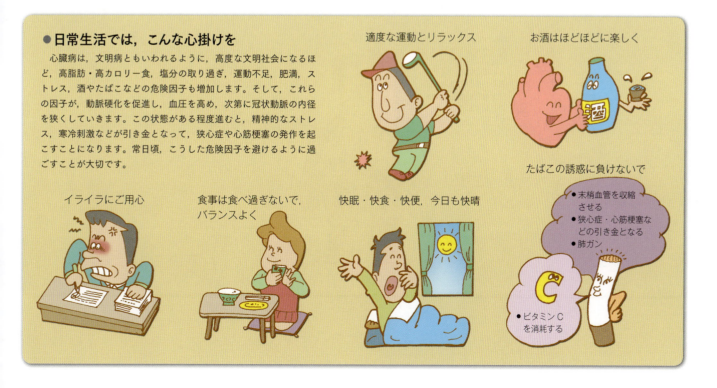

●日常生活では，こんな心掛けを

　心臓病は，文明病ともいわれるように，高度な文明社会になるほど，高脂肪・高カロリー食，塩分の取り過ぎ，運動不足，肥満，ストレス，酒やたばこなどの危険因子も増加します。そして，これらの因子が，動脈硬化を促進し，血圧を高め，次第に冠状動脈の内径を狭くしていきます。この状態がある程度進むと，精神的なストレス，寒冷刺激などが引き金となって，狭心症や心筋梗塞の発作を起こすことになります。常日頃，こうした危険因子を避けるように過ごすことが大切です。

心不全──心疾患の終末像

　心不全とは，心臓の機能が低下し，体が必要とする血液を十分送り出せない状態。特に高齢化に伴い慢性心不全患者は年々増加し，2030年には130万人に達すると推計されています。原因となる疾患は，狭心症・心筋梗塞などの虚血性心疾患が最も多く，50％以上を占めます。その他，心臓弁膜症や高血圧，動脈硬化などで，長年心臓に負担がかかっている場合も原因となります。

心不全で起こる症状

　慢性心不全は徐々に進行するため，少しでも症状が現れたら注意が必要です。心不全で起こる主な症状は，①心臓が十分な血液を送り出せないために生ずる症状（手足の冷え，易疲労感，倦怠感，動悸）と，②心臓に戻れなくなった血液が，臓器や各所にうっ滞するために生ずる症状（浮腫，呼吸困難，腹部膨満感）の2つに分けられます。呼吸困難は肺のうっ血，食後の腹部膨満感は肝臓のうっ血が原因です。

　最初に起こるのは，坂道や階段を上るときの息切れや呼吸困難です。ちょっと重いものを持っただけでも肩で息をするようになり，疲れやすくなります。夜横になると息苦しさが増したり，咳が続くようになったら，かなり進行していると考えてよいでしょう。これは，横になることで全身から戻って肺にうっ滞する血液が増加するための症状です。

心不全で気を付けること

　心不全になった心臓では，体からの血液供給の要望に応えるため，2つの代償作用が生じます。一つは，循環する血液（血漿）量を増やし，心臓が拍出する血液を増やすこと。もう一つは1回の拍出量が減った分を，心拍数を増やすこと（頻拍）で補うことです。ただ，この状態が長く続くと，さらに心臓に負担がかかり，心不全を悪化させる要因となります。

　そこで，心不全の生活指導や治療は，この悪循環を断つことに向けられます。増えた血液（血漿）量を減らすには，まず塩分の低い食事を摂取すること。塩分制限は，心不全に合併することの多い高血圧にも効果的です。また，適度な運動は，体重減少や全身の循環状態改善につながります。

　治療薬として用いられるのは，①β遮断薬（心臓に作用する神経の働きを抑え過度な頑張りを抑える），②利尿薬（循環血漿量を減らす），③ジギタリス（弱った心臓を元気づける），④アンギオテンシンⅡ受容体拮抗薬・アンギオテンシン変換酵素阻害薬（末梢の血管を開くことで心臓の負担を減らす），などが重症度に応じて用いられます。

●心臓は内分泌器官？

　心臓は単なるポンプではなく，内分泌器官として複数のホルモンを分泌しています。一つは，主に心房から分泌されるANP（atrial natriuretic peptide，心房性ナトリウム利尿ペプチド），もう一つが主に心室から分泌されるBNP（brain natri-uretic peptide，脳性ナトリウム利尿ペプチド）です。いずれも日本の研究者が，発見や同定に大きく貢献しています。

　両者は利尿作用や血管拡張作用，交感神経抑制作用などをもち，心臓に負荷がかかったとき，自己防衛的に分泌されるホルモンです。ANPは製剤化されて急性心不全の治療薬として用いられ，BNPは心不全の重症度をはかる指標として測定されています。

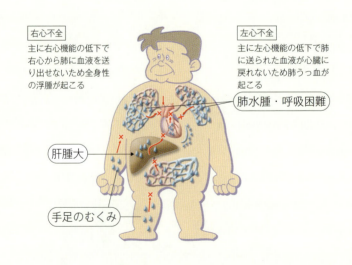

右心不全：主に右心機能の低下で右心から肺に血液を送り出せないため全身性の浮腫が起こる

左心不全：主に左心機能の低下で肺に送られた血液が心臓に戻れないため肺うっ血が起こる

肺水腫・呼吸困難／肝腫大／手足のむくみ

第4章
消化器

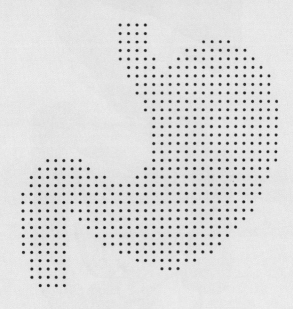

1. 消化器を構成する器官

消化器系の全景

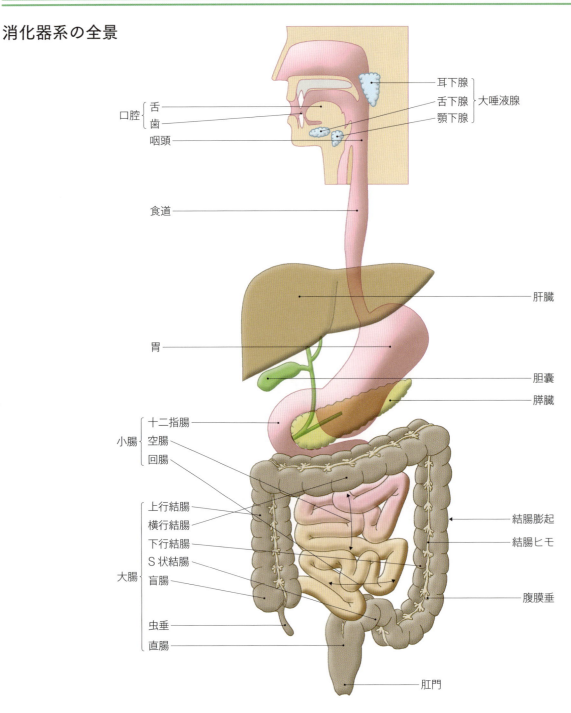

栄養分のゆくえ

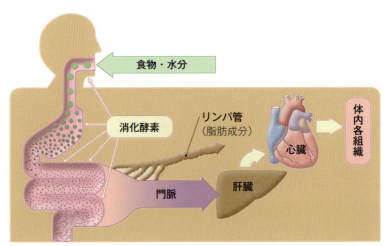

■消化器の働き

私たちは，食物や水など体に必要な物質を口からとり入れ，それを活動するときのエネルギーや，体を作る原料としています。消化器は，この体外から体内への食物の取り込み（摂取→消化→吸収）と加工・再合成（代謝）を行い，最終的に不要物を排泄する器官です。

これらにかかわる器官として，次のものがあります。

消化管 口腔（舌，歯など）・咽頭・食道・胃・小腸（十二指腸，空腸，回腸）・大腸（盲腸，虫垂，上行結腸，横行結腸，下行結腸，S状結腸，直腸）・肛門

消化腺（付属器） 唾液腺・膵臓・肝臓・胆嚢で，そこでの生産物（分泌液）は，消化管に運ばれて消化・吸収に関与します。

■消化管とは

消化管は，体の中を貫く一本の管（全長約9 m，人の身長の約6倍）で，口唇を境にして，表皮（皮膚）が口腔内粘膜へ連なり，食道から肛門まで続き，そこからまた表皮へと連なっていきます。消化管の主な役割は，消化管腔内から体内へ必要な物質を取り込むことです。

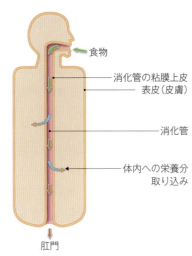

■栄養分のゆくえ

小腸で吸収された栄養分の殆どは，まず，小腸の粘膜の下を走る細い血管（毛細血管）に入り，毛細血管は集まって，門脈という太い血管となり肝臓に運ばれます。また，脂肪は分解され，リンパ管を経て血中に入り，心臓から肝臓へ運ばれます。肝臓に運ばれた栄養素は，あるものはエネルギー源として，あるものは体を作る原料などとして蓄えられたり，体のあちこちに運ばれます。こうして文字通り「食べた物が身につく」わけです。

■食物の流れ

口から入った食物がどのように消化器の中を巡っていくかをみてみましょう。

① 口腔から食道まで

まず，口から入った食物は口腔の中で唾液腺からでた唾液と混ざり，咀嚼運動で細かく刻まれ，咽頭を経て食道を通って胃に入ります（咽頭は33頁参照）。

② 胃

胃は食塊を一時貯え，胃液の消化と胃壁の蠕動運動によって，食塊を粥状液にし，順次十二指腸という小腸の入口に送ります。

③ 小腸

小腸は，上から十二指腸・空腸・回腸と続く細く長い管です。糜粥は，ここで膵臓からの膵液，肝臓からの胆汁と小腸液と混じり合い消化され，その大部分が小腸を通る間に吸収され，肝臓に運ばれます。栄養分や必要な物質を搾り取られた残り滓は，次の大腸に入ります。

④ 大腸

大腸は，片仮名のコの字を逆にしたような形をした管で，盲腸・上行結腸・横行結腸・下行結腸・S状結腸・直腸と続きます。この通路を通るうちに，小腸から大腸に入った食べ滓は，残りの水分を吸収されて，スープ状から固形状の糞便塊となります。

⑤ 肛門

消化管の最後は肛門です。固形状になった糞便塊はここから排泄されます。

食物の流れ

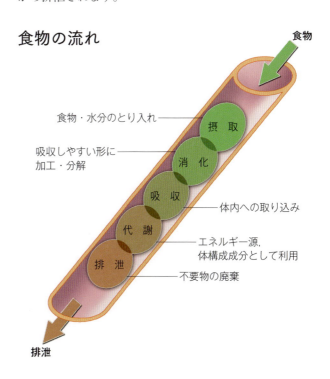

2. 口腔──唾液分泌と咀嚼運動

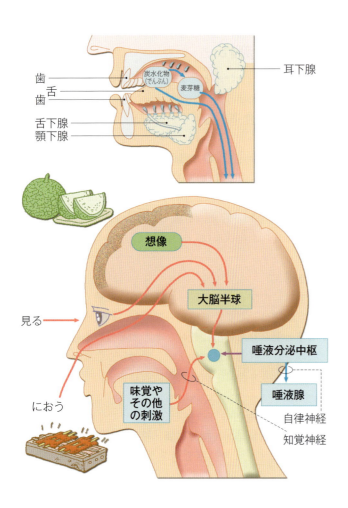

歯（犬歯）の断面図

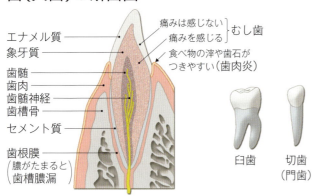

■口腔の構造と働き

口腔内に入った食物は，顎の上下左右の運動によって噛み砕かれます。このとき，唾液の分泌も促進され，舌・口唇・頬もともに働いて食塊とよく混和され，固形性が失われ，消化・吸収を受けやすくなります。

■唾液腺とその働き

唾液腺は，腺の大小や部位によって，小唾液腺（口唇腺，舌腺，頬腺，口蓋腺など）と，大唾液腺（耳下腺，顎下腺と舌下腺）に分けられます。これらの腺から分泌される唾液に含まれる，α-アミラーゼ（プチアリン）という酵素は，炭水化物（でんぷん）の一部を，分子量の小さいデキストリンや麦芽糖に消化・分解します。また，唾液は，口腔内を潤し，食物の咀嚼を潤滑にし，嚥下しやすくするとともに，口腔内や歯の浄化・殺菌にも役立っています。

※唾液の1日分泌量……成人で1日に1〜1.5L
● 唾液の成分……pH 約7.0でほぼ中性。99.5％は水，他にα-アミラーゼ（プチアリン），ムチン（粘素）と抗菌作用のあるリゾチームや免疫抗体のIgA（19頁参照）などを含む。

唾液が中性のときは，唾液中のCa（カルシウム）は飽和状態で，歯のCaは溶け出しませんが唾液が酸性に傾く（歯周炎・口内炎，発熱時や糖尿病のときなど）と，Caが溶け出して歯に悪影響が現れます。

唾液分泌の調節

大脳半球に伝えられた情報 ─→ 唾液分泌中枢
口腔内への刺激 →（感覚神経）→（橋および延髄）→（自律神経）
唾液分泌（80頁参照）← 唾液腺

■舌と味覚

舌の大部分は，横紋筋性の舌筋からなる器官で，微妙な運動性に富み，食物の摂取・咀嚼・嚥下とともに味覚や構音に関係します。舌背粘膜には，無数の小突起（舌乳頭）があり，摩擦を大きくして食塊を動かしやすくしています。ある種の乳頭の側面には味蕾があり，味覚にかかわっています（165頁参照）。

● **歯と歯の病気**

人の歯は2度生えます。生後6ヵ月頃から2歳くらいまでに生える歯を乳歯（切歯8本，犬歯4本，臼歯8本，計20本）といい，6歳頃から乳歯の脱落と前後して生える歯を永久歯（切歯8本，犬歯4本，小臼歯8本・大臼歯12本，計32本）といいます。

むし歯 外側のエナメル質の溶解・崩壊から始まりますが，象牙質まで進まないと痛みは感じません（エナメル質には神経がないため）。医学用語では，むし歯のことを齲歯といいます。

歯槽膿漏 歯を囲む顎の骨（歯槽骨）と歯根の間には，歯の保持とクッションの役目をする歯根膜があります。歯と歯ぐきの間に不潔な食べ滓がたまったり，歯垢や歯石が沈着すると，細菌感染を起こし，歯肉の腫脹や出血が起こります（歯肉炎）。これが，歯根膜に波及したのが歯槽膿漏で，膿がたまり，排膿，口臭をきたします。さらに進むと歯槽骨が吸収され，歯ぐきが痩せ，歯根がよく見えて歯が動揺します。人の口中には，約8mgの歯垢があり，歯垢1mg中に約8億個の細菌が存在するといわれます。

3. 咽頭・食道 ── 食塊を胃へ送るしくみ

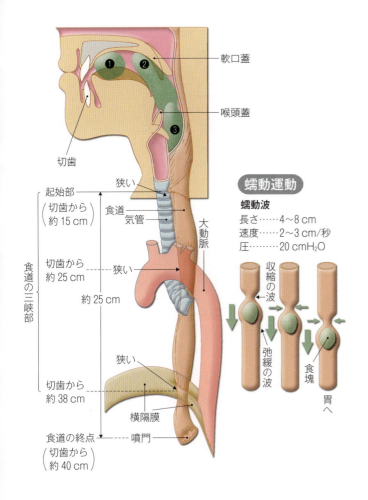

嚥下運動

飲食物は次のように送られます。①舌で食塊を咽頭へ送ります。②このとき，軟口蓋と喉頭蓋は，食塊が鼻腔と喉頭へ入らないように閉じます。③反射的に食塊は食道へ流れます。次に，食道にきた嚥下物は，蠕動運動で胃に運ばれます。これらは，延髄の嚥下中枢によって統御された，無意識の運動（嚥下反射）によるものです（33頁参照）。

食道の蠕動運動

食道では，輪走筋と縦走筋が秩序正しく収縮・弛緩します。食塊の進む前方の筋肉が緩むと同時に，後方の筋肉が収縮し，この運動の波は下方に伝わり，食塊を青虫が動くように胃の方に押し進めます。無重力の宇宙船の中でも食事ができるのは，このためです。この運動を蠕動運動といい，消化管の基本的な運動方式です。食道の上部から始まった1つの蠕動波は，約5～6秒で胃に達します。飲み込んだ食塊は5～6秒で，水などの液体は一瞬のうち，約1秒で胃に達します。

食道の構造

食道は，約25 cmの細い管で縦隔の後部で気管の後を通り，胃の噴門に連なります。食道は，食道の入口，気管岐の部，そして横隔膜を貫く箇所の3ヵ所で狭くなり，生理的狭窄部と呼ばれ，通過障害を起こしやすいところです。

● 消化管の基本構造

消化管は中空性器官と呼ばれ，食道から大腸まで図に示すようによく似た構造をしています。粘膜，筋層，漿膜または外膜からなっていますが，部位によって各層の厚さや粘膜の形態が異なっています。例えば，栄養物の消化作用には殆ど関与しない大腸に比べ，消化・吸収にかかわる小腸（特に上部）では，輪状ヒダや絨毛といわれる無数のヒダが集まって接触面積を広くしています。
● 粘膜は粘膜上皮・粘膜固有層・粘膜筋板・粘膜下組織からなり，粘膜下組織には自律神経性の粘膜下神経叢（マイスネル神経叢）があり，腺の分泌や粘膜の起伏をつかさどっています。
● 筋層は内側から輪走筋・縦走筋の2層からなります。その間には自律神経性の筋層間神経叢（アウエルバッハ神経叢）があって，この両方の筋肉に作用して蠕動運動などをつかさどっています。
● 最外側の漿膜または外膜には，出入する血管やリンパ管や神経などが通っています。体腔に面し，滑らかな場合を漿膜といい，周囲の器官や体壁と結合している場合を外膜といいます。

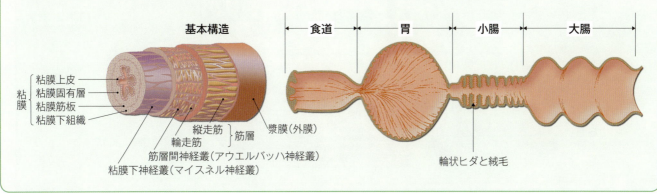

4-1. 胃 ── 胃の構造と働き

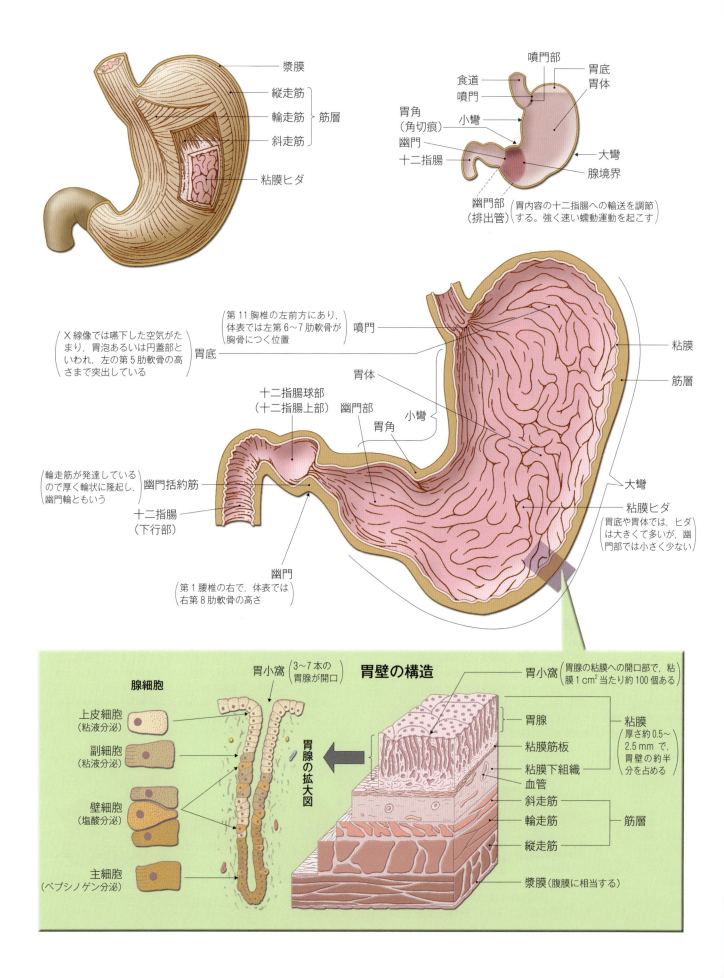

胃の構造

　胃の形は，一般にアルファベットのJのような形で，空腹時は約50 mLほどの容積しかありませんが，食塊が入ってくるとほぼ1.8 Lほどの容積にまで広がります。

　胃は横隔膜の下にあり，その3/4は左に寄り，1/4は右側にあります。胃の入口を噴門，出口を幽門といい，腹壁に固定されています。内腔は，入口の噴門部，その上の胃底，中央の胃体，出口の幽門部（胃前庭部）の4つの部分からなり，J字の右側の側面を大彎，左側の側面を小彎，小彎の中程の屈曲した部分を胃角（角切痕）と呼びます。幽門には，括約筋があって胃を閉鎖し，胃内に入った食塊が簡単に十二指腸に出ていかないようにしています。

　胃壁は，外側から漿膜・筋層・粘膜から構成されています。筋層は，食道や腸管と異り，（内）斜走筋層・（中）輪走筋層・（外）縦走筋層の3層からなります。胃粘膜の表面には，粘膜ヒダがたくさんあります。これは，胃が拡張する上からも，胃内部で食塊を攪拌するにも都合よく，胃体に最も多く見られます。粘膜には，胃腺が開口しています。

胃の働き

　筋層の胃運動（緊張と蠕動）と胃腺から分泌された胃液によって，食塊は粥状（糜汁）になります。タンパク質は，消化酵素（ペプシン）によって消化・分解され，強い胃酸は口から入った細菌などを殺菌したり（防御機構），鉄（Fe）やCaや抗貧血ビタミン（V.B$_{12}$）の小腸での吸収に役立っています。胃は，吸収作用は殆どなく，水，アルコール，ブドウ糖などがわずかに吸収されるだけです。

胃運動と胃の筋肉層

　胃に入った食塊は，①その重さによって小彎側を下降すると，反射的に胃の緊張が弛み，大彎側に摂取順に層状に集積します（胃の充実）。②胃液が浸潤し，半流体になり，消化が進むにつれ，蠕動運動が胃体上部から起こり，胃内容が徐々に幽門部に移ると，胃角から強い蠕動（くびれ）が起こり，内容は上下に押し出され，胃液と攪拌，混合され，細かく砕かれ粥状になります（胃の蠕動）。③消化が進むと，蠕動波は強く頻繁となり，胃内圧が高まり，幽門括約筋の圧力と十二指腸内圧の和に打ち勝つと，幽門を押しあけて糜汁を少量ずつ小腸へ送ります。

　胃の筋肉（不随意筋）による胃運動は，神経性（自律神経）と体液性（ホルモン）の調節をうけています。自律神経の副交感神経（迷走神経）刺激によって促進，交感神経（大内蔵神経）刺激によって抑制されます。括約筋は逆に作用します（81頁参照）。

※ 3層の筋肉の蠕動運動は，15〜20秒間隔で起こり，1秒間に0.2〜0.6 cmのゆっくりした速度で進みます。

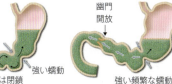

① 胃の充満と堆積　　② 混和と粉砕　　③ 十二指腸への移動

胃内容物の移送

　胃の運動によって，内容物はチューブから絞り出されるような形で，少量ずつ小腸入口の十二指腸球部に送り出されます。この移送時間は，食塊の質と量によって違います。液体は固形物より速く，炭水化物で2〜3時間，タンパク質（卵など）は4〜5時間ですが，粘度の高い脂肪は，7〜8時間もかかります。つまり，脂肪やタンパク質に富む食物は，炭水化物に比べて胃内滞留時間が長いので，腹もちがよいことになります。また，当然のことながら，量が多いほど長時間かかり，少ないと短時間で十二指腸に送られます。

　成人の胃が空腹状態に戻るには5〜6時間かかります。従って，胃がもたれるとか，胃が重いといった自覚症状があるときは，胃の負担のかからないものを少量ずつ食べるのが，理にかなった食事のとり方ということになります。

胃内容の移送時間

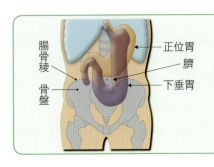

● 胃下垂

　人によって引き締まった胃と弛緩した胃があります。胃体が伸びて下がり，ひどい場合は，骨盤の中に入り込んでしまうことがあります。胃角が，臍または腸骨稜の高さより下のときを胃下垂といいます。さらに，胃アトニー（胃壁の緊張低下と収縮力の不足した状態）を伴った状態を胃下垂症といいます。このような人では，小彎線と大彎線が近づいて，胃の中央部が狭くなり，幽門は，第4〜5腰椎の高さ辺りまで下っています。このため，胃内容の移送に時間がかかって胃のもたれ感を訴える人が多いようです。このような状態は，神経質でやせ型の無力体質の人に多く，様々な自律神経や内分泌系の失調症状をよく訴えます。

4-2. 胃 —— 胃での消化と胃液分泌

胃液

無色透明で99%が水分です。

分泌量——1回の食事で約0.5～0.7L。
　　　　1日では，空腹時は約1～2L，
　　　　摂食時には約2.5L以上。

主成分——消化酵素(ペプシノゲン)，塩酸と粘液。
　　　　塩酸は0.4～0.5%(10～40 mEq/L)で，pH 1～2
　　　　の強酸性で，塩酸量は0.1 N塩酸溶液
　　　　に匹敵し，胃酸と呼ばれます。
　　　　噴門腺と幽門腺分泌の胃液は，塩
　　　　酸とペプシノゲンは含まず，粘液
　　　　のみです。

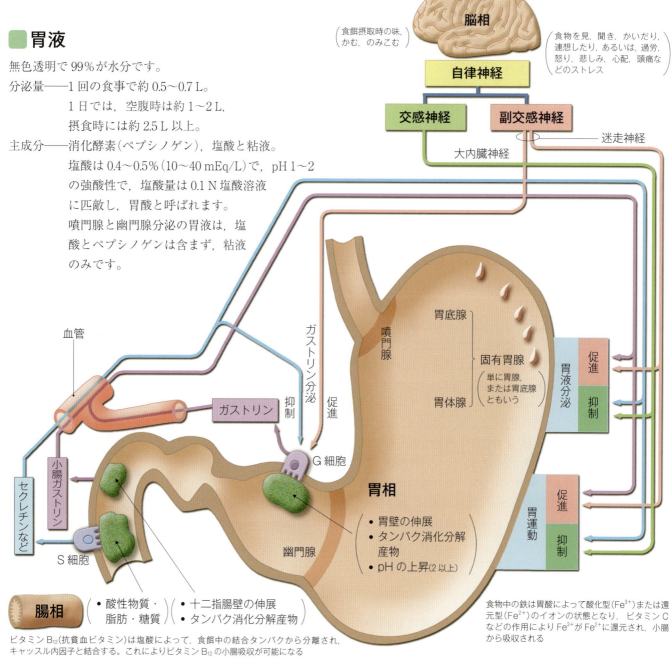

ビタミンB_{12}(抗貧血ビタミン)は塩酸によって，食餌中の結合タンパクから分離され，キャッスル内因子と結合する。これによりビタミンB_{12}の小腸吸収が可能になる

食物中の鉄は胃酸によって酸化型(Fe^{3+})または還元型(Fe^{2+})のイオンの状態となり，ビタミンCなどの作用によりFe^{3+}がFe^{2+}に還元され，小腸から吸収される

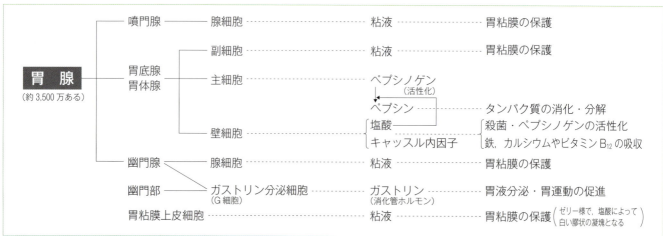

■胃液の働き

　胃内で粥状になった食塊に胃液が浸潤して消化作用が行われます。胃液を分泌する胃腺は，噴門腺・胃底腺・胃体腺・幽門腺の4種類です。

　胃液に含まれるタンパク質消化酵素ペプシンは，塩酸による酸性化でタンパク質の第1段階の消化を行い，ポリペプチド(ペプトン)にします。口腔のでんぷん消化作用は，胃でも続きますが，酸性の胃液が食塊に染み込むにつれ，この作用は止まります。

　塩酸の分泌が十分でないと，胃内での殺菌が不十分になります。胃内のpHが4.5より高くなると，ペプシノゲンからペプシンへの変換がうまくいかず，タンパク質の消化が進みません(ペプシンの至適pHは1〜3)。胃腺や胃粘膜上皮細胞から分泌される粘液(pH 4〜7)は，胃表面を覆い，食塊の移動をスムーズにするとともに，塩酸を中和し，ペプシン作用を抑制して胃壁を自家消化から守っています。同時に，粘液はその吸着性によって食物中の異常成分と結合し，食物の機械的・化学的刺激から胃壁をしっかりガードしています(粘膜バリア)。

■胃液分泌のしくみ

　胃液の分泌は，次の3つの時期(相)に分けられており，ともにガストリンがかかわっています。3相は別個のものでなく重なり合って作用しています。

① 脳相による分泌

　口腔内に食物が入ったり，また，おいしいものを見たり，考えたり，においをかいだりすると，その刺激が大脳皮質から延髄にある胃液分泌中枢の副交感神経(迷走神経)核を介して直接胃の粘膜やG細胞に伝えられて，ガストリンの分泌を促進し，胃液の分泌が高まります。この分泌様式は，中枢神経(脳)が関与するという意味で「脳相の分泌」と呼ばれ，同時に胃の運動も高まります。

・嫌な食物を見たり，嫌なにおいをかぐなど不愉快な刺激や怒り・悲しみ・心配・疲労は，交感神経を介して分泌と運動を抑制します。また，種々のストレスもこれに関係します(85頁参照)。

② 胃相による分泌

　胃に入った食塊の物理的・化学的刺激によって，反射的に胃液分泌が起こります。また，胃壁の伸展や食物のある成分などが，幽門部粘膜のガストリン分泌細胞(G細胞)を刺激し，消化管ホルモンのガストリンが血中に分泌され，胃液の分泌を促進します。この時期を胃相といい，塩酸に富む大量の胃液分泌が3〜4時間続きます。このとき同時に胃運動は促進されます。胃酸分泌が促進されて，胃内容のpHが2以下になると，自動的にガストリンの分泌は抑えられ，胃液分泌と運動の抑制が起こります。

　適度のアルコールやコーヒー，カラシ・コショウなどの刺激性調味料は，胃粘膜を刺激して胃液の分泌や運動を促進し，逆に，脂肪やたばこは抑制します。また，ヒスタミンは，胃腺の壁細胞を刺激して胃酸を分泌させる強力な塩酸分泌促進物質です。壁細胞への刺激をキャッチする元栓側にあるヒスタミンの受容体(H_2受容体)をブロックして，ヒスタミンの刺激を壁細胞に伝わるのを阻止する薬剤(H_2受容体拮抗剤)が潰瘍の治療に効果をあげています。

　また，壁細胞の蛇口側(細胞の胃内腔への分泌側)にある，最終酸輸送システムのプロトンポンプを担当する酵素の働きを阻害し，酸の分泌を確実に持続的に抑制するプロトンポンプ阻害剤(PPI)も強力な抗潰瘍薬です。

③ 腸相による分泌

　食塊が十二指腸に入ると，物理的な刺激とタンパク消化分解産物の化学的な刺激によって，小腸ガストリンが分泌され，胃液の分泌と運動を促進します。

　一方，酸性物質・脂肪・糖質などが十二指腸壁にふれると，セクレチンや胃抑制ペプチド(GIP)などのホルモンが分泌され，ガストリンや胃液の分泌ならびに胃運動を抑制します。腸相ではこの抑制作用が強く働きます。

　胃液の分泌は，脳相と胃相がそれぞれ45%，残りの10%が腸相によるものと考えられています。

●胃のpHの変化

　胃液の分泌状態を示す指標の1つとして，胃内の酸度(胃内pH)があります。胃内pHは，消化と殺菌のために常に一定以上の強酸(低いpH)に保たれています。ペプシンは，この強酸性の環境でうまく働くようにできています。

　人の胃液分泌状態は，一定のものではなく，人により，時間によって変化します。おおまかにいえば，胃内のpHはその人の胃酸分泌量と食事の時間・内容との絡み合いで決まってきます。

正常な胃酸分泌例 (K.A. 21歳男性)　　(筑波大・山形 迪による)
・基礎酸分泌量 2.4 mEq/時間　・最高酸分泌量 10.4 mEq/時間

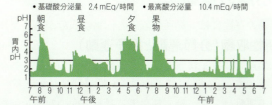

　正常な胃酸分泌例では，食前はpH 1〜1.5ですが，胃に食塊が入った最初30分ぐらいは食塊の混和によって胃内pHが上昇し，pH 4〜5前後になります。食後は酸分泌が増加し，pHは次第に低くなり，2〜3時間後には1.5ぐらいになり，やがて食前のレベルに戻ります。

　胃酸分泌機能は，老化によって減少することが知られています。

5. 小腸——消化と吸収

■ 小腸の構造（3つの部位からなる細長い管）

　小腸は，十二指腸に始まり，空腸，回腸と続く，細く長い全長6～7 mの管で，消化・吸収の90％以上を担う最重要部です。1/2以上の切除は，消化・吸収を妨げ，栄養障害を起こします。十二指腸は，小腸の最初の部分でアルファベットのCの形をしており，指を横にし12本分並べたくらいの長さ（約25 cm）があることからこの名があります。空腸と回腸の境界は明確ではなく，およそ左上方の前2/5が空腸で，残り右下方の3/5が回腸です。回腸粘膜には，空腸ではみられない小判型をした集合リンパ小節（パイエル板）が肉眼でみられるのが特徴です。

■ 表面積を増やす粘膜の構造

　小腸の構造の特徴は，その粘膜構造にあります。小腸の表面には輪状ヒダと呼ばれる小腸の走行に直角に走る突出した輪状のヒダが多数あります。このヒダは，腸内容物が充満しても消失しません。ヒダの粘膜面には，絨毛と呼ばれる小突起が無数に生えています。さらに，電子顕微鏡で観察すると粘膜上皮細胞の表面には，微絨毛と呼ばれる突起が密生しています。このような何段階ものヒダの突隆構造は，粘膜の表面積を輪状ヒダで約3倍，絨毛で約30倍，微絨毛で約600倍に増やし，吸収効率を高めるのに非常に都合のよいしくみとなっています。また，絨毛は，複雑な伸縮運動を行い，絨毛内にある豊富な毛細血管や毛細リンパ管での吸収物質の輸送を促進します。

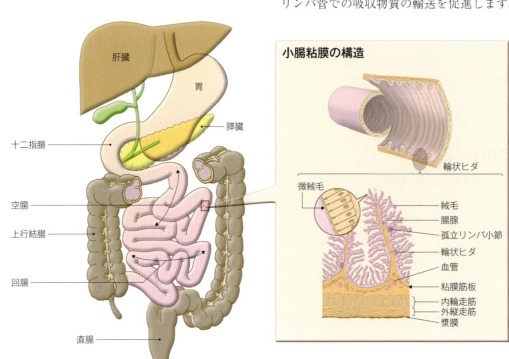

■ 小腸の運動

　小腸の運動には，局所性収縮と伝播性収縮があります。

局所性収縮（分節運動と振子運動）

　分節運動は，主に輪走筋による横軸方向の収縮・弛緩の繰り返しで，1分間に約10回，約30分継続します。

　振子運動は，主に縦走筋による長軸方向の収縮・弛緩の繰り返し運動で，収縮部と弛緩部が隣り合い長さが変化します。1分間に10～20回起こり，すぐに消失します。

　2つの運動によって，糜粥と消化液が十分に混和され，消化と吸収が促進されますが，腸内容の輸送はありません。

伝播性収縮（蠕動運動）

　腸内容の移送は，蠕動運動によるものが中心です。縦走・輪走筋の収縮・拡張によって大腸側へ移送します。秒速2～2.5 cmです。

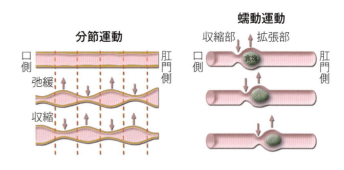

■小腸での消化と吸収

十二指腸への膵液，胆汁の流入と，小腸粘膜からの大量の腸液によって，糜粥（びじゅく）は小腸でほぼ最終段階にまで消化され，吸収されます。つまり，粘膜にある腸腺から分泌される腸液は，弱アルカリ性で1日に約2.5L分泌され，三大栄養素の消化を受けもつ消化酵素を含み，膵液の消化作用を補って消化を完成します。また，腸液は，粘液とpH 7.9〜8.4の重炭酸ナトリウム（$NaHCO_3$）を多く含み，酸性糜汁を中和します。消化液の分泌および小腸の運動は自律神経の支配を受けますが，さらに，糜粥が十二指腸や上部小腸の粘膜に触れると，粘膜にある内分泌細胞のセクレチン分泌細胞（S細胞），コレシストキニン分泌細胞（I細胞）などが情報をキャッチし，それによって消化管ホルモン（セクレチンやコレシストキニンなど）が分泌され，これが消化液の分泌や運動を促します。

● ビタミンの吸収も小腸で行われます。水溶性ビタミン（B_1・B_2・B_6・Cなど）は，拡散によって速やかに吸収され，脂溶性ビタミン（A・D・E・Kなど）はミセル内に包含され，脂肪とともに吸収されます。抗貧血ビタミンのビタミンB_{12}は，胃腺の壁細胞で生成されるキャッスル内因子と結合し，回腸で吸収されます。

■小腸での消化管ホルモンの働き

① 消化管ホルモンは，血流に乗って膵臓や肝臓・胆嚢に至り，膵液・胆汁の分泌を促進します。
② 小腸の蠕動運動や絨毛運動を促します。
③ 腸液（小腸液）分泌は，消化管ホルモンや小腸粘膜の糜粥による化学的・物理的刺激の他，副交感神経（迷走神経）の刺激によって分泌が促進され，交感神経では抑制されます。

■小腸での消化作用

三大栄養素は，小腸で分解され，吸収されますが，消化管内で完全に消化され，すぐ吸収されるのは一部分です。小腸での消化は，次の2段階によって効率よく進められます。

1 第一ステップ＝管内消化

消化管の中で行われる中間段階までの消化という意味で，中間消化とも呼ばれます。炭水化物は麦芽糖（オリゴ糖類）に，タンパク質はオリゴペプチド（アミノ酸が2〜10個結合したもの）に，脂肪は脂肪酸・グリセリン・モノグリセリドに中間消化されます。

2 第二ステップ＝膜消化

消化活動の最終段階で，終末消化とも呼ばれます。消化管内から細胞に吸収され，血管やリンパ管に入るまでの消化です。各栄養素は，炭水化物はブドウ糖（グルコース）などの単糖類，タンパク質はアミノ酸，脂肪はカイロミクロンというように最終段階まで消化され，効率よく吸収されます。この終末消化に関与する色々な酵素は，主に上皮細胞の微絨毛の細胞膜に含まれるので膜消化といわれます。

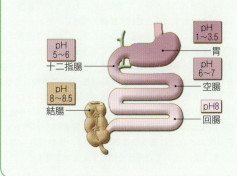

● 小腸のpHは弱酸性〜中性〜アルカリ性

小腸においては，十二指腸から回腸へと徐々にpHが上がって行きます。小腸では，たくさんの酵素が，食物の消化・吸収のために働いていますが，その至適pHはほぼ弱酸性〜中性だからです。ですから，胃から送られてきた酸の強い糜粥は，腸液・膵液・胆汁によって急速に中和されます。

6. 肝臓——生体の化学工場

■ 肝臓の構造

　肝臓は，人体の中で最大の腺で，重さ1,300〜1,500 g（体重の1/45〜1/50）の赤褐色をした臓器です。予備能力が大きく，少々の障害を受けても症状が現れない我慢強い「沈黙の臓器」で，肝傷害が80％程度に及んだとき，初めて機能不全になるといわれます。また，その7割近くを切り取っても元に戻ることができるといわれるほど再生能力の高い臓器でもあります。

　肝臓は，腹腔の右上部で横隔膜の直下にあり，右葉と左葉に分かれ左葉は薄く小さく全体の1/5です。下面のほぼ中央の肝門には門脈・肝管・動脈・リンパ管・神経などが出入しています。肝臓は，肝細胞の集まりである肝小葉（肝臓全体で450〜500万個）がたくさん集まってできています。

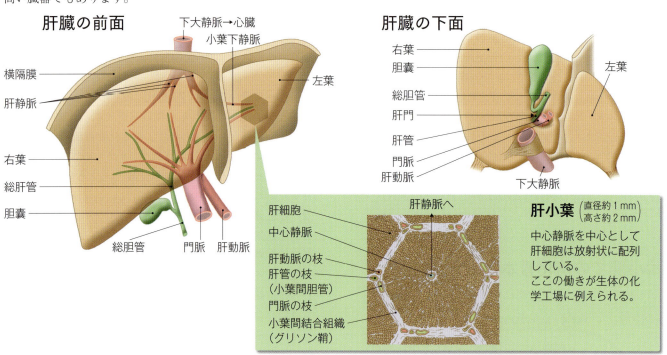

● 門脈という特殊な血管（49頁参照）

　胃・小腸・大腸・膵臓や，脾臓からの静脈血は，門脈に集められ，肝臓に送られ，肝臓内で再び毛細血管を作った後，肝静脈となり下大静脈から心臓に戻ります。つまり，吸収した栄養分や代謝産物などが，直接体の組織へ運ばれて過剰に利用されないように，あるいは有毒物質などが直接全身に回ってしまわないように，肝臓で代謝処理するための特別な通路です。門脈は，肝臓に入る血液量の約80％を占めています。

● 肝硬変

　肝炎から起こることが多く，肝臓全般にわたって肝細胞が萎縮・変性し，その代わりに結合組織の線維が増殖し，名前のとおり肝臓が硬く萎縮してくる状態です。こうなると，門脈の循環障害を起こし，血液は肝臓経由で心臓に戻れなくなります。このため，本来通るべき通路以外の静脈へ血液が迂回することになり，食道や直腸下部，あるいは腹壁の静脈が怒張し，静脈瘤（食道静脈瘤，痔核）ができたり，また，門脈の圧が高まり腹水がたまります。もちろん，代謝産物の分解や解毒は十分に行われなくなり，肝臓本来の働きが果たせなくなります。肝硬変が進行すると，肝機能不全（肝不全）となり，アンモニアなどの毒性物質が脳にゆき，中枢神経などの障害（肝性脳症）を起こし，意識障害を起こすことになります。

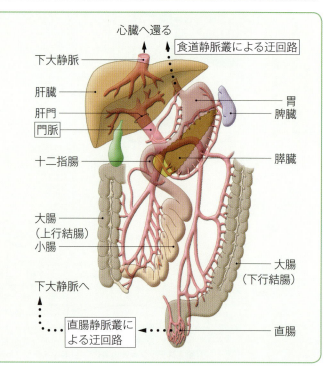

■肝臓の働き

　肝臓は，生体の化学工場に例えられ，「肝心(肝腎)かなめ」の言葉どおり，生体に欠かせない多種多様な重要な働きを受け持っています。代表的な働きには次のようなものがあり，これらの働きには多種類の酵素が関与しています。

① 胆汁の生成

　胆汁は，肝細胞で生成され，十二指腸へ排出されます。胆汁には，消化酵素は含まれませんが，脂肪の消化・吸収を初め，脂溶性ビタミン(A・D・E・K)，鉄やCaの吸収に欠かせない胆汁酸が含まれています。胆汁酸は，肝臓でコレステロールから作られます。

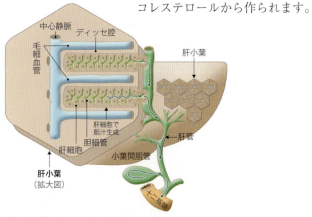

② 栄養素の貯蔵と加工

　肝臓に送られてきた栄養素を貯蔵したり，自分の体に適合した形に加工・再合成し，必要に応じて血行を介して全身に送り出します。私たちが牛肉や豚肉などいろいろな肉を食べても，ちゃんと自分の筋肉や組織ができるのは，この働きのお陰です。三大栄養素についてまとめると表のようになります。

炭水化物	グルコース(ブドウ糖)	グリコーゲンの形で貯蔵し，グルコース(ブドウ糖)に変えて全身へ
タンパク質	アミノ酸	必要な形のタンパク質(細胞生成の素材，酵素やホルモンの合成)に再合成
脂肪	グリセリン脂肪小球	一部貯蔵，大部分は血中に入り全身の脂肪組織へ

③ 代謝作用

　老廃物や，体内で産生されたホルモンなど様々な物質を，分解・抱合などにより，代謝(無毒化)して胆汁や尿と共に排泄します。
　アルコールの代謝も肝細胞で行われます。アルコールは酵素の働きによって，まず，アセトアルデヒドに，次に酢酸になり最終的には炭酸ガスと水にまで分解されます。酵素が少なかったり，アルコールの摂取が多過ぎて，処理能力以上になると，中間代謝産物で毒性の強いアセトアルデヒドなどがたまり，これらが頭痛やはきけなどの諸症状の原因となります。これが翌日まで続くと，いわゆる二日酔いとなるわけです。

④ アルブミン産生と異物処理

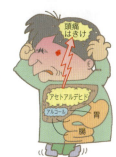

　血液の浸透圧維持と物質搬送に重要なアルブミンを作ります。また，肝細胞と毛細血管の間にある類洞周囲腔(ディッセ腔)と呼ばれる空隙では，細網内皮系に属するクッパー細胞が，異物などを貪食処理します。

⑤ 血液凝固因子の産生

　プロトロンビンやフィブリノゲンなど，血液凝固に重要な役割りを果たす物質の大部分を産生します(16頁参照)。

⑥ 造血の調節と血液量の調節

　血液を貯蔵し，必要に応じて放出する役割をもっています。また，赤血球を作る上で大切な鉄の貯蔵や抗貧血因子のビタミンB_{12}の貯蔵も行っています。逆に，寿命のきた古い赤血球を破壊し，鉄を貯蔵し，ビリルビンを作り排出します。この他，各種ビタミンの貯蔵や体温保持など，肝臓は様々な大切な役割を担っており，これらの代謝に関与する酵素の数は，一説には500種類にのぼるともいわれています。

　もし，人工心臓のように人工肝臓を作るとしたら，一大化学工場地帯ほどの大規模なものになるかも知れません。

●肝臓の病気と肝機能検査

　肝臓が働くときは，肝細胞の中にある酵素が重要な役割を果たしています。酵素の多くはタンパク質からできているので，タンパク質を十分摂らないと，肝内タンパク質は減少し，肝臓の働きは低下します。また，肝炎などで肝細胞の膜の透過性が高まったり，膜が破れたりすると，この酵素が血液中に漏れ出てきます。そこで，肝臓の状態を知るためにこれらの血清酵素の測定が行われます。トランスアミナーゼといわれるAST(GOT)やALT(GPT)は，アミノ酸を作り変えるとき働く酵素です。その他，ALP，LDH，γ-GTPといった酵素もあります。これらの測定は，一般に肝機能検査といわれていますが，単に肝細胞のある一部の機能状態を知るための指標にすぎません。肝臓は非常に予備力の大きな臓器で，最後まで症状が現れにくいため，いろいろな肝機能検査が症状や病態に応じて選ばれます。

●脂肪肝

　肝臓内の貯蔵脂肪は，正常では4〜5％ですが，これが，10〜30％になると脂肪肝といいます。脂肪の放出のため，肝臓はオーバーワークになり，炎症を起こし(アルコール性肝炎)，肝機能は低下して肝硬変になりやすくなります。脂肪肝は，アルコール多飲者に多くみられますが，最近は非アルコール性の脂肪肝(NASH)も注目されています。

7. 胆道——胆管・胆嚢

胆道の構造と働き

胆道は，肝臓で生成された胆汁を十二指腸へ運ぶ胆管と胆嚢とからなります。

胆嚢は，肝右葉の下につく長さ約8cm，容積約50mLのなすび型をした袋で，胆汁を一時的に貯蔵し，水分を吸収して濃縮します(約8倍)。脂肪性食物が十二指腸粘膜に触れると，分泌されるコレシストキニンというホルモンによって収縮し，胆汁を排出します。

胆管は，胆細管→小葉間胆管→肝管へと集合し，胆嚢からくる胆嚢管と一緒になって総胆管(直径約6mm)となり，十二指腸へ開口します。肝外胆管(肝管，胆嚢管と総胆管)を一般に胆道といいます。

胆汁の組成

黄色の苦味のあるアルカリ性液で，1日0.5～1Lくらいが絶えず肝臓から分泌されます。成分は，水が約97％，ビリルビン(胆汁色素)約0.2％，胆汁酸約0.7％，コレステロール約0.06％，などからなり，消化酵素は含まれません。

胆汁の役目

胆汁には消化酵素はありませんが，胆汁酸は，脂肪の消化・吸収に必要です。胆汁酸は，脂肪の乳化を促して酵素作用を受けやすくするとともに，リパーゼを活性化します。また，脂肪酸と結合して水溶性のミセルを作り，腸管から吸収されやすくし，小腸の蠕動を高めます。腸内に分泌された胆汁酸の90～95％は小腸で吸収され，再び肝臓に送られます。胆汁色素やコレステロールは，物質代謝産物であって消化・吸収に関係せず，一種の排泄物です。胆汁色素は，ビリルビンといって赤血球が脾臓や肝臓で破壊されたとき，血色素からできたもので，ウロビリノゲンとなって大便や尿の色を黄色にします。また，肝臓内では，コレステロールから胆汁酸やビタミンDの前駆体が生成されます。

●胆汁と胆石

胆汁の成分は，常に一定の比率で平衡を保っています。しかし，胆道での胆汁のうっ滞・炎症・血中ビリルビンの増量などで，この組成や割合が変化したり，異常物質が出てきたりすると，一部正常成分が沈澱し，胆嚢や胆管中に胆石(白色のコレステロール結石や，黒褐色のビリルビン結石など)を作るようになります。胆石があると，しばしば，しゃくとか疝痛といわれる上背部や右肩に放散する右上腹部の発作性の激痛を起こします。

●黄疸

ビリルビン(胆汁色素)の生成過多(赤血球の破壊の亢進)や肝細胞の障害(肝炎，肝硬変，肝癌など)で胆管内にビリルビンが排泄しにくいとき，また，排泄路の胆道の通過障害(胆石，胆嚢炎，膵癌など)があるときには，血中にビリルビンがあふれ出し，皮膚，粘膜や結膜が黄染し黄疸が起こります。このように黄疸の原因は色々あるため，どの原因によるかをはっきりさせることが大切です。

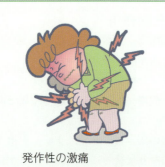

発作性の激痛

8. 膵臓

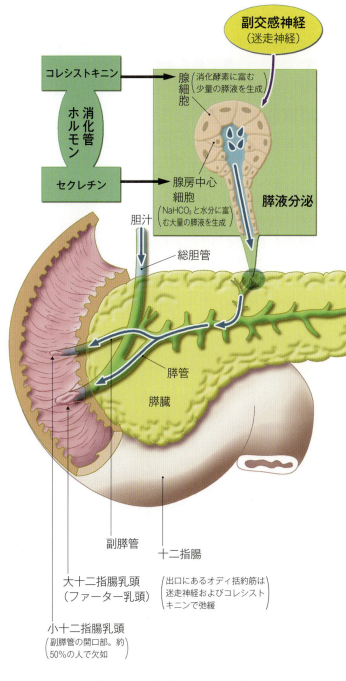

膵臓の構造と働き

膵臓は，胃の裏側で腹膜の作る網嚢を隔てて腹壁の後に位置する約15 cm の細長い金槌型をした約70 g の臓器です。強力な消化酵素を含む膵液（弱アルカリ性：pH 7〜8）を十二指腸に1日約1L分泌（外分泌）します。また，膵臓内に散在する約100万個の小さなランゲルハンス島（膵島）からは，血液中のブドウ糖（血糖）を調節するホルモンのインスリンとグルカゴンを，血液中に分泌します。血糖はインスリンで低下し，グルカゴンで上昇します。

膵液の組成

無色透明な液で，三大栄養素の消化酵素をすべて含んでいます。タンパク分解酵素トリプシノゲン（腸液中のエンテロキナーゼによってトリプシンに変わる），脂肪分解酵素リパーゼ，炭水化物分解酵素アミラーゼなどです。さらに，アルカリ性の重炭酸ナトリウム（$NaHCO_3$）が含まれ，胃から送られてきた酸性の糜粥を中和し，十二指腸ではpHを約6，空腸では殆んど中性にします。これによって膵液や腸液に含まれる消化酵素の至適pHになります。この中和は，消化にとって不可欠な作用です。

胆汁と膵液の分泌のしくみ

① 食物を想像したり，見たり，においをかいだり，味わったりなどの刺激が，副交感神経の迷走神経を介して，胆汁や膵液を反射的に分泌させます。
② 胃からの酸性糜粥が腸壁を刺激すると，消化管ホルモンがメッセージを送り，胆汁の排出や膵液の分泌が起こります。
・セクレチン→膵液を分泌　・コレシストキニン→胆嚢収縮・膵液分泌

胆嚢から出た胆汁は，胆管を下り，膵管を通ってきた膵液と合流し，一緒になって大十二指腸乳頭（ファーター乳頭）から十二指腸内に放出されます。

●インスリン不足でなぜ糖尿病が起こる？

インスリンは，体の様々な組織におけるブドウ糖（グルコース）の取り込みや糖利用（ブドウ糖の燃焼）を促進し，血液中のブドウ糖（血糖）を減少させる働きをします。また，血液中のブドウ糖が多過ぎる場合には，肝臓にこれを摂取させ，グリコーゲンに変えて，肝臓に貯蔵して血糖を下げるとともに，肝臓内のグリコーゲンの分解とブドウ糖放出を抑制します。膵臓に障害が起こると，インスリンの分泌が不足して血液中の糖分の濃度が高まり（高血糖），腎臓の糸球体で濾過されたブドウ糖が尿細管での糖再吸収能力の限界を超えると，オーバーフロー性に糖が尿に出る（糖尿）ことになり，糖尿病が起こるわけです（109頁参照）。

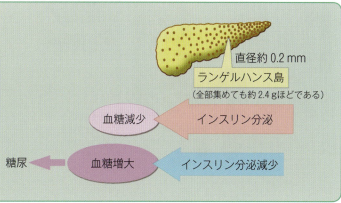

9. 大腸（便の形成）と肛門（排泄）

■ 大腸の構造

大腸の直径は，小腸に比べ約2倍（最も太いところで5〜7cm），全長約1.6mの管で小腸より短く，小腸をぐるりと取り囲んでいます。盲腸・結腸・直腸に分かれ，結腸は，さらに口側から，上行・横行・下行・S状結腸に分けられます。大腸壁は小腸より薄く，小腸でみられた輪状ヒダや，絨毛はありません。盲腸や結腸では，縦走筋が集合した結腸ヒモや外面へ膨出した結腸膨起があります。くびれの内面には半月ヒダがあり，ヒモのところには，脂肪を包んだ腹膜の小嚢（腹膜垂）が垂れ下がっています。

■ 直腸の構造

大腸の終末部の直腸は，骨盤内臓器で，外界への開口部が肛門です。直腸の下部で肛門のすぐ上の部分を肛門管といい，その上方で内容物が満ちるときに膨れる部分を直腸膨大部といいます。肛門管は長さ約4〜5cmで，内肛門括約筋（平滑筋で自律神経支配の不随意筋）と外肛門括約筋があります。外肛門括約筋は，肛門挙筋の続きで骨格筋性の随意筋で，内肛門括約筋より括約力が強く，排便時にそれぞれの働きを受け持っています。また，肛門管の周りには，静脈が発達し，上部では直腸静脈叢，下部では肛門静脈叢を作っています。

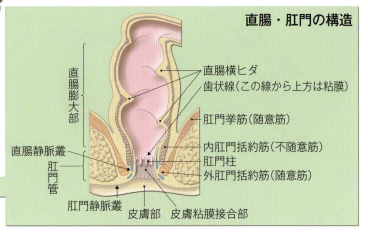

■ 大腸の働き（水分の吸収と糞便の形成）

大腸は消化作用は殆どなく，水分を吸収して（81頁参照）糞便を形成し，排泄するのが役割です。大腸を広範に切除すると，高度の下痢が起こります。粘膜から分泌される大腸液は粘液に富み，アルカリ性（pH約8）で，消化酵素は殆どありません。粘液は，粘膜の保護と内容物の円滑な移送を助けます。大腸では，ナトリウム（Na）や塩素（Cl）などの吸収，マグネシウム（Mg），Ca，鉄（Fe）などをリン酸塩や硫酸塩として排泄し，また，腸内細菌叢による生物学的作用があります。糞便を顕微鏡で調べると，食物繊維・細菌・未消化成分や剝離した消化管の粘膜細胞などがみられます。食物繊維（主にセルロース）は，大腸での最後の分解でも消化されにくく，食物残渣として糞便の容積を増やし，腸壁を刺激して，便通を促す役割を果たしています。なお，大腸内容の移送時間は，おおよそ左図のようです。

■大腸の運動

　大腸内の内容物の移動は，蠕動運動によって行われています。新しい食塊が胃に入ると，大腸の入口の回盲弁が開いて小腸内容物が大腸に移行し（胃回腸反射），また横行結腸の前部からS状結腸にかけて，急激な強い運動（大蠕動）が起こります。通常3〜4波で内容物を直腸に押し出し，便意を起こします（胃結腸反射）。大蠕動は，アウエルバッハ神経叢によるもので，成人では1日1〜2回，特に朝食後に強くみられます。

■排便のコントロール

　内肛門括約筋は，自律神経で支配され，筋肉を緩めるように働く副交感神経と，収縮させる交感神経が互いに張り合いながら働いています。

　外肛門括約筋は，随意筋で，意識的に肛門を閉じたり緩めたりすることができます。私たちが，3度の食事ごとにトイレに立たなくて済むのは，そのためです。

■排便のしくみ

　糞便は，通常下行結腸からS状結腸にたまっていて直腸は空虚です。①大蠕動や糞便自体の重みで直腸内に糞便が送られると，②直腸壁の伸展と内圧亢進を壁内の圧センサーが察知し，③その情報が仙髄にある排便中枢ならびに延髄や大脳皮質にある上位中枢に送られ，④便意が起こります。すると，⑤反射的に交感神経の緊張がとれ，副交感神経（骨盤神経）を興奮させ，直腸蠕動を促進し内肛門括約筋を緩め，⑥上位中枢は陰部神経を介して外肛門括約筋の意識的弛緩と腹圧の上昇を起こし，⑦糞便が肛門から排泄される（排便反射）しくみになっています。

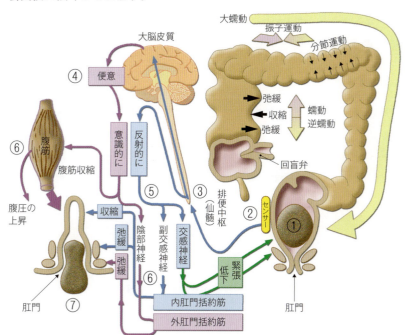

■糞便形成に活躍する腸内細菌叢

　十二指腸内は一般に無菌ですが，下方にいくにつれて，菌は増加し，大腸では最も多く，100兆個，100種もの細菌が常在しています。これを腸内細菌叢といいます。腸内細菌は，分解されずに大腸まできた食物の残り滓を，腐敗・発酵させ糞便形成の働きをします。便やオナラの特有のにおいは，タンパク分解の結果生ずるスカトールやインドールといったガスによるものです。ビフィズス菌，乳酸桿菌（アシドフィルス菌）や腸球菌などの乳酸菌が産生する乳酸は，腸内のpHを下げ，病原菌の繁殖を抑え，異常発酵・腐敗の防止や常在大腸菌などが腸内で増殖するのを防いでいます。ビタミンK_2やB_{12}は腸内細菌から合成されるため，腸内細菌からのビタミンK_2供給が少ない新生児は，出血予防のためK_2シロップを経口投与する必要があります。

●便秘薬などに含まれる大黄やセンナなどの成分センノサイドを分解し，活性型にするのも，腸内細菌による働きです。

年齢とともに移り変わる腸内細菌叢（東大・光岡知足による：模式図）

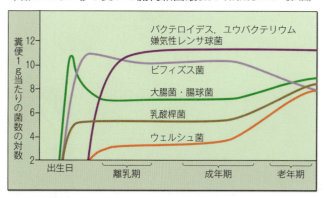

腸管での細菌分布は食物や年齢によって変動します。母乳栄養児では，善玉菌といわれる乳酸菌，特にビフィズス菌が優勢で他は少なく，このため，大腸内のpHは低下し，病原菌の大腸での定着を阻止します。これに対して人工栄養児では，優勢の菌種が少なく複雑で腸内は中性に近く，腸内腐敗に傾きやすいのです。離乳後は成人とほぼ同様の菌分布となります。老年期ではしばしば菌種のバランスが乱れ，有害細菌優勢型となります。

10. 三大栄養素の消化

■炭水化物（でんぷん）の消化

　でんぷん（多糖類）は唾液中の消化酵素（αアミラーゼ）によって，まず一部がデキストリンを経て麦芽糖（2糖類）に分解されます。この消化は，食塊が胃に移送された後も，酸性の胃液が食塊に十分に染み込むまでしばらく続きます（約30分）。糜粥が胃から小腸に移動すると，小腸液と膵液の消化酵素で，デキストリンや麦芽糖になり（管内消化），さらに膜消化によって，麦芽糖，庶糖，乳糖は小さい分子の単糖類，つまりブドウ糖（グルコース）・果糖・ガラクトースにまで消化され，小腸粘膜上皮細胞から門脈を通って肝臓へ送られます。

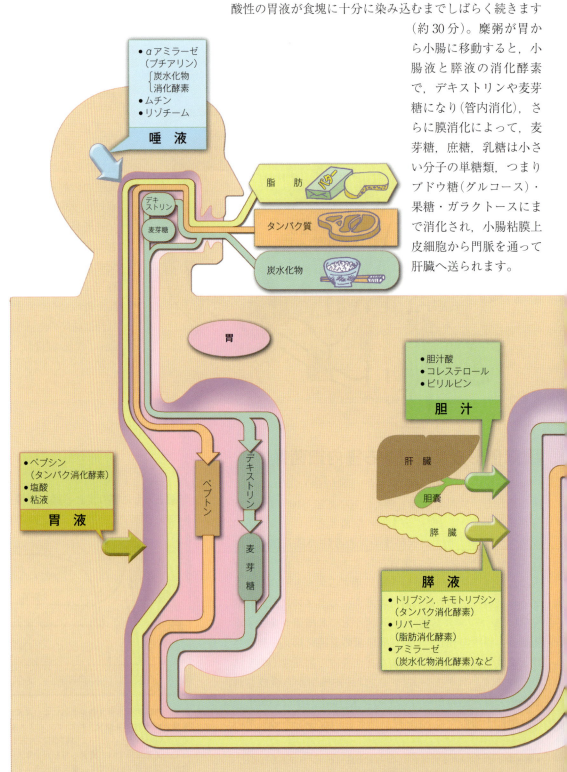

■タンパク質の消化

　タンパク質は，胃に入って初めて胃液によって消化されて，ペプトンになります。小腸では，膵液と小腸液の消化酵素によって，ポリペプチドはオリゴペプチドにまで消化され(管内消化)，ついで膜消化でアミノ酸となって，小腸粘膜上皮細胞から門脈を通って肝臓へ運ばれます。

■脂肪の消化

　脂肪は，十二指腸に達するまで殆ど消化されません。十二指腸でまず胆汁と混じり合い，胆汁酸によって脂肪の表面張力を下げて乳化され，リパーゼの作用を受けやすくなります。これは，消化しやすくするための準備段階です。その後，膵液と小腸液中の脂肪消化酵素(リパーゼ)によって，グリセリンや脂肪酸，モノグリセリドなどになります(管内消化)。脂肪消化に最も重要なのは膵リパーゼで，腸液内のリパーゼはごく少量です。次に，脂肪酸とモノグリセリドは，胆汁酸の作用で，吸収されやすい水溶性の球形集合体のミセルを形成し，拡散によって細胞内に入ります(膜消化)。このミセルと，管内消化で吸収されたグリセリンは，タンパク質とコレステロールからなるリポタンパクの膜で覆われたカイロミクロン(脂肪小球)となり，リンパ管を経て肝臓に送られます。炭素原子が12個以下の低級脂肪酸は，粘膜細胞から直接門脈血中に入ります。

　脂肪の消化・吸収には，胆汁酸がどうしても必要です。胆汁が腸管に出にくくなった黄疸のときや，膵炎のときに，脂肪の摂取を制限されるのはこのためです。

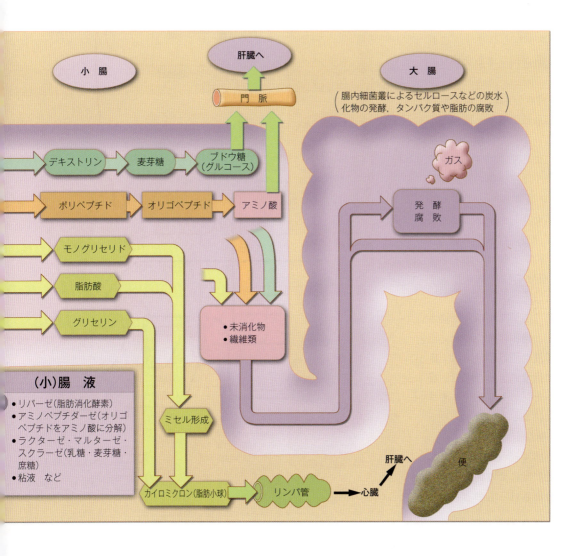

11-1. 消化液分泌，消化管運動と神経・ホルモンとの関係

消化液の分泌

口から入った食塊は，消化管を移動していく過程で，様々な消化酵素の働きによって，少しずつ吸収されやすい形に消化・分解されていきます。そのためには，食塊の移送に応じて適切な消化液の分泌と消化管の運動が行われなければなりません。この移送と消化液の分泌が効率よく進むよう自律神経と消化管ホルモンがお互いに協調し合って働いているのです。

神経系の働きは，自律神経系（交感神経と副交感神経）によるものです。視覚・味覚・嗅覚・聴覚などの刺激が脳に達すると，消化液を分泌する脳相の中枢性反射性分泌と，食塊による消化管の粘膜の伸展刺激や化学的刺激による胃相や腸相の局所反射性分泌があります。このとき，交感神経は，分泌や運動を抑制し，副交感神経は，逆に分泌や運動を促進します。

消化管ホルモンの作用　摂取した食物や消化分解物が消化管壁に触れると，消化管壁にある細胞（G細胞・S細胞・I細胞など）では，それぞれ特有の消化管ホルモンが産生・分泌され，血液を介してある特定の消化液分泌の腺細胞を刺激し，消化液の分泌を促進あるいは抑制します。このとき，消化管の運動にも影響を及ぼします。なお，消化管ホルモンは，脳相・胃相・腸相にも働きます。

唾液の分泌　口腔内に食物が入って，舌などの口腔粘膜を刺激すると，脳幹の唾液分泌中枢に興奮が伝えられ，自律神経によって反射的に唾液が分泌されます（無条件反射）。なお，食物の直接刺激によらなくても，食物の連想や，見る，かぐ，聞くだけで唾液の分泌が起こります。これは，生後獲得した，大脳皮質が関与する条件反射によるものです。

胃液の分泌　脳相での胃液分泌は，副交感神経（迷走神経）からの直接指令による他，間接的にガストリンを介しても起こります。胃相での胃液分泌は，胃内の食塊刺激による他にガストリンによるもの，腸相での分泌は，十二指腸の伸展刺激などによる小腸ガストリンによるものです。また，脂肪や酸性物質などはセクレチンなどを分泌し胃液分泌を抑制します。一方，胃酸が多量に分泌され，胃のpHが2.0以下になると，ガストリンの分泌は停止され，胃液分泌は抑制されます（フィードバックシステム）。

膵液と胆汁の分泌　十二指腸乳頭から分泌される膵液と胆汁にも，脳相と腸相の2つの分泌機序があります。脳相での膵液や胆汁の分泌は，副交感神経（迷走神経）からの指令によるもので，腸相での分泌は，消化管ホルモンのセクレチンやコレシストキニンなどの作用によるものです。

小腸液の分泌　まだ不明な点もありますが，他の消化液と同様に，副交感神経（迷走神経）と小腸に送られた糜粥の機械的刺激による他，消化管ホルモンの刺激によって分泌されるものと考えられています。

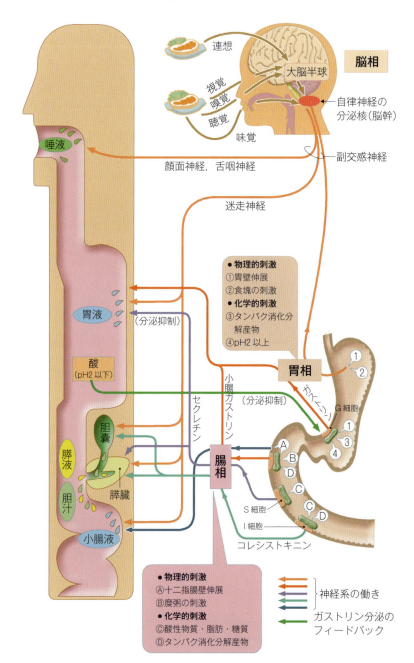

■自律神経と消化管の関係

　私たちの消化器官は，意思の力で消化活動を促進させたり抑制させたりすることはできません。交感神経と副交感神経という相反する作用をもつ自律神経の働きで，うまくコントロールされています。これら2つの神経と各消化器官との関係をまとめると，表のようになります。

器官	消化活動	副交感神経の興奮	交感神経の興奮
口腔	唾液分泌	多量の薄い液	少量の濃い液
食道・胃・腸	蠕動運動	促進	抑制
分泌腺	消化液[胃液 腸液 膵液]分泌	増加	減少
括約筋	幽門括約筋 オッディ括約筋 回盲弁 内肛門括約筋	弛緩	収縮
胆嚢	胆嚢筋	収縮	弛緩
	胆汁排出	促進	減少
肝臓	糖代謝	グリコーゲンの合成（血糖低下）	グリコーゲンの分解（血糖上昇）

■消化管ホルモンと消化管の関係

　消化管ホルモンは，食物摂取とその消化内容物の刺激によって，胃や小腸粘膜にある特殊細胞から分泌されます。それぞれの働きをまとめると表のようになります。

消化管ホルモン	分泌細胞	分泌部位	分泌刺激	作用
ガストリン	G細胞	胃の幽門部 十二指腸	粘膜伸展 タンパク分解物 迷走神経刺激	塩酸分泌促進 胃運動促進
セクレチン	S細胞	上部小腸	小腸内の酸性内容物	水分・$NaHCO_3$に富む膵液分泌促進 胃液分泌の抑制
コレシストキニン	I細胞	上部小腸	小腸内の脂肪・タンパク分解産物	胆嚢平滑筋を収縮し，胆汁の排出を促進 消化酵素に富む膵液分泌を促進
GIP（胃抑制ペプチド）	K細胞	上部小腸	小腸内の脂肪・糖質・酸性内容物	胃液分泌抑制 胃運動抑制

11-2. 消化液の分泌と水分の関係

　私たちが口からとる水分（成人で1日に約1.5〜2L）を含め，唾液・胃液・腸液・膵液・胆汁など，実にたくさんの水分が消化管に流れ込み，その量は，1日8〜10Lといわれています。体重60kgの人の全血液量が4.5〜5Lですから，いかに多くの水分が消化管に取り込まれているかが分かるでしょう。もし，この水分がそのまま体外に失われたなら，私たちは今よりもずっと多くの水分を毎日とらなければなりません。それを防いでいるのが，腸管での水分の吸収です。腸管に入った8〜10L（約9L）の水分のうち大部分は小腸（空腸で3〜5L，回腸で2〜4L）で，一部は大腸（1〜2L）で吸収され，便中に残留して体外に失われるのは，わずかに0.1〜0.2Lに過ぎません。

水分の分泌と吸収（数字は概略値）

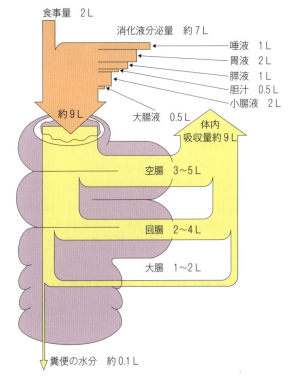

12-1. 胃の異常——胃炎

急性胃炎

胃腸病の中で最も多い胃炎は，原因や臨床症状，特にその持続期間によって，急性胃炎と慢性胃炎に分けられます。

急性胃炎は，急激に始まる胃粘膜の急性炎症で各年齢層にみられ，病因によって外因性と内因性に分けられます。

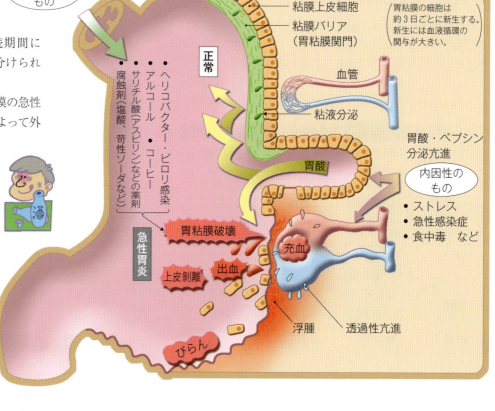

単純性胃炎 外因性の急性胃炎の代表が単純性胃炎です。主な原因は，暴飲暴食で，特によくみられるのは，お酒の飲み過ぎによるもの。他に，コーヒーや香辛料などの過剰摂取も原因となります。副腎皮質ステロイドやアスピリンに代表される非ステロイド性抗炎症薬の服用による薬剤性の胃炎もあります。食物アレルギーによる胃炎もここに含まれます。摂取後，数時間から8時間以内に吐き気や胸やけ・膨満感・食欲不振などが起こり，ひどい場合には腹痛や吐き気を催しますが，殆どは数日の静養で軽快します。

腐食性胃炎 塩酸や硫酸，苛性ソーダなどの腐食性物質を誤って，あるいは故意（自殺目的）に飲用することで起こる外因性の急性胃炎です。非可逆性の組織変化を起こすため早急に胃洗浄などの処置が必要です。

感染性胃炎 内因性胃炎の代表が，インフルエンザ，猩紅熱，腸チフスなどに合併する胃炎です。食欲不振，吐き気が主な症状ですが，激しい嘔吐，腹痛，下痢，発熱から脱水症を起こすこともあり，特に幼児や高齢者では水分補給が大事です。最近は，ヘリコバクター・ピロリの感染でも一過性の急性胃炎が起こることが確認されています。

急性胃粘膜病変（AGML[※]） 急な上腹部痛や吐血・下血で発症し，胃粘膜のびらんや出血を伴う病変を一括して急性胃粘膜病変といいます。外因性（薬剤や熱傷）・内因性（脳疾患など）のいずれの原因によっても起こります。

外因性・内因性のストレス刺激が大脳皮質から視床下部に伝えられると，副交感神経・交感神経経由で酸・ペプシンの攻撃因子の増強や，逆に防御因子である胃粘膜血流や粘液分泌の低下が起こり発症すると考えられています。脳疾患に伴うものをクッシング潰瘍，熱傷に伴うものをカーリング潰瘍といいます。急性胃粘膜病変は，H_2受容体拮抗薬やプロトンポンプ阻害薬，制酸薬などで適切に処置すれば，比較的短時間で治癒します。

※AGML：acute gastric mucosal lesion

●新鮮な魚でも恐い胃アニサキス症

サバやイワシ，アジ，イカなどの生鮮魚介類を生で食べた後（多くは6-12時間以内）に，みぞおちあたりの激しい痛みと悪心・嘔吐を訴える寄生虫感染症がアニサキス症です。症状は急性胃炎に似ていますが，内視鏡でアニサキス虫が胃の粘膜に食い込んでいる状態を確認し，生検鉗子で摘出すれば完治します。激しい痛みの原因は，虫体が胃粘膜に食い込んだために起こる，即時型過敏反応によるものとされています。

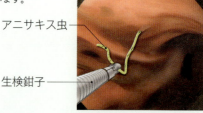

慢性胃炎

　普通，胃炎といえば慢性胃炎を指し，胃粘膜の持続的炎症性変化を意味します。胃の粘膜には，リンパ球や形質細胞などの炎症細胞が浸潤する一方，胃体部や胃底部に分布し塩酸やペプシノゲンを分泌する固有胃腺が減少・委縮し，胃粘膜そのものが薄く，灰黄色となり，所々に小さなびらんや発赤がみられます。

　以前は，慢性胃炎は胃粘膜の内視鏡的な所見から，①胃腺の委縮のない表層性胃炎，②胃粘膜の襞が肥厚し胃腺の委縮がみられる肥厚性胃炎，③胃粘膜襞の消失と胃腺の委縮を認める委縮性胃炎，の3つに分類するのが一般的でした。しかし，ヘリコバクター・ピロリ（Hp）が発見されて以降，これらの胃粘膜の変化は，Hp感染による加齢的・段階的変化と考えられるようになりました。つまり，①も②も，③の慢性委縮性胃炎の前段階，と考えられるようになったのです。現在，日本人の50歳代以上の感染率は高く，日本国内には約6,000万人の感染者がいると推定されています。

　慢性胃炎の原因は，その他，薬剤（主にアスピリンなどの非ステロイド性抗炎症薬），胆汁，自己免疫疾患，アレルギーなどによるものがあります。

慢性委縮性胃炎からの胃癌発生　慢性委縮性胃炎は，胃癌の発生母地と考えられています。長年の追跡調査によってもHpを持たない人が胃癌を発症する確率はほぼ0とされ，胃癌は，今やHp感染症の終末像と考えられるようになっているのです。ですから，もしも，胃炎症状などで診察を受け，Hp陽性とされた場合には，早めの除菌治療が求められます。

機能性ディスペプシア

　胃を中心とする上腹部の不快症状（吐き気や食欲不振，腹部膨満感，胃痛・心窩部痛など）を訴えながら，内視鏡検査でも胃潰瘍や粘膜のびらんなどの病的変化がみられず，Hp感染検査も陰性の病態を，以前はNUD（non-ulcer dyspepsia；潰瘍のない消化不良）と呼んでいました。こうした病態は，胃運動にかかわる神経伝達の障害や胃排出能の低下，精神的因子の関与なども考えられており，現在は，NUDに替わって，機能性ディスペプシアと呼ばれるようになっています。暴飲暴食を慎み，アルコール摂取を控え規則正しい生活を送るとともに，消化管機能調整薬などで症状の改善を図ります。特に，精神的・心理的な問題が関与していると思われるものを胃神経症と呼んでいます（85頁参照）。

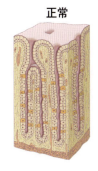

正常　　慢性胃炎（萎縮性胃炎）

塩酸やペプシノゲンを分泌する細胞が消失している

● 痛みの現れ方で分かる胃の異常（痛みの現れ方・程度と食事との関係）

食事との関係	痛みの現れ方	病　名	
食後すぐ	増　す	急性胃炎	痛みの強さ (#) (+) 正常
空腹時	胃痛・不快感		
食　後	もたれ感 軽い痛み	慢性胃炎	(#) (-)
空腹時	気分良好		
食　後	痛みやわらぐ	胃潰瘍 十二指腸潰瘍	(-) (#) (#) (-)
食後1〜3時間	痛み現れる（潰瘍が噴門に近いほど早くでる）		
空腹時	痛みしばしば出現（夜間痛）		

（+）（−）は痛みの程度を示します。

● ヘリコバクター・ピロリと胃粘膜

　1983年，それまで細菌の棲息など想像もしていなかった胃粘膜に棲み着く細菌が同定・分類され，教科書を書きかえる発見となりました。この菌はヘリコバクター・ピロリ（Hp）と名付けられ，経口的に感染し，胃炎や胃・十二指腸潰瘍に高頻度に検出され，除菌により改善されることから疾患との因果関係が指摘されています。日本人の場合，消化性潰瘍患者のHp陽性率は胃潰瘍で60〜80％，十二指腸潰瘍では実に91〜100％といわれています。潰瘍のない人でも感染率は年齢とともに高くなり10歳代では10％未満ですが，60代以上では約60〜70％が陽性です。従来，加齢現象と思われていた胃粘膜の萎縮性変化も，最近はこのHpによるものと考えられるようになって来ました。

　Hpは，尿素を強力に分解するウレアーゼという酵素を持ち，尿素の分解によってできるアンモニアが酸を中和し，Hpが生育可能となり，産生した毒素が胃や十二指腸の粘膜を傷つけ持続的な炎症を起こすと考えられています。

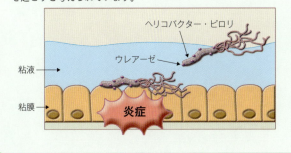

12-2. 胃の異常——潰瘍

■ 胃・十二指腸潰瘍

消化性潰瘍(胃潰瘍と十二指腸潰瘍が代表)とは，限局性の粘膜欠損が粘膜筋板より下層に及んだもので，病変はほぼ1ヵ所に限定され，再発しやすい慢性潰瘍です。

胃潰瘍 No acid no ulcer(酸がなければ潰瘍なし)といわれるように，胃潰瘍の発生には塩酸が強くかかわっています。通常，胃には，塩酸と，塩酸によって活性化されたタンパク消化酵素ペプシンの共同攻撃(攻撃因子)から胃の内壁を守る様々な備えがあります。防御因子として働いているのは，粘膜バリアを構成する粘液，粘膜を胃酸から守る局所ホルモンのプロスタグランジンやコラーゲン合成能，粘膜再生力と組織全体の栄養に必要な血液循環など。これら防御因子と攻撃因子とのバランスが釣り合っているときは問題ありませんが，持続的な肉体的・精神的ストレスでこのバランスが崩れ，攻撃因子が優位になるか，あるいは，防御因子が弱体化すると，潰瘍が起こります。その過程には自律神経やホルモンの複雑な関与が考えられますが，近年は，ヘリコバクター・ピロリが，潰瘍の発症に強く関与していることが判明し，除菌治療が積極的に行われています。

症状 上腹部の痛みが特徴で，胃体部に潰瘍がある場合は食直後，幽門部の場合では食後1〜3時間後に痛みが出現しますが，多くの場合食事で軽快します。この他，胸やけ，げっぷ，吐き気，吐血，下血などがみられます。

治療 食物を選択し，心身ともに安静を保ち，薬剤を服用することですが，最近では優れた抗潰瘍薬が開発され，治癒率も改善されています。かつては「潰瘍は一生もの」といわれ，再発しやすく，早期に治療をしなかったため筋層深くまで侵され，大出血や穿孔を招いたり，幽門狭窄を起こし，外科的手術が必要になることもよくありました。

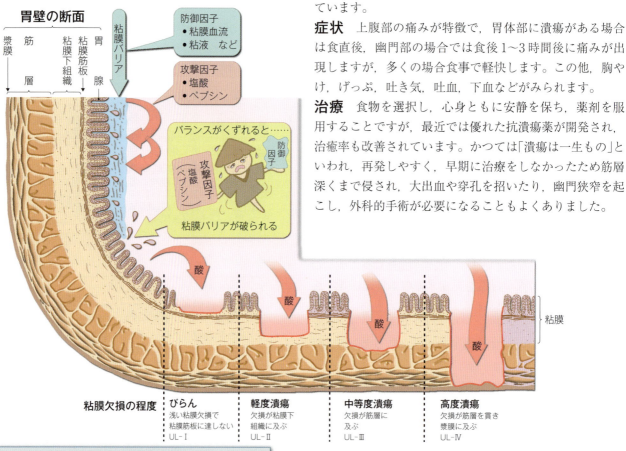

十二指腸潰瘍 胃から十二指腸に送られた酸性の糜粥は，十二指腸腺(ブルンネル腺)から分泌されるアルカリ性の分泌物によって中和され，酸度やペプシンの消化作用が弱まります。ところが，この調節システムが，なんらかの原因でうまくいかないと，胃酸およびペプシンの作用が続き，十二指腸壁を消化し，潰瘍ができるのです。痛みは，空腹時や夜中によく起こり，食事をとるとおさまります。

●胃潰瘍のよくできる場所は小彎の胃角付近，十二指腸潰瘍は十二指腸球部といって幽門からすぐ出たところです。いずれも男性に多く(胃潰瘍は2:1，十二指腸潰瘍は3.5:1)，年齢的には胃潰瘍が40〜50歳代に多く，十二指腸潰瘍は胃酸分泌の多い20〜40歳代の若年層に多くみられます。日本では胃潰瘍が十二指腸潰瘍の約1.5倍ですが，逆に，欧米では十二指腸潰瘍の方が多くみられます。

12-3. 胃の異常──ストレスと胃

■ 胃神経症

　胃部の不快感や，食欲不振などの上腹部症状が長期間ありながら，様々な検査でも異常がみつけられない人がいます。こうした病態を機能性ディスペプシアといいます(83頁参照)。その中でも特に，抑うつや不安などの精神的問題を抱え，いつも胃の調子が頭から離れない状態を胃神経症といいます。胃神経症と診断されたら，学校や，家庭，職場など環境の中でストレスとなっていそうなものを取り除いたり，緩和することが大事です。また，精神的，肉体的安静を図り，過労を避けるように努めます。

■ 胃の大敵はストレス

　胃疾患の原因には，まず，暴飲暴食などの物理的・化学的要因があげられますが，胃に大きなダメージを与えるのは，なんといっても持続的な不安・緊張・過労などの精神的・肉体的ストレスです。複雑多様化した現代はストレスの時代ともいわれ，多くの場合，生活習慣病の基礎にはストレスがあると考えられています。では，ストレスが加わると，胃はどのような影響を受けるのでしょう。

　精神的・肉体的ストレスが生体に加わると，大脳皮質から過剰なインパルスが視床下部に伝達されます。そこから視床下部-下垂体-副腎系(液性反応系)と自律神経系によって，末梢臓器に伝達されます。ストレスが一時的あるいは持続的に過剰に加わると，この調節系にゆがみが起こります。その結果，胃粘膜防御機能の基礎である分泌，血流，運動のホメオスターシスが破綻して粘膜の微小循環障害を起こし，胃粘膜のびらん，出血性胃炎，ひいては胃潰瘍へと発展することになります。まさに「脳と心の病」というわけです。近親者に胃潰瘍の患者をもつなどの遺伝的素因や体質，アルコール・たばこの常用といった危険因子になる生活習慣など，様々な要因が加わると，潰瘍の発生率が増大すると考えられています。しかし，ストレスによって誰でも潰瘍を起こすわけではありません。ストレスに直面しても，体の復元力や抵抗力である程度は解消されます。つまり，気分転換の上手な人はストレスの影響を受けにくく，神経質で物事を悪い方に考えがちの人，自我機能の弱い人はストレスと上手につき合うことができず，胃の障害を起こしやすいといわれます。

　また，ストレスからの回復のために，体ではビタミンC，神経系ではビタミンB_1の消費量が増加します。ビタミンAもストレスに対する抵抗力を高める副腎皮質ホルモンの分泌を刺激しますので，これらのビタミンの補給も有効です。

13. 下痢・便秘

■下痢とは

なんらかの原因で，大腸の内容物が急速に通過する，腸管での水分吸収がうまく行われない，あるいは，腸粘膜からの水分分泌が過多になるといった場合に下痢が起こります。いずれの場合も腸管の運動が異常に高まり，水分量の増大した液状や泥状の便が排泄されます。通常，排便回数も頻繁になります。その経過から急性と慢性に分けられますが，急性の下痢は，体内の毒物を体外に排泄する一種の生理的な防御反応である場合もあります。1日6回以上もあると，脱水，栄養低下，電解質喪失が激しくなります。直腸での炎症で，興奮性が高まり，内容が少量でも頻繁に便意を催し，強い収縮を起こすのが「しぶりばら」（裏急後重）と呼ばれる病態です。

急性下痢

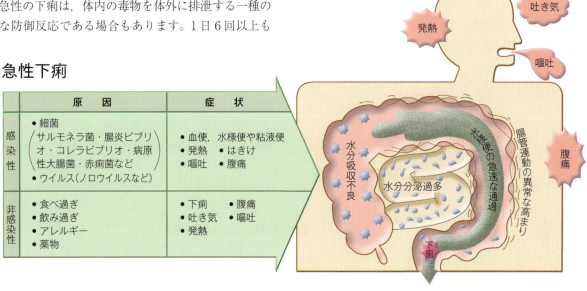

慢性下痢

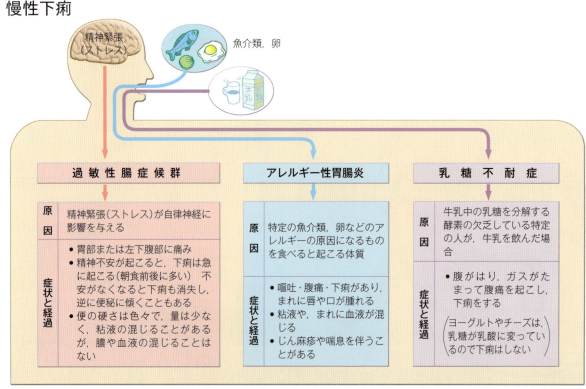

- 慢性下痢は，数ヵ月から，長いものでは数年も続く場合があり，連続的なものよりは，間欠的なものが多くみられます。また，体重，体力や日常生活に対する影響はまちまちです。便に血液が混じったり，体重減少，全身衰弱などがあるときは，精密検査が必要です。

便秘とは

　糞便量が少なく排便後に残留感があったり，排便回数が少ない場合を便秘といいます。大腸の運動は低下し，水分吸収は促進され，糞便は硬くなっています。糞便量は，個人によって，また食事の内容や量によっても変化します。排便回数は，普通1日1～2回ですが，2～3日に1回でもよく，1週間に3回以上なら許容範囲に入ります。機能性の便秘は普通は下の4つに分けられますが，多くの場合，混ざり合って起こります。なお，腸管の病変（腺癌など）による器質的な便秘のこともあるため，長期にわたり便秘が続いているときには，検査が必要です。

便秘の種類（機能性の便秘）	食事性便秘	習慣性（直腸性）便秘	弛緩性便秘	痙攣性便秘
原因など	繊維の少ない偏った食事／少食	度重なる便意の抑制，下剤や浣腸の誤用，乱用（機能性便秘の大部分を占め，女性に多い）	大腸の緊張低下・運動の鈍化（腸内容物の通過が遅れ，水分を余計に吸収）	ストレスや自律神経のアンバランス，特に副交感神経の過緊張による（しばしば下痢と交互に起こる）
	腸壁に刺激が起こりにくい	直腸の感受性が低下し，糞便が送られても直腸が収縮しにくく，便意が起こりにくい。	腹筋力の衰え（排便時に腹圧をかけにくい）〔高齢者や無力体質者・長期療養者・出産後の女性に多い〕	結腸に痙攣が起こり，そこが狭くなって，便の通過が妨げられ，直腸に入るのに時間がかかる
改善法	・食事を規則正しくとる ・繊維の多い野菜や果物をたくさんとる	・朝食を十分とる ・朝に，トイレタイムの時間的ゆとりを持つよう心掛ける（忙しさに紛れて便意をこらえないこと）	・繊維の多い食物をとる ・適度な運動をする	・精神面での余裕（ゆとりをもった生活） ・香辛料・刺激の強い食物は避ける（痙攣性便秘では水溶性食物繊維の多い食物を取らせる）

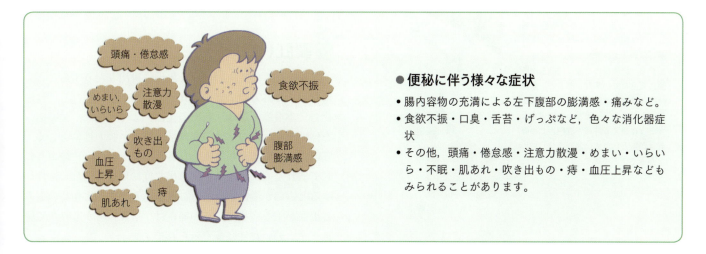

● 便秘に伴う様々な症状

- 腸内容物の充満による左下腹部の膨満感・痛みなど。
- 食欲不振・口臭・舌苔・げっぷなど，色々な消化器症状
- その他，頭痛・倦怠感・注意力散漫・めまい・いらいら・不眠・肌あれ・吹き出もの・痔・血圧上昇などもみられることがあります。

14. 肛門の病気──痔

日本人と痔

サラリーマンとOLを対象としたある調査では，胃炎に次いで痔疾患が第2位にランクされ，日本人の3人に1人がなんらかの痔疾患に悩んでいるといわれるほど大変ポピュラーな病気です。俗にいう痔とは，痔核・裂肛・脱肛・肛門周囲炎・痔瘻など，多くの異なった肛門疾患に対する総称です。その主なものは次の3つで，頻度としては痔核が全体の50％以上を占めています。

痔核（いぼ痔）

肛門管の上部と下部，つまり歯状線の内側と外側の粘膜下組織には，非常にたくさんの静脈叢（直腸静脈叢・肛門静脈叢）があり，これらの静脈叢がうっ血して静脈が拡張し，瘤状に膨らんでくることがあります。これが痔核で，いわゆるいぼ痔といわれるものです。

痔核には，直腸静脈叢にできる**内痔核**と肛門叢にできる**外痔核**の2つがあります。痔核の大部分は，内痔核です。内痔核は，出血が主で，痛みはありませんが，肛門外に脱出した内痔核（脱肛）を内部に納められない場合には，括約筋の絞扼で痛くなります。外痔核の表面は，皮膚で覆われ外方から直視でき，痛みが主で，多くは1～2週間で軽快し，腫脹は次第に軽くなります。原因の第一は便秘で，排便時に硬い便をいきんで出すことが多いため，腹圧が上がり，肛門の静脈の流れが悪くなって膨らみます。これが10～20年の間に瘤状に大きくなるのです。

- 立ち通し・座り通しなど，長時間にわたって同じ姿勢でいたり，重い物の持ち運び，妊娠・出産などで起こりやすいことが知られています。ゴルフや野球などで急に腹圧を上げる運動や，冷え・お酒の飲み過ぎも要注意です。

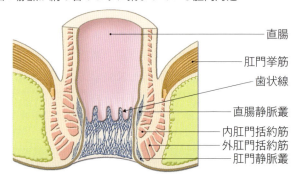

歯状線の内側は自律神経支配，外側は知覚神経支配となっている。このため，病変が歯状線の内側か外側かで，痛みも大きく異なる。

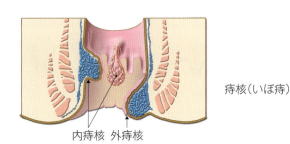

痔核（いぼ痔）

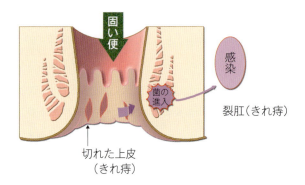

裂肛（きれ痔）

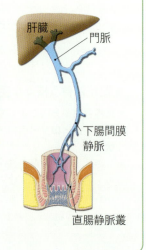

●肝臓と痔の意外な関係

内痔核の原因となる直腸静脈叢は，下腸間膜静脈から門脈という肝臓に向かう太い静脈に流入します。しかし，肝硬変のように門脈血が肝臓に戻りにくい病態があると，直腸静脈叢の静脈は膨れ上がり，痔核が形成されます。一見なんの関係もなさそうに思える肝臓と肛門，この両者は門脈という太い静脈を介してつながっているのです。

裂肛（きれ痔）

便秘をしていて，固い便を無理に排出したりするとき，歯状線から外方の上皮が切れる小裂創です。しばしば慢性化し，小潰瘍となり，肛門の後部によく起こり，強い痛みを伴います。この部位の肛門括約筋は，弾力性に乏しく，肛門の拡張や移動が制限されるためです。一度このようにして切れた部位は，固い便を出す度に何度も切れ，慢性化すると傷口が潰瘍状になることがあります。排便時の痛みと出血が主な症状で，この痛みは，排便後もかなり長く続きます。若い女性に多くみられます。

■痔瘻（あな痔）

　直腸下部，肛門周辺に瘻孔を形成する疾患です。細菌が肛門洞の底の肛門小窩や，そこに開口する肛門腺から周囲に侵入したり，体の他の部位から血行を介して運ばれ，肛門・直腸周囲組織に細菌感染が起こり，膿瘍を形成したものが，**肛門周囲膿瘍**です。疼痛・悪寒・発熱をみます。これが，さらに深くなり，ついに自潰し，直腸下部や肛門の周囲の皮膚に突き抜け，できた傷口がふさがらないで，長期にわたって膿が排出するのが**痔瘻**です。膿の刺激で肛門の周りがただれたり，皮膚炎や湿疹によってひどい痛み，痒みを伴うようになります。痔瘻は自然治癒が期待できず，一般に外科的処置が必要とされ医師の治療が必要です。

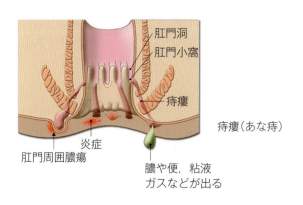

痔瘻（あな痔）

症状による痔疾患の見分け方（主な疾患と症状の関係）

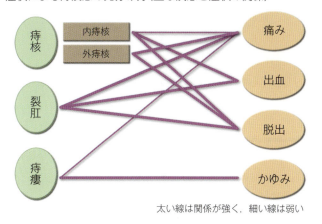

太い線は関係が強く，細い線は弱い

> この他，**はれ痔**（様々な痔疾患によって細菌感染が起こると，細菌が侵入した部位が腫れて熱感や痛みを伴う肛門周囲炎）や，**かゆ痔**（痔疾患の分泌物が肛門周辺の皮膚を刺激し，皮膚炎や湿疹を起こした肛門瘙痒症）などもみられます。

●痔疾患と男女差

　ある専門外来の調査では，痔疾患で病院を訪れた患者の男女比率は1.6：1.0で，男性が1.5倍以上にのぼります。いずれも痔核がトップで約半数を占め，2位は男性では痔瘻，女性では裂肛となっています。

　痔の原因をあげてみると，ストレス・睡眠不足・暴飲暴食などの他，朝食を抜く，トイレタイムを我慢したり，焦って済ますなど排便（便秘）との関係も深いことが分かっています。疲労や食事に注意して局部を清潔に保ち，早い時期に軟膏を使用するなどするとともに，便秘・下痢に注意し，排便を毎日規則正しくスムーズにすることが大切です。

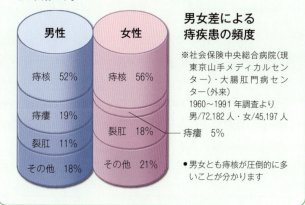

男女差による痔疾患の頻度

※社会保険中央総合病院（現東京山手メディカルセンター）・大腸肛門病センター（外来）
1960～1991年調査より
男/72,182人・女/45,197人

● 男女とも痔核が圧倒的に多いことが分かります

■痔核と思っていたら直腸癌

　大腸癌の多くは，殆どなんの症状もありません。特に痔核とまちがえやすいのが直腸癌です。大腸癌の2/5は直腸癌です。直腸癌は上部の大腸癌に比べれば，症状がある方ですが，痔と同じように出血したり便が細くなる程度の異常なので，痔と勝手に判断し，肝臓や肺，骨などに転移してから発見されるケースが数多くあります。また，シャワー・トイレの普及した現在は，便を見ずに洗い流してしまうことも多く，痛みでもない限り，便の表面に付いた血液に気づかないことも少なくありません。便潜血反応という便中のヘモグロビンを検出する方法で陽性とされる人の殆どは，痔疾患によるもので，癌と疑わしい人を拾い上げる上では意味がありますが，癌と診断できるわけではありません。

　簡便で，かつ有効なのは，医師による肛門からの直腸指診です。直腸指診は，ゴム手袋にゼリーを塗った指を肛門から挿入し，直腸の粘膜の状態を探るもの。肛門から7～10cm奥までの直腸の状態を知ることができ，直腸癌の80％は，この方法で見つけることができるとされています。

トクホってなに？

最近，よくトクホという言葉を耳にするようになりました。とはいえ，正確にトクホの意味を理解している人は少ないのではないでしょうか。

私たちが口から摂取するものは，大きく分けて，一般食品，保健機能食品，医薬品の3つに分類されます。トクホは，二番目の保健機能食品のうち特定保健用食品と呼ばれるものの略称です。これは，身体の生理学的機能に影響を与える保健機能成分を含む食品をいい，特定の保健の目的が期待できることを表示できる食品です。複雑なのは，特定保健用食品にも3つの種類があること。①特定保健用食品（疾病リスク低減表示），②特定保健用食品（規格基準型），③条件付特定保健用食品，の3つです。

①は疾病のリスクを抑える効果が，医学的・栄養学的に確立されているもの。若い女性が摂取することで歳をとってからの骨粗鬆症のリスクを減らす可能性のあるカルシウムと，女性が摂取することで神経管閉鎖障害を持つ子どもが生まれるリスクを減らす可能性のある葉酸，の2つしかありません。

②の規格基準型は，含まれる成分が今までに許可実績が十分あり，科学的根拠が蓄積されているもの。トクホとよばれる保健機能食品の多くは，この範疇に含まれるものです。以前は，販売するに際し，個別に生理機能や特定の保健機能を示す有効性や安全性等に関する国の審査を受け許可を得なければなりませんでしたが，現在は事務局（消費者庁食品表示局）で規格基準に合っているかどうかの審査を受けるだけで販売が可能になっています。

③の条件付き特定保健食品は，限定的な科学的根拠である旨の表示をすることを条件に特定保健食品の表示が可能となるもの。科学的根拠が特定保健食品として許可するには不十分なものです。この範疇に属すものは，中央に「条件付き」という文字を大きく表示した特定保健用食品のマークを用いることが義務付けられています。

いずれにしても，この「特定機能食品制度」は，消費者が安心して食生活の状況に応じた食品の選択ができるよう適切な情報提供を目的とした制度。容器包装の前面に「食生活は，主食，主菜，副菜を基本に，食事のバランスを。」と表示することが義務付けられ，過度に健康食品に依存することのないよう注意を喚起しています。

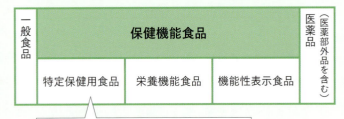

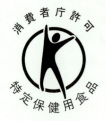

消費者庁の許可を受け特定保健用食品に表示することができるマーク

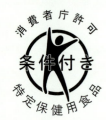

消費者庁の許可を受け「条件付き」特定保健用食品に表示することができるマーク

第5章
泌尿器・生殖器・内分泌器

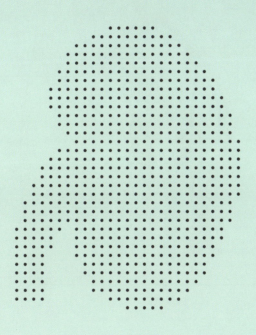

1. 泌尿器系のしくみと働き

泌尿器系に属する器官（図の□で文字を囲んだ部分）

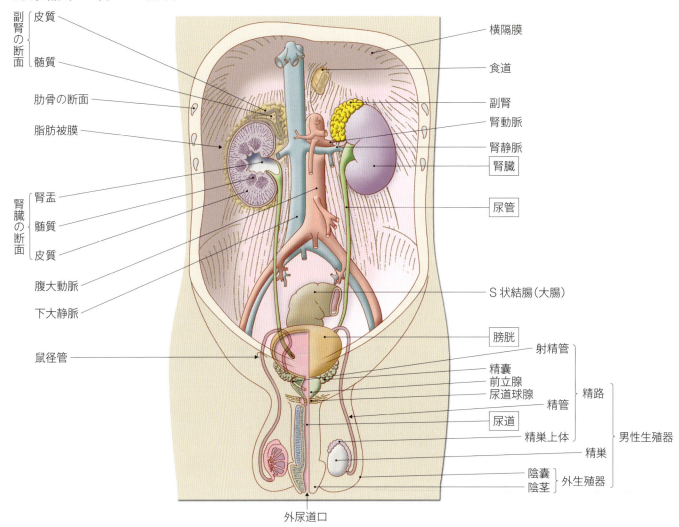

人体の成分と体液（15頁参照）　泌尿器系の役割

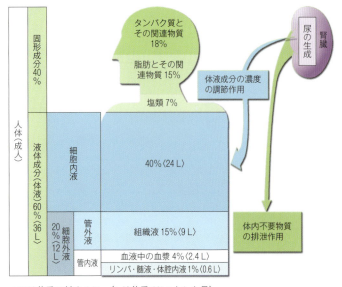

●％は体重に対する％。〈L は体重 60kg とした量〉

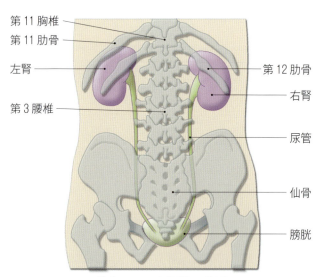

後方からみた腎臓の位置

泌尿器系の役割

不要物の排泄〈体の浄化〉

私たちの体は，食物や酸素を取り入れ，新陳代謝を行って生命活動を営んでいますが，一方では，不要物を体外に捨て去り（排泄），常に体内を浄化しています。つまり，新陳代謝の結果生じた不要物（燃焼した栄養素の分解産物，老廃した細胞組織の分解物）や，服用した薬物などが組織内から血液中に送り出され，いろいろな器官から排泄されています。これらの排泄器官のうちで，重要な役割を果たしているのが腎臓です。腎臓では，血流によって運ばれた，タンパク質代謝産物の尿素，核酸代謝産物の尿酸，クレアチン（筋肉にあるエネルギー供給物質）分解産物のクレアチニン，そして，トルエンなどが肝臓で解毒されてできるパラアミノ馬尿酸（PAH）などが，電解質のNa^+，Cl^-や水分などとともに，尿として排泄されます。

●腎臓以外の排泄器官には，肝臓，消化管，肺，皮膚などがあります。肝臓からは，胆汁色素やコレステロールが胆汁中に，消化管からは，難水溶性の物質が電解質や水分とともに糞便中に排泄されます。また，肺からは，呼吸によってCO_2が，皮膚からは，汗という形で水・尿素・電解質などが排泄されます。

体内環境の恒常性を保つ〈体液の調節〉

腎臓は，水や電解質など体に必要な成分が，血液中で常に一定量になるよう調節し，浸透圧や酸・塩基のバランスを正常に維持して，生体にとって安定した最適の内部環境を作り上げています（ホメオスターシスの維持）。そのために，血液中の有用な成分（糖，無機物など）であっても，それが過剰の場合には，尿中に排泄されることになります。

●腎臓は，ビタミンDの活性化や，血圧を上げる昇圧物質のレニン，降圧物質のプロスタグランジンやカリクレイン，骨髄での，赤血球系幹細胞の赤血球への分化・生成を促すエリスロポエチン産生など，内分泌器官としての役割も果たしています。

泌尿器系に属する器官

尿の生成・排泄に関する器官の系統を泌尿器系と呼び，左右にある腎臓と尿管，それにつながる膀胱と尿道があります。このうち，尿を生成する臓器が腎臓で，尿管，膀胱，尿道は，尿の排泄路ということで尿路と呼ばれます。

腎臓 腹膜の後方にある後腹膜器官で，臍よりやや上方，脊柱の両側で，第11胸椎から第3腰椎の間に位置し，腎臓から出る尿管で骨盤腔にある膀胱につながっています。左右の腎臓は殆ど同じ位置ですが，右腎は肝臓のため左腎よりも約1.5 cm（1/2〜1椎体分）低いのが普通です。腎臓の表面は線維被膜で包まれ，さらに，その外側は，腎臓の上端にある副腎と共通の脂肪組織の被膜で包まれています。線維被膜の内方には，平滑筋を含む筋性被膜が腎臓実質と密着しています。腎臓には，これを固定する靱帯がないため，時に移動したり（遊走腎），下垂したり（下垂腎）することがあります。こうした現象は，やせた女性に多くみられます。腎臓は，尿を生成する腎実質（皮質と髄質）と，生成された尿を集め尿管に送り出す袋状の腎盂（腎盤）からなっています。

尿管・膀胱・尿道 尿は，尿管によって少しずつ膀胱に送られます。膀胱では尿を貯え，ある程度たまると尿道を通って外尿道口から排泄されます。尿道は，男性と女性では大きく異なります。男性尿道は彎曲して長く，尿排泄の他に，射精時には精液の通路となります。女性尿道は殆ど真っすぐで，男性よりも短い尿排泄路です。

生殖器系に属する器官

泌尿器と生殖器とは，本来役割の異なる器官ですが，男性尿道では両機能を兼ねています。両者は位置関係も近接し，発生学的にも密接に関連しているので，しばしば泌尿生殖器として1つに扱われます。

男性生殖器：精巣，精路，陰茎，前立腺など
女性生殖器：卵巣，卵管，子宮，腟，大前庭腺，乳腺など

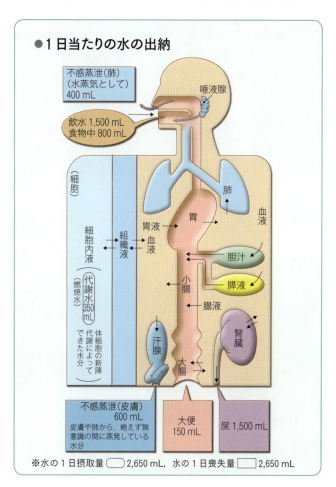

●1日当たりの水の出納

※水の1日摂取量 2,650 mL，水の1日喪失量 2,650 mL

2. 腎臓の構造

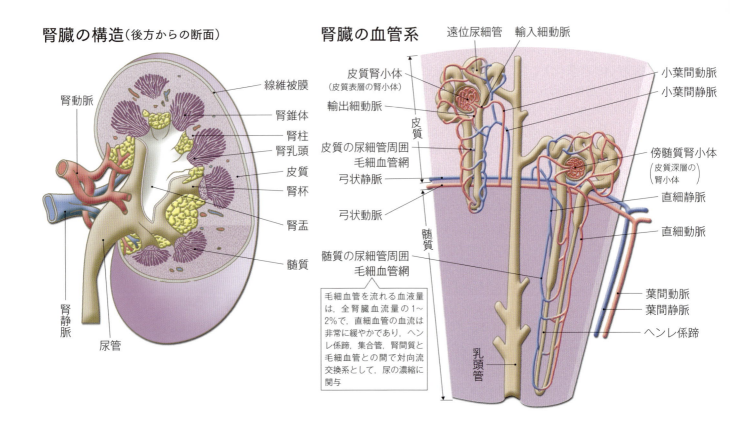

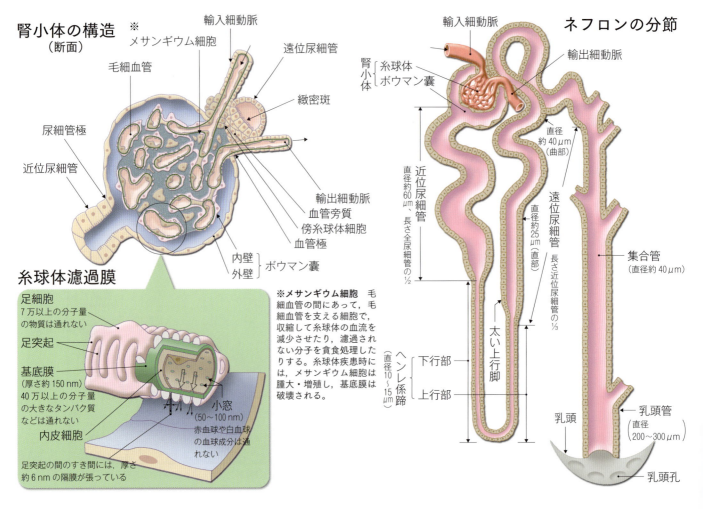

■腎臓の構造

成人の腎臓は，長さ約10cm，幅約5cm，厚さ約3cm，重さ約130gで，外観は，暗赤褐色のそら豆状です。内側中央，くぼんだ部分の腎門に，血管，リンパ管，神経，尿管が出入しています。

腎臓の縦断面は，外方の，血管に富んだ暗赤褐色で顆粒状の皮質と，内方の，血管に乏しく明るい淡紅色の放射状構造をした髄質とに区別され，両者を合わせて腎実質といいます。髄質は，皮質性の腎柱によって10数個の腎錐体に分かれ，その先端は腎乳頭となって腎盂に突き出しています。腎乳頭は，腎杯という袋で覆われ，集まって1つの腔，腎盂(腎盤)を作り，腎門を出て尿管へとつながっています。

■腎臓の微細構造

腎実質には，無数の腎小体(マルピギー小体)と，それにつながる尿細管，これに続く集合管と血管が集まっています。尿細管は，分岐も集合もしないので，腎小体と尿細管を合わせてネフロン(腎単位)といい，腎臓の構造的機能単位とみなされます。左右の腎臓のネフロンの全長は，約100kmにも及びます。

■腎小体

糸球体と，それを取り囲むボウマン嚢(糸球体嚢)からなる直径約0.2mmの球状体で，片側の腎臓に約100万個あります。

糸球体 その名の通り，糸玉状の毛細血管の塊です。糸球体に入る血管(輸入細動脈)は，出る血管(輸出細動脈)より太く，糸球体は，この両細動脈の間にある50本にも及ぶ毛細血管の集まりで，血管の出入りする側を血管極といいます。

ボウマン嚢 糸球体を取り囲む2重の細胞壁をもつ袋で，血管極の反対側の尿細管極で直接尿細管に移行しています。糸球体を通る血液成分のうちで，血球やタンパク質以外のごく小さな物質(分子量7万以下)だけが，水分とともに濾過膜を通ってボウマン嚢内へ濾過されます(原尿)。

濾過膜(濾過関門)は，毛細血管の内皮細胞と基底膜，それらを覆うボウマン嚢内壁の上皮細胞(足細胞)の3層構造からなります。この濾過面積は，左右の腎臓を合計すると約$1.5m^2$に達します。内皮細胞は有窓細胞とも呼ばれ多数の小孔(小窓)をもち，足細胞には沢山の突起(足突起)があり，突起の間には薄い隔膜が張られています。基底膜は，フェルト状の層で，有窓細胞と足細胞で絶えず新生され，古くなるとメサンギウム細胞(血管間膜細胞)で処理されて，常に一定の厚さを保っています。

■尿細管

ボウマン嚢内に濾過された原尿は，尿細管に送られ，ここを通過する間に尿となり腎盂に集められます。尿細管は，近位尿細管，ヘンレ係蹄(ヘンレループ)，遠位尿細管，集合管の4つの分節に大別され，腎実質各部を巡り複雑な経路をとっています(全長約5cm)。

① **近位尿細管** 大部分は腎皮質で曲がりくねっていますが，最後の部分は，出発点となった腎小体の近くに戻った後，髄質に直走，ヘンレ係蹄の細い部分に移行します。

② **ヘンレ係蹄** 細いU字型のループです。腎錐体の先端に向かって直走する下行部と，反転して，再び皮質に向かって直走する上行部からなります。

③ **遠位尿細管** ヘンレ係蹄の太い上行脚として始まり，髄質を直行して皮質に入り，クネクネしながら走ります。出発した腎小体の輸入細動脈に接近した部分には，尿細管上皮細胞から**緻密斑**と呼ばれる特殊な構造物が構成され，輸入細動脈の平滑筋からできた**傍糸球体細胞**に接しています。両者は，さらに血管極の両細動脈の間にあるメサンギウム細胞からできた**血管旁質**と密接に関係しています。これら3者を**傍糸球体装置**と呼び，レニンやエリスロポエチンの産生に関与しています。

④ **集合管** 数本の遠位尿細管が集まったもので，ヘンレ係蹄と平行して髄質を下り，次第に合して太くなり，乳頭管となって腎杯に開口します。

■腎臓の血管系

腎臓は，その大きさの割に血管に富んだ臓器です。老廃物を含んだ血液は，腎動脈によって腎門から入り，枝分かれをして腎錐体の間を通り(葉間動脈)，皮質と髄質との間でアーチ状に走る弓状動脈となります。

皮質側 弓状動脈から皮質に向かって小葉間動脈が放射状に出ます。この動脈から直角に出ている多数の枝が糸球体への輸入細動脈で，糸球体毛細血管網を作った後，輸出細動脈となり，再び皮質の尿細管の周囲で毛細血管網を作り，小葉間静脈に集まります。皮質の尿細管周囲毛細血管網の血液量は，全腎臓血液量の約90%で，この経過中に再吸収と分泌が行われます。

髄質側 髄質に近い皮質深層の腎小体から出た輸出細動脈は，髄質に向かって直行する直細動脈となって下行し，腎乳頭に達します。この間，ヘンレ係蹄の周囲で髄質の尿細管周囲毛細血管網を作り，上行性の直細静脈となって皮質に戻り，弓状静脈，次いで小葉間静脈に合流します。静脈血は，小葉間静脈，弓状静脈，葉間静脈，腎静脈となって腎臓から出て行きます。

3-1. 腎臓の働き──尿の生成

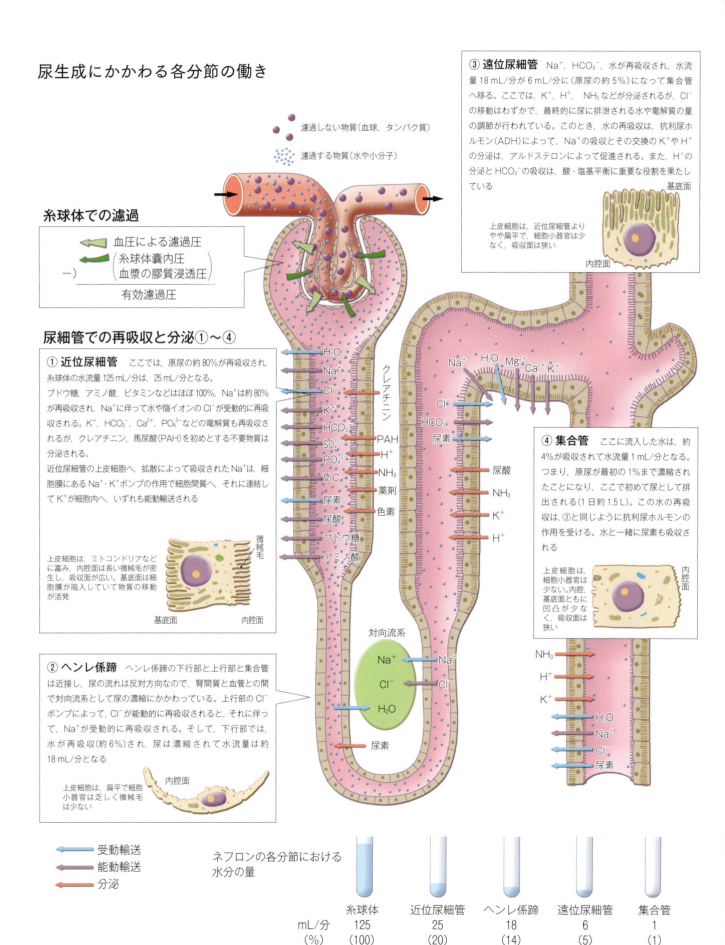

尿生成のしくみ

尿生成の基本は、腎小体での濾過と、尿細管での再吸収と分泌にあります。この尿生成のしくみは、神経・ホルモンの調節を受けるとともに、腎臓の自己調節機構が関与しています。

糸球体濾過

糸球体の血液中から、血球およびタンパク質以外の成分が、無差別に糸球体濾過膜を通ってボウマン嚢の内腔へ濾過されます（尿にタンパク質が混じっている場合は、腎小体の異常を示す）。この糸球体濾過液が原尿で、尿の最初の段階です。

腎臓に流れ込む血液量は、腎臓の大きさに比べて非常に多く、1分間に約1L（血漿流量は約550 mL/分）で心臓の1分間の拍出量の約1/5に当たります。このうち濾液になるのは男性では110 mL/分、女性では100 mL/分程度で、1日に換算すると約150～200 Lで、浴槽1杯分もの原尿が作られていることになります。1分間に濾過される量を糸球体濾過量(GFR)※といい、血漿のうち100/550～110/550、約20％が濾液となります。この値を濾過比といいます。

※GFR＝Glomerular Filtration Rate

濾過を起こす原動力　糸球体での濾過を可能にしている圧（有効濾過圧）は、糸球体毛細血管内の血圧と、これに抵抗する圧力（ボウマン嚢内圧と血漿タンパク質による膠質浸透圧）との差です。輸出細動脈は輸入細動脈よりも細いので、血流にかなり大きな抵抗が与えられ、糸球体は高血圧床となり、糸球体毛細血管の圧力は約75 mmHgあります。

このように、濾過量は、有効濾過圧、腎血流量と濾過面積の増減に影響されます。血圧が不安定だと、尿生成に悪影響が出るため、腎臓では、血圧の変動など、濾過がスムーズにいくような自己調節機能を備えています。

尿細管での再吸収と分泌

尿細管での再吸収と分泌は、上皮細胞の細胞膜を通して行われます。この物質の輸送には、能動輸送と受動輸送があります。受動輸送は、拡散、濾過・浸透のように物理的な力で移動するもので、細胞はエネルギーを消費しません。これに比べて能動輸送は、電気化学的勾配に逆らってエネルギーを使って積極的に物質を取り込んだり（吸収）、細胞外に出したり（分泌）するものです。

尿細管での再吸収のしくみ

もし原尿がそのまま排泄されると、浴槽1杯分にもなりますが、そうならないのは、尿細管で原尿中の99％が再吸収されるからです。水や塩素(Cl^-)のような陰イオンは、受動的に再吸収され、栄養に必要なブドウ糖・果糖やアミノ酸、ビタミン、ホルモン、陽イオン〔ナトリウム(Na^+)、カリウム(K^+)、カルシウム(Ca^{2+})、マグネシウム(Mg^{2+})など〕、陰イオン〔重炭酸イオン(HCO_3^-)、リン酸イオン(PO_4^{3-})、硫酸イオン(SO_4^{2-})など〕は、能動的に再吸収されます。一方、クレアチニン、尿素、尿酸などの体に不必要な物質は、殆ど再吸収されません。また、必要な物質でも血液中に過剰にあると、再吸収されずに排泄されます（例：ブドウ糖109頁参照）。尿細管の再吸収能力には限度があるからです。

尿細管での分泌のしくみ

血液中の不要物である尿素、尿酸、クレアチニン、パラアミノ馬尿酸(PAH)、アンモニア(NH_3)や検査用薬のフェノールスルホンフタレイン(PSP)、そしてペニシリンなどの薬物は、濾過されても再吸収されないだけでなく、尿細管中に分泌されて排除されます。この他にNa^+、K^+、水素イオン(H^+)、などが分泌され、体内の酸・塩基平衡の調節に役立っています。

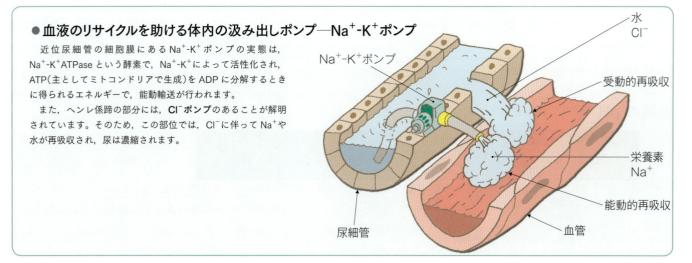

●血液のリサイクルを助ける体内の汲み出しポンプ―Na^+-K^+ポンプ

近位尿細管の細胞膜にあるNa^+-K^+ポンプの実態は、Na^+-K^+ATPaseという酵素で、Na^+-K^+によって活性化され、ATP（主としてミトコンドリアで生成）をADPに分解するときに得られるエネルギーで、能動輸送が行われます。

また、ヘンレ係蹄の部分には、Cl^-ポンプのあることが解明されています。そのため、この部位では、Cl^-に伴ってNa^+や水が再吸収され、尿は濃縮されます。

3-2. 腎臓の働き──腎臓とホルモン（体液と血圧の調節）

腎臓と血圧・体液量，ナトリウムとカリウムの調節

※1 抗利尿ホルモン(ADH) Antidiuretic Hormone
※2 エリスロポエチン(EPO) Erythropoietin

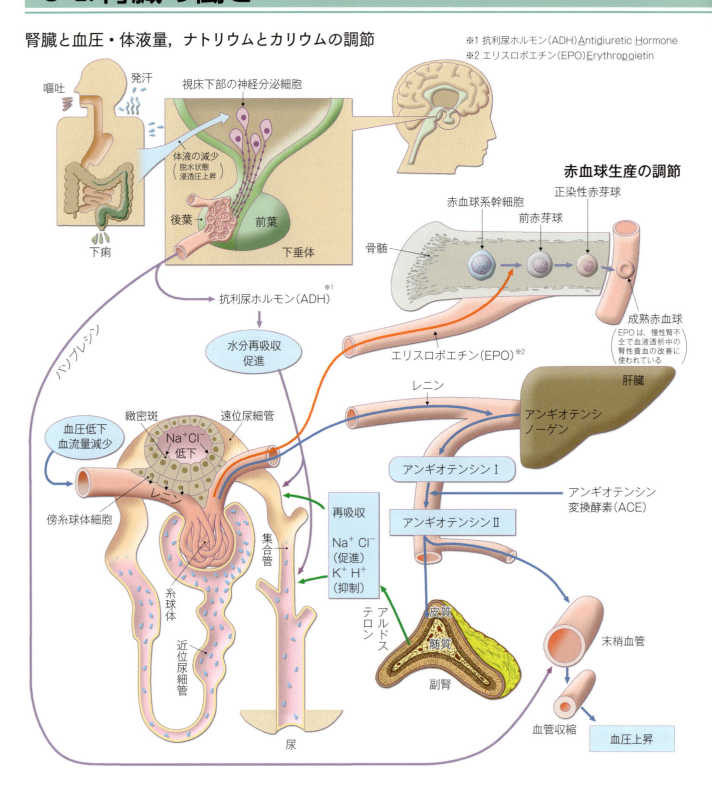

血液のpH

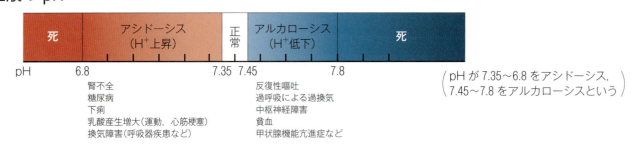

(pHが7.35〜6.8をアシドーシス，7.45〜7.8をアルカローシスという)

■ホメオスターシスと腎臓

　腎臓は，尿を生成するだけではなく，ホルモンを分泌して生体の恒常性を維持する役割を担っています。また，他のホルモン腺から分泌されたホルモンが，腎臓の機能に影響を及ぼし，尿生成の調節を行っています。

■血圧・体液量，ナトリウムとカリウムの調節―レニン-アンギオテンシン-アルドステロン系
(51頁参照)

　腎臓は，血圧の変化に極めて敏感な臓器です。腎動脈の血圧が低下すると糸球体濾過圧が低下し，尿の生成ができません。このため腎動脈の血圧が低下すると，輸入細動脈壁にある圧受容体を介して，傍糸球体細胞からレニンという物質が分泌されます。また，遠位尿細管内液のNa^+が低下すると，緻密斑の細胞がこれを感知し，近接する傍糸球体細胞に働いてレニンの分泌を促します。

　レニンは，一種のタンパク分解酵素で，血中にある肝臓で作られたアンギオテンシノーゲンを，アンギオテンシンIに変えます。アンギオテンシンIは，さらに肺や脳，腎臓にあるアンギオテンシン変換酵素の働きで，アンギオテンシンIIとなります。このアンギオテンシンIIは，血管を収縮し血圧を上昇させます。また，アンギオテンシンIIには，副腎皮質からアルドステロンというホルモンの合成を促進する働きがあります。このホルモンは，遠位尿細管や集合管からのNa^+の再吸収と，K^+の排泄を促進します。その結果，Na^+の再吸収に伴って水が多量に再吸収され，体内の水分量が増え，血圧をさらに高めることになります。このように，アルドステロンは，後述の抗利尿ホルモン(ADH)とともに，体内の水分量の調節も担っています。腎不全でこれらの調節作用が侵されると，体内に水分がたまってむくみ(浮腫)を起こす一因となります。

　レニン-アンギオテンシン-アルドステロン系は，腎性昇圧系と呼ばれます。これに対し，血管を拡張し血圧を下げる腎カリクレイン-キニン系や腎プロスタグランジン系があって，血圧が調節されると考えられています。

■体内水分量と浸透圧の調節―抗利尿ホルモン

　体内の水分(体液)量の変化は，生命維持に重要な影響を与えます。そこで，多量の水を飲むと薄い尿を多量に排出し，逆にひどく汗をかいたり，水を飲まないときは，少量の濃い尿を排出して体内の水分量を一定に保つよう調節しています。この調節に関与するホルモンが抗利尿ホルモンADH(バソプレシン)です。

　脳の視床下部には，水を飲みたいという願望を調節する渇中枢があり，ここには体液の浸透圧や水分量を感知する受容体があります。この受容体が体液の減少・浸透圧の上昇を感知すると，視床下部にある神経分泌細胞で生成され，下垂体後葉に貯蔵されていたADHの放出指令が出されます。ADHは，遠位尿細管や集合管で水の再吸収を促進し，尿は濃縮され，体内に水分を保って体液の浸透圧を調節します。反対に水が過剰な場合には，ADHの分泌が抑制され，遠位尿細管や集合管での水の再吸収は減少し，薄い尿が多量に排出されます。

■赤血球産生の調節―エリスロポエチン(EPO)

　血液中の酸素が不足すると，傍糸球体装置からエリスロポエチン(EPO)という造血ホルモンが分泌され，これが骨髄の赤血球系幹細胞に働き，赤血球の産生を促します。腎不全になると，こうした腎機能が働かなくなり，腎臓への血行が低下。EPOの産生がダウンして，貧血を起こします(腎性貧血)。

■酸・塩基平衡の調節(pHの調節)

　体液あるいは血液のpH(水素イオン濃度)は7.4前後(7.35〜7.45)で，弱アルカリ性の非常に狭い範囲に保たれていて変動は殆どありません。この一定したpHのお陰で，酵素や細胞が正常に働くことができるのです。

　生命活動の結果，体内では種々の酸，つまりH^+が産生され，体液(血液)のpHを下げる傾向にあります。pHが6.8以下か，7.8以上では死につながります。そこで，pHが一定の範囲に収まるように以下の3つの調節系(緩衝系)が働いています。

① 体液(主に血漿)中の緩衝系の主役である重炭酸イオン(HCO_3^-)やタンパク質，リン酸イオン(PO_4^{3-})による化学的調節で，これらの物質が速やかに化学的に酸を中和し，pH変動が起こらないようにします。

② 呼吸系の調節で，血液を酸性化する炭酸(H_2CO_3)を産生する二酸化炭素(CO_2)を，換気によって肺から排出する働きです。非常に素早い反応で，酸性に傾いた血液のpHを数十分で正常に戻します。

③ 腎臓系の調節で，過剰の酸や塩基を尿として排出するもので，この調節には1〜数日を要します。腎臓では，アシドーシスのときは過剰の水素イオン(H^+)やアンモニア(NH_3)の尿中への分泌を促進するとともに，HCO_3^-の再吸収を促し，塩基の減少を防ぎ，酸性尿を排出します。逆にアルカローシスのときは，HCO_3^-の再吸収を抑制し，排泄を促進することによって，アルカリ尿を排出します。このようにして，腎臓は体液のpHを正常に保つ働きをしています。

3-3. 腎臓の働き──腎臓とホルモン（カルシウムとリンの調節）

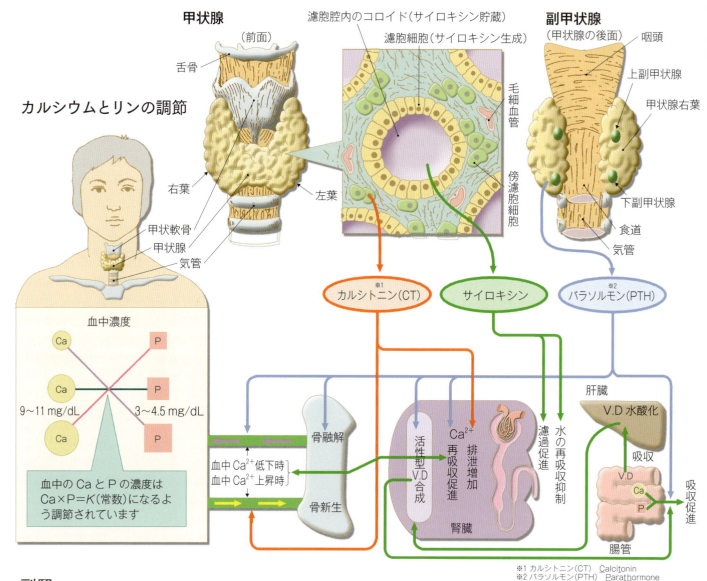

副腎

■カルシウムとリンの調節

生体内のカルシウム(Ca)とリン(P)は、骨や歯の形成と維持に作用する他に、Caは神経や筋の働きや血液の凝固に、Pはエネルギー代謝に重要な役割を果たしています。Caの代謝はリン酸イオン(PO_4^{3-})と密接に関係し、血中のCaとPの濃度の関係は、一方が増加すると他方は自動的に排泄が増え、低下します。このCaとPの調節には、ビタミンDならびに副甲状腺(上皮小体)と甲状腺から分泌されるホルモンが関係しています。(121頁参照)

ビタミンDは、腎臓の近位尿細管で**活性型ビタミンD**(1,25-ジヒドロキシビタミンD)に変換されます。活性型ビタミンDは、CaとPの腸管からの吸収と、尿細管での再吸収(能動輸送)を促進します。また、骨に対しては、血中のCaとPの濃度によって、正常な石灰化の維持と骨吸収の促進という2面の作用をもっています。

副甲状腺(上皮小体)

甲状腺の左右両葉の後面に上下1対ずつ、合計4個ある米粒大の内分泌腺で、総重量はわずか0.1gです。ここから分泌される**パラソルモン(PTH)**は、尿細管でのCa^{2+}やH^+の再吸収促進と、PO_4^{3-}、Na^+、K^+の排出増加、ビタミンDの活性化を促し、腸管からのCa吸収を促進します。またその一方で、骨の融解を助けて、骨から、Caの血中への遊離を促進し、血清Ca濃度を上昇させます。

甲状腺

喉頭から気管上部の間の前側にある、蝶の形をした重さ約20gの内分泌腺で、内部には多数の腺細胞(濾胞細胞)で囲まれた濾胞があります。甲状腺から分泌されるホルモンには、サイロキシンとカルシトニンがあります。

サイロキシンは、濾胞細胞から分泌されるホルモンで、アミノ酸(チロジン)にヨードが結合したものです。ヨードは、海草や魚に多く含まれ、体にあるヨードの大部分は、甲状腺ホルモンの合成に使われます。サイロキシンの作用は多方面にわたりますが、その基本は、細胞代謝(新陳代謝)を亢進し、神経系の成長分化を促進することです。腎臓に対しては、糸球体濾過を促進し、水の再吸収を抑制するので、尿量は増え、代謝産物の排泄が増加します。甲状腺機能低下(粘液水腫)のときは浮腫様肥厚(指で押しても凹みが残らない)を起こします。

カルシトニン(CT)は、濾胞の外側にある傍濾胞細胞から分泌されるホルモンで、血清Ca濃度を低下させ、骨からのCa、Pの放出を抑制し、骨新生を促進させます。尿細管からのCa^{2+}、PO_4^{3-}、Na^+、Cl^-の排出を増加させます。その結果、細胞外液は減少し、血中レニンは増加し、アルドステロンの分泌は増加します。

■副腎

副腎は、腎臓の上端に位置する重さ約8gの扁平な内分泌腺です。左は半月状で胃の後部に、右は三角形で肝臓の後ろにあります。副腎は、中央部の髄質と周辺部の約80%を占める皮質とに区別されますが、両者は発生的にも機能的にも全く異質のものです。

●ストレスと副腎皮質

身体的・精神的・社会的な異常刺激(怒りや不安などの精神的ショック、出血、酸素不足、飢餓、中毒、感染、やけど、筋労働、寒冷・暑熱など)が加わったときに起こる体の変化・反応をストレスと呼びます。このとき、生体は一連の非特異的な全身的防御反応を起こします。この反応を汎適応症候群(セリエ症候群ともいう)といい、原因となる刺激をストレッサーといいます。

ストレッサーが加わると、体は何の備えもないため、Ⓐショック期に陥り、血圧低下・体温下降などを示します。これが引き金になって交感神経系を通じて副腎髄質からアドレナリンが分泌されます。次いで、視床下部-下垂体を介して副腎皮質刺激ホルモン(ACTH※)の分泌が促進されます。すると、Ⓑ副腎皮質からの糖質コルチコイドの分泌量が増し、副腎皮質は肥大し、ショックからの立ち直り(抗ショック期)が起こって、Ⓒストレスに対する抵抗力を維持し(抵抗期)、生体を防衛します。Ⓓしかし、ストレッサーが強く長く続くと、それに対応するエネルギーに限度があるため、消耗して(消耗期)ときには死に至ることもあります。

この糖質コルチコイドの合成に必要なのがビタミンC。ストレスが与えられたとき、副腎皮質や血漿中のビタミンCが消費されていくのが動物実験で観察されています。ストレスが増え続ける現代生活では、ビタミンCの十分な補給が必要です。

※ACTH Adrenocorticotropic Hormone

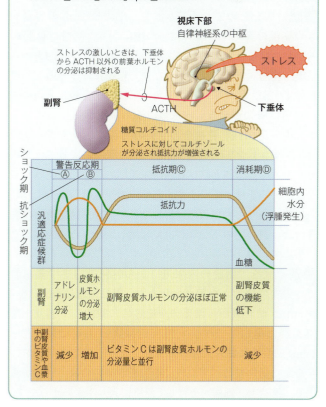

4. 尿路の構造と働き──尿の輸送と排尿のしくみ

排尿のしくみ

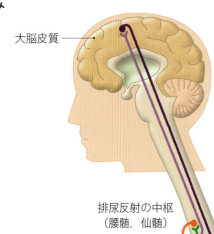

■尿の輸送にかかわる器官

尿の輸送に関与しているのは，腎盂，尿管，膀胱，尿道で，このうち，腎盂と尿管を上部尿路，膀胱・尿道を下部尿路と呼んでいます。

尿管 腎盂に始まり腎門を出て腹膜の後を下降し，膀胱の底（尿管口）に達する一対の管です。尿は，尿管壁の平滑筋の収縮（1分間に1～4回の蠕動運動）によって，体位に関係なく腎盂に停滞せずに膀胱へ少しずつ（毎分約1 mL）送られます。また，尿管は膀胱壁を斜めに貫通しているので，膀胱内圧が尿管を圧迫し，尿の尿管への逆流を防いでいます。

蠕動波の頻度は，副交感神経が刺激されると多くなり，交感神経が刺激されるときは減少します。

膀胱 尿をためておく貯水池で，平均500 mLの容量をもつ筋性の嚢です。恥骨結合の後にあり，男性は直腸の前，女性は子宮と腟の前にある骨盤内臓器です。内方から粘膜，筋層，外膜の3層からなり，粘膜には多くのしわがありますが，膀胱床の膀胱三角は平滑です。膀胱三角の後方隅角に尿管が開き，内尿道口から尿道へと続いています。内尿道口は恥骨結合の中央の高さにあります。筋層は，3層の平滑筋（不随意筋）で，その収縮によって尿を排出するので排尿筋と呼ばれ，内尿道口の周りでは肥厚して膀胱括約筋を作っています。乳幼児の膀胱は，成人より高い部位にあり，内尿道口は恥骨結合の上縁，膀胱前面は恥骨結合と臍の間の下2/3の部位に接し，むしろ腹腔臓器といえます。

尿道 尿を，膀胱の内尿道口から外尿道口まで運ぶ管で，男女では大きな差があります。男性尿道は長く（16～18 cm），前立腺から陰茎の中をS状に彎曲して通り，亀頭尖端に開口します。女性尿道は真っすぐで短く（3～4 cm）拡張性に富み，腟の前方を下がり，腟口の前に開口します。男性に比べて女性に膀胱炎が多いのは，尿道が短かく，構造上，細菌が上行して膀胱に入りやすいからです。

■排尿のしくみ

膀胱内の尿量が一定以上になると体外に排泄されます。排尿は，膀胱筋層の排尿筋と，2ヵ所のバルブ役をする括約筋，つまり内尿道口周囲の膀胱括約筋（内括約筋）と，尿道の骨盤底貫通部を取り囲む尿道括約筋（外括約筋）の協調によって行われています。排尿筋と膀胱括約筋は，共に平滑筋性（不随意筋）で，自律神経に支配されています。尿道括約筋は骨格筋性（随意筋）で体性神経（陰部神経）の支配を受け，常に緊張・収縮して尿の漏出を防いでいます。

膀胱内の尿が300～400 mLに達すると内圧は急上昇して100 cmH₂O近くになり著しい充満感を覚え，膀胱壁にある内圧を感受するセンサーから，内圧上昇の情報が，知

覚神経によって脊髄の腰髄・仙髄にある排尿中枢(膀胱中枢)に伝えられます。すると、反射的にここから出る運動性の骨盤神経(仙髄副交感神経)によって、膀胱壁の排尿筋が収縮し、膀胱括約筋が弛緩し、内尿道口から尿が排出されます。

ところが、その前方にある尿道括約筋は随意筋なので、陰部神経によって意志の作用で収縮して、尿意が起きても括約筋が収縮して排尿を中断したり、弛緩して排尿することもできます。これは、排尿反射が高位中枢(大脳皮質)のコントロールを受けており、意識的に排尿を調節することができるからです。しかし、内圧が約 100 cm H_2O を超えると、意志の力で排尿を押さえることができず、尿道括約筋の収縮はこの圧に抗しきれず、排尿が起こります。

● 乳幼児と排尿　乳幼児が排尿をコントロールできないのは大脳が未発達なためです。また、膀胱炎の人や神経過敏な人は膀胱壁が過敏になり、わずかな尿がたまっても尿意を感じます。逆に睡眠中は、膀胱壁の緊張が緩み、相当量たまっても尿意を起こしません。また、射精のときは、交感神経の作用で膀胱括約筋が収縮し、精液の膀胱への逆流を防いでいます。

● 排尿障害

排尿にかかわる器官に異常があると、様々な排尿障害が起こります。代表的なものとして次のような異常があげられます。

① **尿失禁**　尿を膀胱の中に保持できず、無意識的に膀胱から流出する状態です。原因は、出産や前立腺手術後の括約筋損傷などいろいろですが、よくみられるのは、女性の**腹圧性尿失禁**です。女性の尿道括約筋は、尿道と腟を一緒に取り巻いているので、「せき」や「くしゃみ」など強い腹圧が加わったとき尿が漏れやすく、多産の高齢者に多くみられます。次いで多いのは、**神経因性膀胱**です。これは、外傷や感染などで、膀胱支配の神経が、大脳から脊髄の排尿中枢までの経路、排尿中枢または排尿中枢から膀胱までの経路、のいずれかの障害で、排尿がうまくいかない状態の総称です。病変の部位、程度、時期によって異なりますが最も多いのは外傷性脊椎損傷によるものです。高齢者の動脈硬化症や脳出血の後遺症として、上位中枢からの排尿抑制が欠如すると、尿失禁が起こります。中枢の発達していない乳幼児や夜尿症の小児などの尿失禁も、これに当たります。その他、前立腺肥大や結石などで、完全に尿道が閉鎖し、膀胱に充満した尿が尿道からあふれ出る**溢流性尿失禁**もあります。

② **尿閉**　尿が膀胱にたまっても全く排尿できないか、不完全にしか排泄されない状態です。これは、腎機能障害で、尿生成が停止し、膀胱内に尿がたまらない「無尿」とは異なります。殆どが前立腺肥大や前立腺癌、尿道結石、膀胱結石などによって尿道が閉塞された場合に起こります。

③ **排尿困難**　尿意を催してから、排尿開始までに時間がかかるか、あるいは、排尿持続時間が延長する状態で、尿閉より症状の軽いものです。男性(高齢者)に最も多いのは前立腺肥大症によるものですが、他に、尿道結石や前立腺癌など尿道の通過障害、膀胱収縮の減退(神経因性膀胱)や精神的因子(羞恥心、排尿に対する恐怖心など)でも起こります。

④ **頻尿**　排尿は、通常、成人では日中 4～6 回、夜間 0～1 回(女性はやや少なめ)で、1 日 2 回以下や 10 回以上は病的です。昼間 8 回以上を頻尿といい膀胱炎や前立腺肥大症によくみられます。

5-1. 生殖器系 ── 男性

■ 男性生殖器の構造と働き

精巣と副性器(精子輸送の精路、付属腺－前立腺、精嚢と尿道球腺、外生殖器)からなっています。

精巣(睾丸)　精子を作る精細管(1日約3000万の精子を産生)と、男性ホルモン*(アンドロゲン)をテストステロンという形で分泌する間質細胞(ライディッヒ細胞)があります。梅の実ぐらいで重さ約8gです。
※男性ホルモン　精子形成や性器の発育をすすめ、タンパク合成と筋や骨の成長を促進し、男性の第2次性徴である男らしさを発現させます。

精巣上体(副睾丸)　精巣の後縁に沿った器官で、精細管に続く精巣上体管からできています。精巣内で作られた精子は、活発な運動能力もなく、受精能力に欠けていますが、この迂曲した長い管(4～6 m)を通過する間に機能的に成熟し、この管の尾部の広い管腔内に貯蔵されます。

精管・射精管　精管は、精巣上体の尾部から始まって鼠径管を通り、精嚢の導管と合流、射精管となって前立腺を貫き、左右別々に後部尿道に開口します。射精時には、筋層の収縮によって精子を尿道に運びます。

前立腺　クリの実大の腺で、射精管と後部尿道を囲んでおり、尿道周囲の内腺と外側の外腺に分けられます。乳白色で、特有のにおいをもつ弱アルカリ性の液を尿道中に分泌します。

精嚢　前立腺の後上側にある袋状の腺で、アルカリ性の分泌液は果糖に富み、精子の運動のエネルギー源となります。

陰茎　尿道を包む1つの尿道海綿体と、その背部にある左右2つの陰茎海綿体からなります。勃起は、性的興奮によって拡張した動脈から、海綿体に大量の血液が急速に流入充満することによって起こります。

男性生殖器(正中断面図)

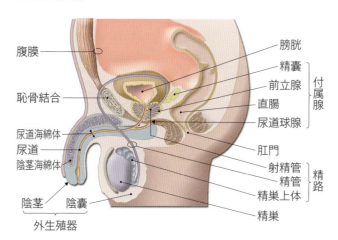

精巣の断面

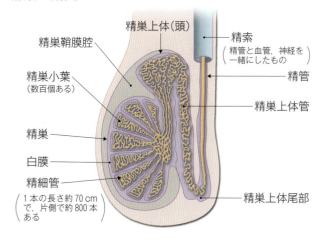

5-2. 生殖器系——女性

■ 種族保存のための器官〈生殖器〉

　個体は，自らの寿命を終えるまでに，次世代の個体を作るという種族保存の本能をもっています。この重要な機能は，視床下部－下垂体－生殖器と性行動の合目的的な働きによって達成されます。

　人間の場合，思春期(12～14歳頃)になると，生殖器は急速に発育し，性腺(精巣と卵巣)で性ホルモンを分泌し，生殖細胞(精子と卵子)を作ります。両生殖細胞が合体(受精)すると新個体が誕生し(妊娠)，母体の子宮内で一定期間生育した後，出産され，母体は授乳して新個体の成長を助けます。このような生殖細胞の新生，受精，その発育にかかわる器官を生殖器系といいます。

■ 女性生殖器の構造と働き

　女性生殖器は，内性器(卵巣，卵管，子宮，腟)と，その他の外性器で構成されています。

女性生殖器(正中断面図)

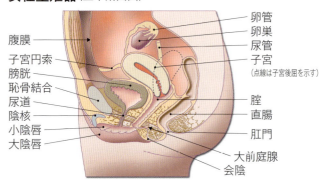

■ 受精と妊娠

卵管　子宮底から子宮広間膜の上を通る約10cmの細い管で，ラッパ管とも呼ばれます。卵子が卵管膨大部で受精すると，分裂を繰り返しながら，卵管粘膜の線毛運動と蠕動運動によって子宮に移動し，受精後約1週間で子宮粘膜に着床し発育します(①→⑨)。

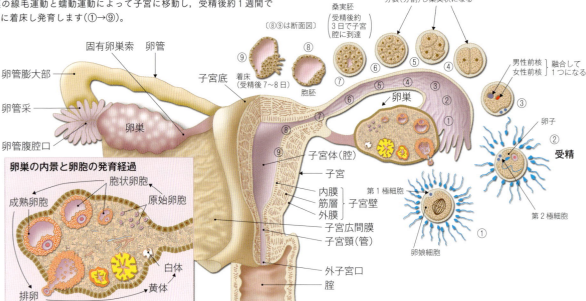

卵巣　骨盤腔の上外側壁にあるウメの実大の扁平な左右1対の臓器で，卵子形成と女性ホルモンの分泌を行います。胎生期には，卵巣内に1個の卵子を含んだ原始卵胞が多数形成され，出生時には左右の卵巣で約40万個あります。生後は，次第に変性退化して減少し，思春期には16～35万個になります。以後，原始卵胞は周期的に次第に成熟して成熟卵胞となり(卵胞期)，卵巣の表面から卵子を排出(排卵期)，排卵後の卵胞は黄体となります(黄体期)。この卵胞期・排卵期・黄体期の周期変化を卵巣周期といい，1周期は約28日です。

乳腺　男女ともにある器官ですが，女性では乳児の哺育器としてよく発達します。乳房は大胸筋の上についていてよく動きます。女性ホルモンは乳腺の発育を促しますが，プロラクチン(乳腺刺激ホルモン)の働きを抑制するため，妊娠中は乳汁の分泌はありません。分娩後はこの抑制がとれ，分泌が始まってオキシトシンによって乳腺の筋線維が収縮し，乳汁分泌が促進されます(110頁参照)。新生児の乳頭吸引刺激はオキシトシンの分泌を一層促します。乳癌は乳房の上外側1/4に好発します。

子宮　前後に扁平な袋状の器官です。成人女性では，長さ約7cm，幅約4cm，厚さ約3cmですが，妊娠すると大きくなり(長さ30cm，幅25cmくらい)分娩後は再び縮小します。子宮は，上2/3の子宮体と下1/3の子宮頸に区別され，子宮壁は，粘膜(子宮内膜)，筋層(3層の発達した平滑筋)と，外膜の3層からなります。粘膜は，表層の機能層と深層の基底膜からなります。

● 子宮後屈

　子宮は前方に傾いていますが，固定的でなく，膀胱や直腸の状態，体位，腹圧などである程度移動します。後に傾いたいわゆる子宮後屈が最も多く，分娩後になりやすく，数十％の女性にみられます。腰痛，月経困難を起こし，不妊・流産などの原因になります。

性周期と月経

成人女性では，卵巣と子宮内膜は密接に関連し，約4週間の周期で変化を繰り返しています。これを性周期といい，卵巣周期と子宮内膜周期（月経周期）があります。この周期変化は，下垂体前葉から分泌される卵胞刺激ホルモン（FSH）[※1]と，黄体形成ホルモン（LH）[※2]に支配され，自律神経系や精神的なものにも強く影響されます。

※1, 2 FSHやLHの分泌は，視床下部の性腺刺激ホルモン放出ホルモン（Gn-RH）の支配を受けています。従って，性周期は，視床下部－下垂体（前葉）－卵巣という一連の系統をもったホルモンの調節機能に支配されています。

FSH＝Follicle Stimulating Hormone　LH＝Luteinizing Hormone
Gn-RH＝Gonadotropin-Releasing Hormone

月経が終わる頃からFSHの刺激によって，①卵巣では卵胞が発育し，卵胞ホルモンの分泌が増加します（卵胞期）。子宮粘膜の機能層は，卵胞ホルモンによって，基底層から再生し，子宮腺も血管も長くなり，内膜は厚みを増し，筋は肥大し，オキシトシンに対する感受性を高めて収縮しやすくなります（増殖期）。②卵巣で卵胞が成熟し，卵胞ホルモンの分泌が急増すると，視床下部からはGn-RH（性腺刺激ホルモン放出ホルモン）が分泌され，下垂体前葉からLHが放出され，排卵を起こします。③卵胞は黄体になり，黄体ホルモンが分泌されます（黄体期）。黄体ホルモンは，子宮粘膜を肥厚させ血管を拡張し，分泌を増加して，粘膜を柔らかくし，受精卵の着床に適した状態にして，子宮筋のオキシトシンの感受性を阻止し，収縮性を低下させ，運動性を抑制します（分泌期）。受精しない場合は，④黄体（月経黄体）は次第に小さくなり，白体となり，黄体ホルモンの分泌は止まります。子宮粘膜の機能層は剥離して血液とともに排出されます。これが月経で，3～4日続き，約50 mLの出血をみます（月経期）。

卵巣周期の排卵より前，約2週間が卵胞期，後約2週間が黄体期で，月経周期の増殖期は卵巣の卵胞期に，分泌期は黄体期に当たります。排卵後，体温は黄体ホルモンによって上昇します。

6. 泌尿器系によくみられる病気

■ 慢性腎臓病（CKD※1）

慢性に経過するすべての腎臓病を包括して慢性腎臓病といいます。これは，初期には自覚症状がなく，一旦機能が低下すると自然回復の望めない腎臓病を，少しでも早く発見し，生活習慣の改善や薬物治療で病気の進行を遅らせようという考えから生まれてきた概念です。

慢性腎臓病は，腎機能の指標であるeGFR※2によってステージ分類し，各ステージごとにきめ細かく食事や運動，薬物治療を管理していきます。従来からの糸球体腎炎やネフローゼ症候群などの病理的診断名や症候に基づく疾患も，これらの各ステージに包含されます。

日本では，成人の8人に1人が慢性腎臓病に該当するとされ，夜間尿やむくみ，貧血，倦怠感などの自覚症状が出てきたときには，既にかなり進行した状態と考えられます。

※1 CKD：Chronic Kidney Disease
※2 eGFR：estimated glomerular filtration rate（推算糸球体濾過値）

■ 腎炎

糸球体腎炎　一般に腎炎といわれる糸球体の炎症で，病変はやがて尿細管に及びます。急性糸球体腎炎と慢性糸球体腎炎とがあります。

急性糸球体腎炎は，扁桃腺炎などの溶連菌感染後に発症するケースが多く，①血尿とタンパク尿，②浮腫，③血圧の上昇が3主徴です。

慢性では，急性糸球体腎炎が慢性化する場合と，初めから慢性に経過する場合とがあります。免疫グロブリンAという免疫複合体の糸球体沈着をきっかけに腎炎が起こるIgA腎症が多くみられます。

ネフローゼ症候群　何らかの原因で糸球体基底膜が侵され，2次的に尿細管に変化を起こしたもので，高度のタンパク尿，浮腫，低タンパク血症，高コレステロール血症（血清総コレステロール250 mg/dL以上）などが起こります（高血圧は発現しない）。小児に多く，小児ネフローゼ症候群の好発年齢は3〜5歳です。70％は6ヵ月以内に再発を起こすとされていますが，適切な治療を行えば腎機能の低下を招くことなく回復可能です。

■ 腎不全

腎臓の機能が約1/4以下に低下し，代謝産物が排泄されず，血中に貯溜して起こる自家中毒を腎不全といいます。これがさらに進行し，脳症状を現すようになったものを**尿毒症**といい，意識障害などがみられ死に至ります。

急性腎不全　タイプによって腎前性腎不全，腎性腎不全，腎後性腎不全などがあります。原因や腎機能障害の程度によって症状は異なりますが，適切な処置によって正常に回復します。

慢性腎不全　長年の腎疾患（慢性糸球体腎炎，ネフローゼ症候群，糖尿病性腎症など）の結果，ネフロンの数が徐々に減少したものです。腎機能の回復は期待できず，食事療法や生活上の注意などで，現在の腎機能を維持させることが治療上の目標になります。場合によって，透析療法や腎移植※を行います。

※**腎移植**　他人から健康な腎臓を提供してもらって取り替える治療法で，成功すれば，腎機能の総てを代行できます。

病期ステージ	ステージ1	ステージ2	ステージ3	ステージ4	ステージ5
eGFR値	90以上	60〜89	30〜59	15〜29	15未満
腎臓病の程度	正常				腎不全
治療法		生活改善・食事療法・薬物療法			透析療法・腎臓移植

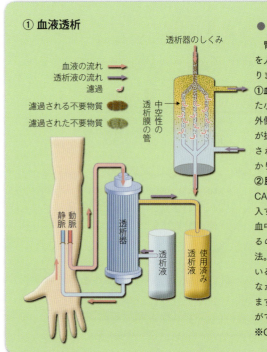

● 人工透析（血液浄化法）

腎不全になると回復困難で，腎機能を人工的に代行する透析法が必要となります。

①血液透析　薄い膜（透析膜）で包まれた小さな管の中に血液を通すと，膜の外側の透析液の中に血液中の不要物質が拡散によって透過され，血液は浄化されます。1回の透析は3〜4時間かかり，普通1週2〜3回行われます。

②腹膜透析（持続携帯式腹膜透析－CAPD※）　透析液を自分の腹腔内に注入すると，腹膜は半透膜として働き，血中の有害物質が透析液中に透析されるので，これを腹腔から排除する方法。人工透析器を24時間体につけているようなもので，普通の生活を送りながら1日，3〜4回バッグを交換します。より自然に近い状態で毎日透析ができるわけです。

※CAPD＝Continuous Ambulatory Peritoneal Dialysis

① 血液透析

② CAPD

腹膜の総面積は約22,000 cm²もあり，腹膜毛細血管の血液中の不要物質が，透析液中に除去される

■腎・尿路感染症

原因菌として大腸菌が約80％を占めます。尿道から膀胱・尿管・腎盂・腎臓に至る上行性の感染が多く、小児・女性によく発症します。高齢者の場合は、前立腺肥大などで尿の流通障害があるときや、悪性疾患、糖尿病などで免疫能力が低下した場合に起こりやすくなります。

① 腎盂腎炎 細菌感染が腎盂や腎実質に及んだもので、女性に多く、悪寒・震えを伴う急激な発熱と側腹部痛や腰痛があり、尿に膿がまじって濁ります。治療には抗生物質の投与の他に、安静・保温を守り、水分を多くとって尿量を増やすことが大切です。

② 膀胱炎 最も多いのは、思春期以後の女性に多い単純性膀胱炎です。長時間尿意を我慢したり、過労や防御能力の低下が誘因となります。排尿末期の痛み・頻尿・尿の混濁（膿尿）が3大症状です。

③ 尿道炎 膿の排出・排尿痛（特に排尿初期）・外尿道口のかゆみや発赤などが主な症状です。淋菌性が多く、クラミジア感染とともに性感染症（STD）として見逃せません。淋菌性の場合は感染後2〜7日で症状が現れます。

※STD＝Sexually Transmitted Diseases

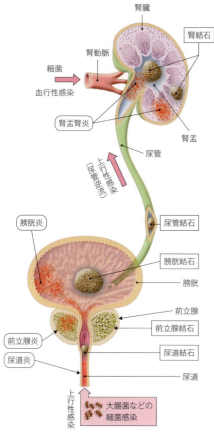

感染症 と 結石

■尿路結石

健常な人の尿中には、結晶化を阻止する成分（保護膠質）が含まれているため、尿中の無機・有機物質は結晶化しません。しかし、結晶成分の増加や感染によって尿のpHが変化し、膠質が減少すると、結晶化し、有機質とともに固まって結石を作ります。結石が極めて小さい場合は、自然に排出されることもありますが、尿管や尿道に詰まると、激しい痛み（仙痛発作）や放散痛が起こり、血尿を伴います。30〜50歳の男性に多い病気です。

結石の種類と分類 腎実質での結石の発生は少なく、多くは腎盂、腎杯にできます（腎石）。これが排出されると、その場所によって尿管結石、膀胱結石、尿道結石になります。膀胱結石は最初から膀胱で発生するものもあります。結石の70〜80％は、リン酸カルシウムやシュウ酸カルシウム結石です。

結石の予防と治療 結石は、再発するケースが多く、除去した結石を分析し、食事療法や薬剤で再発を予防することが大切です。水分の大量摂取で尿量を増やし、排泄物の濃度を薄めることが結石発生の予防になります。外科手術の他に、内視鏡的な排石や体外衝撃波破砕法などによって結石を除く治療が行われます。

※結石　就寝中は、水分の補給がなく、寝汗などで水分が失われ、尿が濃縮されるため「結石は夜作られる」といわれます。

●結石に一撃！　衝撃波破砕法（ESWL）

衝撃波（超音波）を凹面鏡を使って結石に集中することで、体外から結石を砕く方法。X線写真で予め結石の部位を確定しておき、衝撃波を結石に向けて発射するだけで砕くことができます。皮膚の切開も、内視鏡の挿入もなく、患者にとって苦痛の少ない治療法です。

●前立腺肥大症

加齢とともに、前立腺の内腺が腺腫状に肥大し排尿障害を起こす疾患です。性ホルモンの不均衡が原因と考えられ、55歳以上の男性に多く、70歳を過ぎると約93％にのぼります。排尿障害などが起こるのは、その内約10％程度です。肥大した前立腺が尿道を圧迫するため、初期には、頻尿が強く、特に夜間に多く、尿線が細くなり、放尿力の減退、残尿などがみられます。肥大がさらに進むと、長時間の座位、寒冷、飲酒などによって完全尿閉を起こし、膀胱は過度に拡張し、無意識のうちに尿が漏れ出す状態になります。**前立腺癌**は外腺から発生します。テストステロンが癌の発生を促進すると考えられるので、摘出手術の他に抗男性ホルモン療法が行われます。

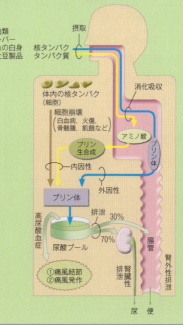

痛風（プリン体と尿酸）

●痛風

痛風は、血中の尿酸が増加し、反復する痛風発作（尿酸塩の結晶が関節に沈着して、激痛と腫れを起こす急性関節炎）を主とする疾患です。

初めは、足親指に起こることが多く、進行すると足・膝・肘などの関節や、腱、皮下組織に尿酸塩が沈着して、痛風結節ができ、関節変形、骨破壊に進行します。尿細管に尿酸が沈着すると、腎障害や腎結石を起こします。患者の95％以上は、40歳後半〜50歳前後の頑強で健啖家の男性です。

※尿酸　大部分は、細胞崩壊時、核酸の分解で生じたプリン体の終末代謝産物で、主に尿中に排泄されます。血液中の尿酸の基準値は4〜6 mg/dL（約7 mg/dL 以上は高尿酸血症）。高尿酸血症が総て痛風になるのではなく、その10〜20％が痛風発作を起こします。

7. 尿の性状——正常尿と異常尿

尿の成分

尿の成分
- 水(95%)
- 固形成分(5%)（ほぼ半分は尿素）
  - 有機物(3%)：尿素，尿酸，クレアチニン，パラアミノ馬尿酸など
  - 無機物(2%)：Na^+, Cl^-, K^+, アンモニア, Mg^{2+}, Ca^{2+}, SO_4^{2-}, PO_4^{3-}など。このうち約60％はNa^+とCl^-が占める

異常成分——タンパク質，糖，ビリルビン，アセトン体，赤血球，白血球，円柱など

尿の性状

尿量 成人では1日約1.5L(0.8～1.9L)で，飲水量，気温，発汗，精神状態などで変動します。夜間は昼間より少なく1/3～1/4です。心疾患や萎縮腎の場合，夜間尿が多くなります。2.5L以上を**多尿**といい，多飲，抗利尿ホルモン欠乏による尿崩症，糖尿病などで起こります。0.4L以下を**乏尿**といい，水分欠乏や心・腎・肝疾患で浮腫のあるとき，ショックによる腎血流の減少時に起こります。腎機能が正常であれば，1日0.4L以下の尿が続くことはありません。1日尿量が0.1L以下の**無尿**は，尿路閉塞，腎実質の病変，手術・外傷・火傷などで，腎実質が酸素欠乏となり，尿細管が変性を起こした場合が考えられます。

外観
色調 淡黄色を呈しますが，内服薬や注射によって変色することもあります。尿量が増すと薄くなり，減少すると濃くなります。
清濁 放尿直後は清澄ですが，放置すると粘液などで軽い混濁が起こります。アルカリ性尿のときは排尿直後から混濁することが多く（炭酸，リン酸，Ca，Mg塩の沈澱のため），酸性尿で始めから混濁しているときは病的です。
臭気 無臭ですが，空気中に長く放置したり，膀胱炎などのときは，細菌が尿素を分解してアンモニア臭となります。甘ずっぱいにおいやアルコール発酵のにおいは，糖尿病や先天性代謝障害のフェニルケトン尿症が疑われます。
比重 1.015～1.025で，比重は尿中の固形成分の量を現します。正常では尿量が増加すると比重は低下し，減少すると上昇します。腎不全になると乏尿，低比重（約1.010）で糸球体濾液の比重と同じ（等張尿）になります。糖尿病では多尿（3～4L/日）で高比重（1.030～1.040）になります。低比重・多尿は，尿崩症に多くみられます。
反応 pHは5～7で，弱酸性です。動物性食品の摂取で酸性に，植物性食品の摂取でアルカリ性になります。室温に放置するとアンモニアの発生でアルカリ性になります。

尿検査から分かること

尿は，血液検査とともに，体の状態について様々な情報を提供してくれます。まず，肉眼で外観や混濁を調べ，次いで物理的・化学的分析を行います。排尿直後から，強度の着色や混濁のあるときは病的です。

タンパク尿 腎・尿路系の病気では，必ず陽性となり，病気の経過と密接に関係します。大部分は糸球体の障害による糸球体腎炎，ネフローゼ症候群などで，持続性です。

しかし，軽度で一過性の良性タンパク尿もあります。発熱時の熱性タンパク尿，ストレス・運動・寒冷時の機能性タンパク尿のほか，起立によって生じ，横になると消失する起立性タンパク尿があります（成長期の子どもに多い）。

血尿 尿に赤血球が漏れ出た状態です。肉眼で分かるのを**肉眼的血尿**といい，新鮮出血のときは鮮紅色，時間がたつと褐色をおびます。外見上は殆ど透明ですが，尿沈渣を顕微鏡でみて初めて赤血球が証明できる微量な血尿を**顕微鏡的血尿**といいます。

血尿は，腎疾患の他，膀胱・尿管の障害，血液疾患で出血傾向があるときにみられます。タンパク尿と血尿が揃えば，腎疾患が強く疑われます。

細菌 尿路感染が疑われるとき，細菌検索と化学療法薬剤に対する感受性を調べます。

ケトン体 脂質代謝のときの中間代謝産物として肝臓で産生され，過剰に産生されるとケトン尿症となります。ケトンは酸性で，これが多いとアシドーシスとなります。進行した糖尿病のほか，小児の下痢による脱水時，大手術後

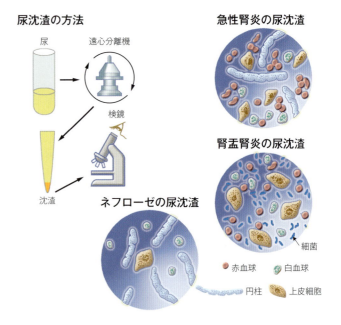

尿沈渣の方法／急性腎炎の尿沈渣／腎盂腎炎の尿沈渣／ネフローゼの尿沈渣
● 赤血球　● 白血球　● 円柱　● 上皮細胞　細菌

● **妊娠の判定**
受精卵が子宮内膜に着床すると，胎盤から絨毛性ゴナドトロピン（絨毛性性腺刺激ホルモン）というホルモンが分泌され，尿に排泄されるので，尿検査によって，妊娠の有無が分かります。

の輸液の不完全時によくみられます。

ビリルビンやウロビリノゲン 肝臓や胆道疾患になると尿中に検出されます。

糖尿 血中のブドウ糖（血糖）は，糸球体で濾過された後，近位尿細管でほぼ100％再吸収され，尿には出ません。しかし，糖再吸収には限度があり，能力限界（糖の尿細管再吸収極量 TmG＝Transport maximam Glucose）を超えると，尿中に糖が出ます（糖尿）。このときの血糖値をブドウ糖に対する腎閾値といい約170 mg/dL です。

ただし，TmG の低い人があり，腎性糖尿といって血糖値が正常でも尿に糖が出る人がいます。逆に腎動脈硬化症ではTmG が高くなり，血糖値が170〜180 mg/dL 以上になっても尿に糖が出ないことがあります。また，糖分の多いものを食べた後などには，一過性に糖尿がみられます。

血糖と糖尿

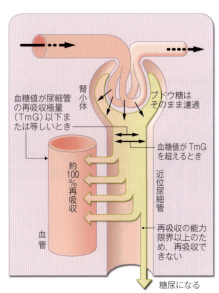

血糖とその調節 腸から吸収されたブドウ糖（グルコース）は，肝臓でグリコーゲンとして貯えられますが，一部は血中に入り，血糖として輸送され，筋や他の組織のエネルギー源になります。血糖の基準値は約100 mg/dL（70〜110）です。組織の活動で血糖が消費されて減少（低血糖：60 mg/dL 以下）すると，肝臓内のグリコーゲンはブドウ糖（グルコース）となって血中に放出され，血糖を高めます（アドレナリンやグルカゴンなどの作用）。血糖が増加すると（高血糖：110 mg/dL 以上），肝臓は，これを摂取してグリコーゲンとして貯蔵するなどの作用で血糖を下げます（インスリンの作用）。このようにして血糖の水準は一定に保たれています。

糖尿病

膵臓のB(β)細胞から分泌されるインスリンの欠乏や，その作用の低下によって，ブドウ糖が血中に増加（高血糖）し，尿中に排泄される疾患です（75頁参照）。発症には遺伝因子と環境因子（過食・肥満・ストレス・感染・手術・妊娠・ステロイド剤など）が関係します。

①1型糖尿病

糖尿病の5〜10％を占め，多くは小児に発症します。発

血糖とその調節

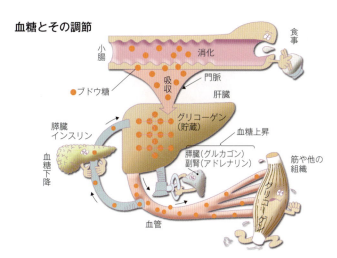

症は急激で脂肪分解が亢進しケトアシドーシスを生じます。膵臓のB 細胞が破壊されインスリンが分泌されないため，発症直後からインスリンの補給が不可欠です。自己抗体を認める自己免疫的機序で起こるものと，自己抗体を認めないものの2種類があり，原因は不明です。

②2型糖尿病

糖尿病の90〜95％がこのタイプです。中年以後に発症し，脂質異常症，過食，肥満が最も強力な発症因子で，特に腹腔内の内臓脂肪蓄積が問題です。精製糖の多量摂取は，この蓄積を招くとされています。発症は緩やかで，合併症が出て初めて分かる場合もあります。軽い場合には食事療法や血糖降下剤の服用でコントロールできますが，進展すれば膵臓のインスリン分泌能は廃絶し，1型と同じようにインスリン治療が必要になります。遺伝との関係が深く，家族も糖尿病をもっていることがよくあります。

③その他の糖尿病（2次性糖尿病）

膵臓や内分泌疾患から起こるものです。

症状 多飲・のどの渇き・多食・多尿がみられ，糖が排出されるため体重の激減や倦怠を招き，重症になると糖尿病性昏睡に陥ります。

合併症 糖尿病網膜症，糖尿病腎症，糖尿病神経障害の3大合併症の他，白内障，動脈硬化症，感染症などを引き起こします。

● **尿の自己検査**

市販の尿検査試験紙は，尿に試験紙を浸し，その色調から，タンパク質や糖，ウロビリノゲン，潜血，ケトン体などの有無やpH を判定でき，異常の早期発見の手がかりになります。タンパクやブドウ糖などの異常成分が検出された場合は，医師の専門的診断を受けることが大切です。一般的な注意点として，以下のようなものがあげられます。①排尿後すぐの新鮮尿を清浄な容器に採取。②試験紙はできるだけ早く尿中に完全に浸し，直ちに引き上げ，規定時間に比色表によって判定。③試験紙の保管に注意し，使用期限を守る。

8. 内分泌系

内分泌腺とその働き（図中の文字を ⬚ で囲んだ部分）

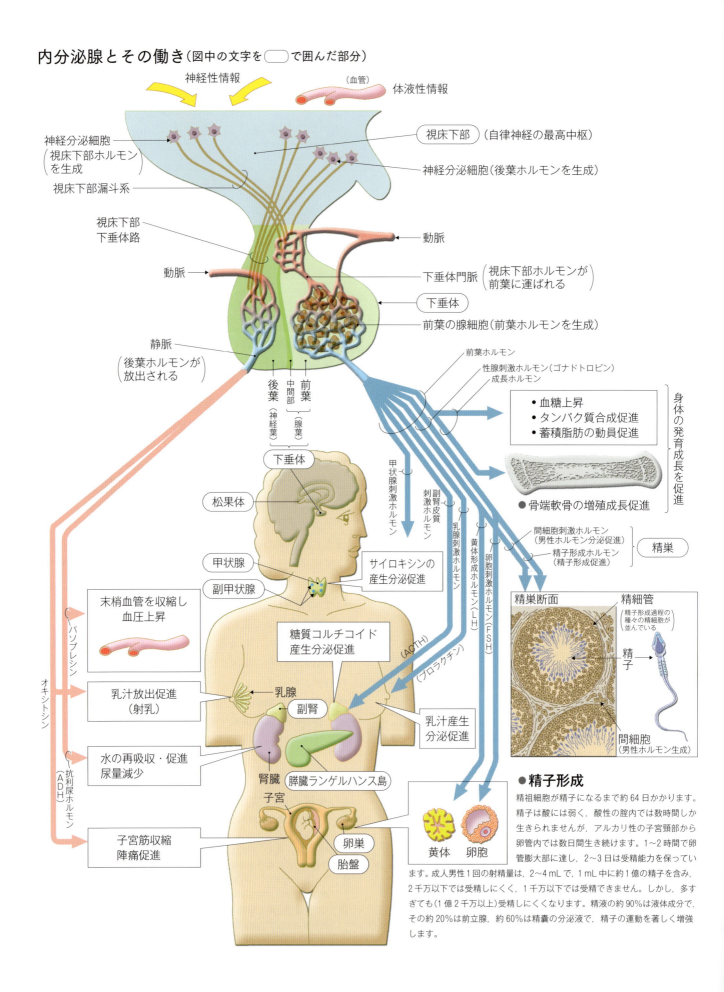

内分泌腺とホルモン

　私たちの体を構成する器官系・器官・組織は，互いに関連を保ち，安定した状態で生命を維持しています。このしくみは，自律神経による神経的調節(145頁参照)と，ホルモンによる化学的(液体性)調節によってコントロールされており，両者の連携は極めて密接です。

　ホルモンを作る器官を内分泌腺(ホルモン腺あるいは内分泌器官)といい，それぞれ特定のホルモンを作って目的とする器官(標的器官)に働きかけます。全身には左図のような内分泌腺があります。

ホルモンの作用

　内分泌腺は小さな臓器ですが，産生されたホルモンは，血液中に送り出され，全身にゆきわたり，遠くの臓器にまで働き，その作用は大きく，比較的緩やかに長時間にわたって作用するのが特徴です。ホルモンの産生や分泌に異常があると，体に様々な支障が起こります。

　ホルモンは，微量でも十分に作用効果をあげ，ビタミンと似て触媒的な働きをしますが，ビタミン(体内では殆ど合成できず，食物によって摂取しなければならない)と違うのは，体内で作ることができることです。

下垂体

　各種ホルモン腺のホルモンの分泌量の増減や，分泌時期の決定には，高度な調節が行われています。この重要な調節の役割を担っているのが下垂体です。下垂体は，発生的・構造的・機能的にも異なる前葉(腺葉)と，後葉(神経葉)の2部が一緒になった約0.5gの小指大の臓器で，間脳(視床下部)の底に付着しています。

前葉　末梢内分泌腺(下位内分泌腺)を動かすモーターに当たり，甲状腺，副腎皮質や性腺などのホルモン生成を調整する末梢内分泌腺刺激ホルモンや成長ホルモン，乳腺刺激ホルモン(プロラクチン)を分泌しています。

　前葉と下位内分泌腺との間では，フィードバックシステム(自動制御機構)が作用して，下位内分泌腺のある種のホルモンが減少すると，前葉から刺激ホルモンが分泌され，その産生を促し，増加すると抑制するというサーモスタットのような役割を果たしています。

後葉　下垂体の後部1/4の部分で，後葉から分泌されるホルモンは，視床下部のある種の神経分泌細胞で作られ，その軸索の中を伝わって後葉に達して貯留され，必要に応じて血液中に放出されます(視床下部-下垂体路)。このホルモンには，子宮筋の収縮と乳汁放出作用をもつオキシトシンと，腎臓の尿細管から水の再吸収を促進し，体液量とその浸透圧を調節するバソプレシン(生理作用から抗利尿ホルモンともいわれる。99頁参照)があります。バソプレシンは血管を収縮し血圧を上昇させる作用もあります。

視床下部-下垂体系　下垂体は，そのすぐ上方の間脳にある自律神経系の最高中枢である視床下部と密接に連携しています。視床下部のある種の神経細胞(神経分泌細胞)では，下垂体前葉ホルモンの分泌を調節する視床下部ホルモン(下垂体ホルモン放出ホルモンと抑制ホルモン)が作られています。このホルモンは，視床下部と前葉を連絡する下垂体門脈系という血管に放出されて前葉に運ばれ，前葉の腺細胞のホルモンの合成・放出を調節しています。視床下部は，神経連絡によって大脳皮質や他の脳・脊髄とつながるとともに，血液によって，体液の変化やホルモン濃度を感じとる受容体をもっています。このため，ストレスや生活環境の変化，精神的動揺などの脳の複雑な機能も，視床下部-下垂体系に影響を及ぼすのです。

　視床下部-下垂体系は，体の恒常性維持に中枢的な働きをする1個の機能単位と考えられています。このため，精神不安のある女性は，よく性機能の障害を起こし，月経周期が乱れたり無月経になることがあります。

●女性ホルモンと更年期障害

　月経は，思春期に始まり，その後30〜40年にわたって繰り返されます。しかし，40歳を過ぎると，卵巣の萎縮が急速に起こり，機能が衰えるとともに，月経は不規則になり，50歳ごろになるとやがて停止します(閉経)。

　更年期(44歳〜55歳くらい)とは，卵巣の働きが衰えはじめてから閉経までの期間です。卵胞ホルモンの分泌減退，下垂体前葉からの性腺刺激ホルモンの分泌過剰など，ホルモンのバランスが乱れます。この期間には，自律神経失調も起こり，様々な不定愁訴が現れることが多く，これらを更年期障害と呼んでいます。この時期，なんらかの愁訴で悩む女性は，50〜60％にのぼるとされています。更年期には，体のしくみをよく理解し，不安を取り除き，栄養・運動・休養などのバランスをとりながら，積極的に日常生活を送ることが大切です。最近では，更年期障害のための薬剤が開発されていますので，必要に応じて服用するのも効果的です。

●更年期障害のいろいろ

[血管運動神経障害]—のぼせ・顔面紅潮・発汗・どうき・冷え症など。[精神神経障害]—頭重感・頭痛・耳鳴り・不安感・不眠・イライラ・めまい・記憶力減退・ゆううつなど。[身体症状]—しびれ・肩こり・腰痛・便秘・はき気・疲れやすい・全身倦怠，脂質異常(コレステロールの異常)など(他に，月経異常，更年期出血など)。

●睡眠サイクルとホルモン

　松果体から分泌されるメラトニンというホルモンは，光の影響を受け夜間に多く昼間に少なく分泌され体内時計の役割を担っていると考えられています。この作用を応用し，製剤化された薬剤は入眠薬として用いられています。

糖尿病は血管病？

糖尿病には，1型と2型があります(109頁参照)。タイプはともかく，糖尿病はインスリン分泌不全やインスリンの感受性不足(インスリン抵抗性)などにより血糖が適切に利用されず，進行した場合その名の通り尿に糖があふれ出てしまう病気です。しかし，尿に糖が出てしまうこと自体が問題ではありません。一番恐いのは，高血糖の影響で，全身の大小の血管が破壊されてしまうこと。「糖尿病は血管の病気」といわれるのは，このためです。

細小血管症と大血管症

糖尿病による血管障害は，毛細血管や細小動脈などが障害される細小血管症と比較的大きな動脈が障害される大血管症があります。

細小血管症 糖尿病に罹患後，10年ほど経って発症するのが細小血管症。代表的なものが細い動脈が集まっている網膜と腎臓に現れる糖尿病網膜症と糖尿病腎症です。網膜では網膜血管の障害により黄斑症や乳頭浮腫による視力低下や眼底出血による失明が起こります。腎臓では，糸球体が障害され，腎機能低下から腎不全になります。2015年現在，途中失明の原因の第二位と，腎不全による透析導入の原因の第一位は糖尿病です。

神経障害も気をつけたい細小血管症の一つです。高血糖による神経細胞の代謝障害と神経細胞に栄養を送る毛細血管障害により感覚神経や運動神経が障害され，手足のしびれや起立時のたちくらみなどの障害が起こります。よくみられる初期症状は，両足の裏のしびれです。裸足なのに靴下を履いているような感覚が現れたら要注意です。

大血管症 比較的大きな動脈に障害が起こるのが大血管症です。冠動脈疾患(狭心症・心筋梗塞)や脳梗塞，閉塞性動脈硬化症などの末梢動脈疾患が代表的なもの。既に境界型糖尿病といわれる状態のときから初期変化は始まっているとされ，糖尿病に特有なものというより，脂質異常症や高血圧などの合併症との複合的要因により発症するものです。ただし，糖尿病をもった人が発症する確率は糖尿病をもたない人に比べ，冠動脈疾患で2〜4倍，脳梗塞で2倍，閉塞性動脈硬化症で4倍とされます。

その他の合併症と合併症予防

糖尿病による合併症は，このような血管障害にとどまりません。高血糖は，細菌の繁殖を促し感染症に対する抵抗力を低下させます。糖尿病の人は，水虫が治りづらいとか傷が治りづらいというのは，この1例です。また，神経障害により痛みに対する感受性が低下し，虚血による痛みを感じにくくなります。このため閉塞性動脈硬化症で足の壊疽が起こっても痛みを感じず，ひどい場合には足の切断という事態をまねくことになります。狭心症や心筋梗塞でも，明確な症状に欠けることが多いとされています。

では，こうした糖尿病による血管障害を防ぐには，どうすればよいのでしょう。まずは，血糖を厳密にコントロールすること。食事療法や運動，薬物治療により適切な範囲内に血糖値を抑えることで，血管障害の発生を抑えることが可能です。もう一つは禁煙。喫煙は，インスリン抵抗性を高め，高血糖の影響を拡大させます。

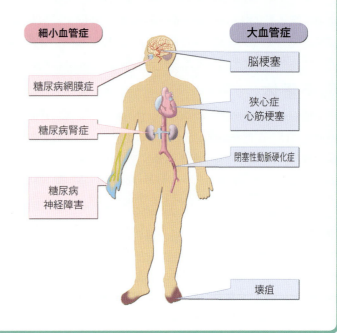

第6章
骨・筋肉

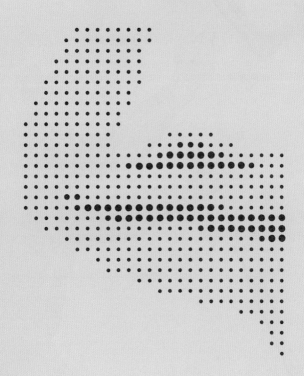

1. 骨と筋肉の働き

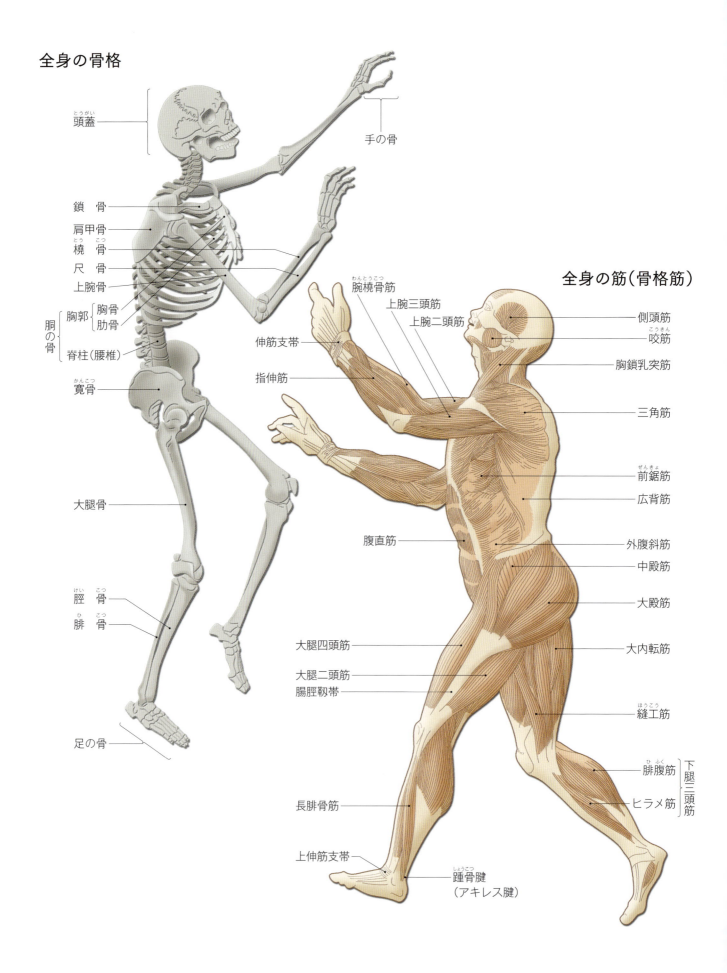

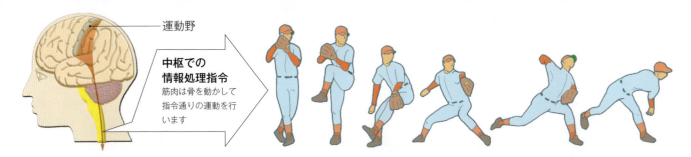

■運動にかかわる器官

動物は，自分の力で自分の体を動かす優れたしくみをもっています。そのしくみによって，自由に歩き回ったり，物を持ったり，食事をしたりなどの運動ができるのです。運動は，体の外の目に見える部位で行われるだけでなく，胃腸，心臓，血管など，目にみえない内臓でも行われています。しかし，一般には，運動器というときは，骨や筋肉，関節，腱など，いわゆる支持運動器系によるものを指し，内臓での運動は含まれません。

運動は，それぞれの部位が単独に行うものでなく，感覚器で集められた情報が，中枢神経系で処理され，しかるべき指令が末梢神経系を介して筋肉などに伝えられ，初めて，体や手足が動かされるのです。

■運動は，骨と筋肉の協調から

運動は，骨，筋肉，関節・腱などの連携プレーによって行われるものです。

例えば，私たちが手足を動かすときは，筋肉の収縮によって支軸としての骨を動かし，これによって物をつかんだり，歩いたりすることができるのです。もし，骨がなく筋肉だけだとしたら，体の心棒がないため，アメーバのような運動によって移動しなければなりません。つまり，骨は，体に一定の形と強さを与え，変形を抑え，筋肉による運動時の力のロスを最小限に抑える働きをしているのです。

■意思による運動と意思によらない運動

ボールを投げたり，首を回したりという運動は，意思によって随意的になされるものですが，心臓の拍動や胃・腸の蠕動運動は，意思とは関係のない働きです。前者を行うものを随意筋，後者を行うものを不随意筋と呼んでいます。随意筋は，骨と協力して体を動かすという意味で骨格筋とも呼ばれます。一方，不随意筋は心臓壁の心筋と，血管壁や胃腸管，膀胱などの内臓壁の平滑筋とがあり，一般に内臓の筋肉を形作る筋肉という意味で内臓筋とも呼ばれます。

■運動をするためのジョイント部分—関節・腱

摩擦を和らげる関節　骨格筋の収縮によって支軸となる骨と骨の距離が変わると，ある方向に向けて四肢，体幹の移動が行われます。このとき，骨と骨の間には腔所（関節腔）があって，両者の摩擦を和らげ，運動の向きと範囲を一定にする働きをしています。これが関節で，関節を作る相互の骨は，弾性に富む靱帯で強く結ばれています。

筋肉と骨をつなぐ腱　骨と骨格筋の連携がスムーズに行われるためには，しっかり結合されていなければなりません。そのため，筋肉は，腱で骨に定着されており，それによって骨を動かします。腱は非常に丈夫な構造で，めったに切れることはありません。

●骨・筋肉と重力

骨や筋肉は，重力と密接なかかわりをもっています。

このことは，人類が宇宙へ出かけるようになって明らかになってきました。

宇宙での無重力状態を経験して，地球に帰還したばかりの飛行士の筋力は低下し，特に姿勢の保持に使われる下肢の筋肉（大腿の筋や腓腹筋）の萎縮が顕著でした。これは，無重力下では筋肉を使う必要がないためで，骨折のときギプスをかけた後，足が細くなるのと同じ理由です。また，飛行士の骨をX線撮影で調べると骨の中のカルシウムが減って弱くなっていました。この脱カルシウム現象は，わずか1週間の飛行でも起こっています。しかし，その減り方は均等ではなく，パイロットによって約5〜10％，あるいは20％と差があり，手足を動かしていた飛行士ほど，減少度が少ないようです。

一方，飛行士が再び地球の重力状態の中で生活し始めると，骨はカルシウムの放出をやめて蓄積を始めるようになり，筋肉も元にもどりました。また，骨と重力の相互関係を知るために，犬を高重力の状態に置いて実験してみると，普通の場合よりもその犬の骨は太くなり，骨のカルシウムに関連するホルモン，ビタミンの異常も認められたということです。

以上のことから，骨や筋肉は，どんな重力環境にも順応できる巧みなシステムを備えているといえましょう。

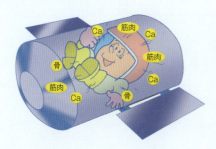

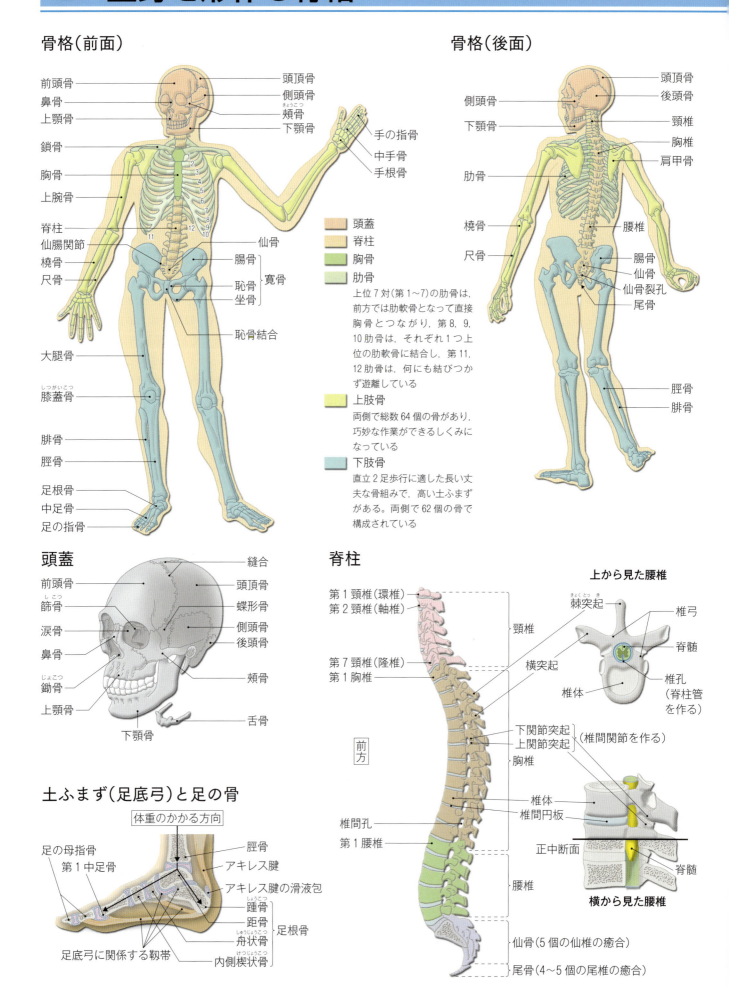

■成人の骨は，206個

新生児の骨は約350個ですが，成長する過程で幾つかの骨が癒合し206個になります。この癒合が完了するのは，男性でほぼ18歳，女性では15歳半くらいです。

■脳・脊髄を守る骨──頭蓋（とうがい）と脊柱

頭蓋 頭蓋は，すき間のない頑丈な骨です。一見，1枚の骨のようにみえますが，実は，23個の骨が合わさってできたもので，脳を守る脳頭蓋を形成する頭蓋骨と，顔面の骨格をなす顔面頭蓋を作る顔面骨からなっています。

① **頭蓋骨** 前頭骨，頭頂骨，後頭骨，側頭骨*，蝶形骨，篩骨，鼻骨，鋤骨，涙骨，下鼻甲介の10種の骨からなり，初めの6種の骨は，脳をいれる頭蓋腔を囲む壁を作ります。

※側頭骨の鼓室内には左右3個ずつの耳小骨がありますが，一般に，頭蓋の骨としては扱われません。

② **顔面骨** 上顎骨，頬骨，口蓋骨，下顎骨，舌骨の5種からなります。

下顎骨と舌骨以外の頭蓋の骨は，骨同士が極く少量の丈夫な結合組織の線維で結びつく，縫合という様式で結びついています。新生児では，まだ骨化せず，膜状の部分が残っていて，指で押すとへこみます。大脳動脈の枝の拍動に触れることができ，俗に「おどりこ」と呼ばれ，大泉門・小泉門などがあります。これらは年齢が進むにつれて小さくなり，最終的には完全に閉鎖します（120頁参照）。

脊柱 体の支柱をなし脊髄を保護している骨で，32～34個の椎骨が，頸椎，胸椎，腰椎，仙骨，尾骨を構成しています。脊柱は，横からみると頸部と腰部は前方に，胸部と仙尾部は後方に突き出すようにゆるくカーブして連なっています。これは，人間が直立する際，体のバランスを保つため自然に形作られたもので，胎児や新生児では後方に凸型の彎曲を示すだけです。

椎骨 前方の短円柱の椎体と，後方の椎弓から構成され，上下の椎体の間は，丈夫な弾力性のある線維軟骨からなる椎間円板が挟まって椎体を連結し，クッションの役割を果たしています。上下の椎体と椎弓は靱帯でつながり，椎体と椎弓の間には椎孔という大きな孔があり，頭蓋腔から仙骨裂孔まで連なり，脊髄が通る脊柱管を作っています。

■心臓・肺などを守る骨──胸郭

胸郭は，胸椎と前方の胸骨が肋骨を介してつながり，円錐状に近い籠状になったもので，心臓や肺など大切な胸部臓器を保護しています。

胸骨 胸部前面の中央に，縦に位置する小刀状の扁平な1本の骨で，肋骨とつながっています。

肋骨 後方では胸椎の椎体の後外側面とつながり，前方にアーチ状に弧を描いている12対（24本）の骨です。

胸郭は，呼吸運動に対応するため胸腔内の容積を増減させなければなりませんが，上方の肋骨では前後に，下方では横にも前後にも同等に広がります。

■手足の運動をつかさどる四肢の骨

上肢骨

① **上肢帯** 鎖骨と肩甲骨からなり，上腕と体幹（胸郭）の間にあって，両者を連結させています。

② **自由上肢骨** 力こぶができる上腕には上腕骨，前腕いわゆる二の腕には母指側にある橈骨と，小指側にある尺骨，手を構成する手の骨は，手首にある手根骨，てのひら（手掌）の中手骨，手指のある指骨からなっています。

下肢骨

① **下肢帯** 仙骨，尾骨とともに骨盤を作るもので寛骨ともいわれ，腸骨，坐骨，恥骨の3つの骨が癒合してできています。

生殖器などを守る丈夫な鉢──骨盤

骨盤（pelvis）は，ラテン語で鉢という意味。脊柱と下肢をつなぐとともに，底のない鉢の内部には，膀胱・卵巣・子宮・直腸・前立腺などの骨盤内臓器をいれています。

骨盤は，全骨格中で最も男女の形の差異が著しく，骨盤の形によって男女を見分けることができます。例えば，骨盤の真ん中に開いている孔の口径は，いずれの方向をとっても女性の方が大きく，左右の恥骨が連結する恥骨結合の下に作られる角（恥骨下角）は，男性が鋭角（50～60°）なのに対し，女性は広く鈍角（70～90°）です。子供の頃は，腸骨・坐骨・恥骨に分かれて軟骨で結合していますが，16・17歳頃，遅くとも23歳くらいまでには，これらの軟骨が骨化し，骨結合して1つの大きな寛骨になります。

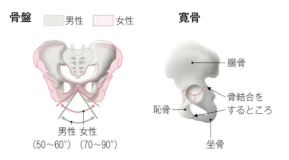

② **自由下肢骨** 太もも（大腿）にある大腿骨と膝蓋骨，向こう脛（下腿）にある内側の脛骨とその後外側にある腓骨，および足の骨の足根骨，中足骨，指骨（趾骨）からなります。大腿骨は，全身のすべての骨の中で最大・最長の骨で，身長の27～28％あります。足の骨は，足底では人間特有の土ふまず（足底弓）を形成しています。

3. 骨の構造と働き

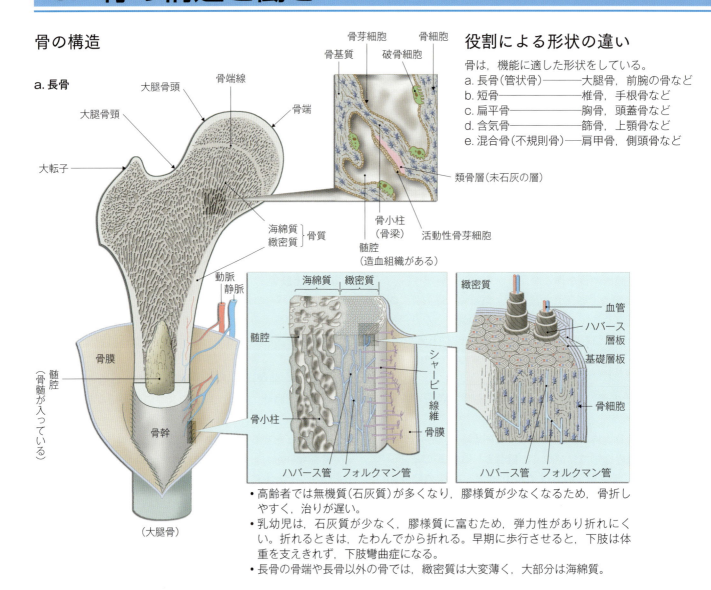

骨の構造

a. 長骨

役割による形状の違い

骨は，機能に適した形状をしている。
- a. 長骨（管状骨）――大腿骨，前腕の骨など
- b. 短骨――椎骨，手根骨など
- c. 扁平骨――胸骨，頭蓋骨など
- d. 含気骨――篩骨，上顎骨など
- e. 混合骨（不規則骨）――肩甲骨，側頭骨など

- 高齢者では無機質（石灰質）が多くなり，膠様質が少なくなるため，骨折しやすく，治りが遅い。
- 乳幼児は，石灰質が少なく，膠様質に富むため，弾力性があり折れにくい。折れるときは，たわんでから折れる。早期に歩行させると，下肢は体重を支えきれず，下肢彎曲症になる。
- 長骨の骨端や長骨以外の骨では，緻密質は大変薄く，大部分は海綿質。

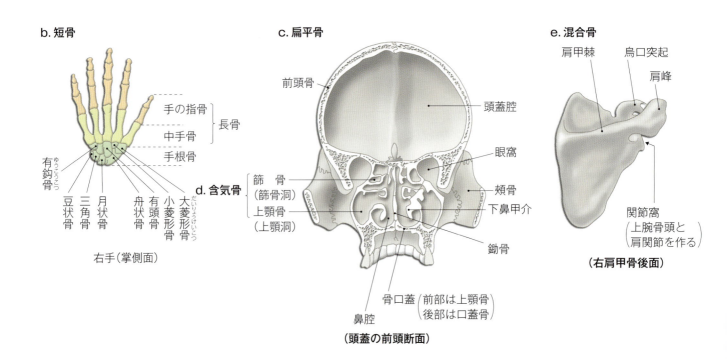

■骨の成分

骨は鉄筋コンクリート状の組織で、無機質が石や砂に、有機質のうち、線維が鉄筋、多糖体はセメントに当たります。無機質は、骨の硬さを、有機質は強靭さを保ちます。

各種成分(%)		骨		軟骨[※3]
		緻密質	海綿質	
水分		15	30	73
無機質 (主にリン酸カルシウム)		50	40.8	3
有機質	タンパク質[※1]	30	23	10
	多糖体[※2]	5	6.2	14

※1 タンパク質の主成分は骨コラーゲン(膠原)で膠原線維になる(骨を煮ると膠がとれる)。
※2 多糖体は、膠原線維の間を埋める物質。
※3 軟骨の膠原線維は、極めて微細で束を作らず、線維間は軟骨特有のゲル状の有機質からできている(12頁参照)。

■骨の構造

骨は、骨細胞と細胞間の骨基質からできています。主部は骨質で、表面は骨膜で覆われ、内部に骨髄があります。

骨細胞は、基質中の骨小腔にあり、骨小腔をつなぐ骨細管の中に多数の突起を出し、隣接する骨細胞と連結し、基質を走る血管との間で活発な代謝活動を営み、骨組織の維持や基質における無機物の代謝回転にも関与しています。

骨基質は、線維と線維間質からできており、間質は多量の無機質を含み、骨質と呼ばれる特有の硬さをもっています。

緻密質 骨の表層を占め、長骨の骨幹では何層もの緻密な層(骨層板)が合板状に組み合わされ、大変堅牢にできています。内・外面では、表面に平行な基礎層板になっていますが、両者の間には、血管や神経の通るハバース管(中心管)を同心円状に取り巻く多数のハバース層板があります。層板には、骨細胞が同心的に連結し、一端は中心管に開いています。膠原線維の走行は、層板ごとに異なり、多くの場合、直角になっています。線維間には、カルシウムとリンによるハイドロキシアパタイトの結晶が密に詰まっています。このような円柱構造※によって、骨の硬度と剛性が保たれているのです。ハバース管は、骨膜表面および髄腔とは、フォルクマン管(貫通管)という横走あるいは斜走する管で連絡しています。骨芽細胞、骨細胞、破骨細胞は、これらの血管から栄養や酸素を受けています。

※円柱構造 緻密質の構成単位とみなされ、ハバース層板系(オステオン=骨単位)と呼ばれます。

骨には、所々に1個または数個の小さな穴(栄養孔)があり、そこから骨の代謝に必要な栄養血管(栄養動脈、導出静脈)が入り、骨質を貫き、髄腔に達しています。この栄養管の血管や神経が、運動によって影響を受けないよう、管は骨の中で最も力の加わらない部分に開いています。

海綿質 骨の内部にあり、長骨の骨端、それ以外の骨の大部分は海綿質で、海綿様の小腔(髄腔)を多数もつ薄い骨板(骨小柱、骨梁)からなっています。骨小柱を作る骨質は、大きな骨小柱でも層板構造は不明瞭で、ハバース管はなく、小さな骨小柱では層板形成もみられません。

骨髄 骨幹の中心部や海綿質の髄腔を満たしている柔らかい組織で、大きいハバース管の中まで入っています。骨髄は、赤色骨髄と黄色骨髄に分けられます。赤色骨髄は、血球を造り、抗体産生や生体防御機構に関与するリンパ球の産生の場です。黄色骨髄は、血球が少なく脂肪を貯蔵し、長骨の骨幹部の髄腔にあります。

骨膜 骨の表面は、関節面を除き結合組織の骨膜で覆われています。骨膜は、骨を保護するとともに、血管と神経が張り巡らされて、骨に栄養を供給しています。感覚神経が豊富なため、たたかれると大変痛く、特に筋に覆われない向こうずねは、弁慶の泣きどころといわれるほどです。

■骨は活発に代謝している生きた組織

骨芽細胞 骨の形成は、骨芽細胞が骨成分を作ることから始まります。骨芽細胞は細胞表面に副甲状腺ホルモン受容体をもつ細胞で、コラーゲンからなるオステオイドという網目状の枠組みにカルシウム(Ca^{2+})を沈着させ骨基質を形成するとともに自らも形成した骨基質中に埋め込まれ骨細胞となります。この時、Ca^{2+}のオステオイドへの沈着は、リン酸イオン濃度に依存するため骨芽細胞からはアルカリホスファターゼ(ALP)が分泌され、リン酸と反応したCa^{2+}が沈着します。骨芽細胞は、骨膜の内層や骨質中の血管でできた空洞壁に存在し、骨内面に向かって骨を新生し、骨の太さを増すしくみになっています。血清ALP値は、骨代謝状態をみる指標となります。

破骨細胞 骨組織の破壊・吸収にあずかる細胞で、髄腔壁や、骨質中を通る血管にできた空洞壁にみられます。破骨細胞は、骨質の中に絨毛状の突起を出して、強い酸性フォスファターゼを分泌し、骨を融解・吸収して髄腔を広くし、軽くする働きもしています。

骨は、一定の状態に保たれ、動かない静的な組織と考えられがちですが、実際は、骨芽細胞による骨新生と、破骨細胞による骨破壊・吸収の2つの相反する現象が繰り返し、常に活発に代謝している組織です。成人では全身の骨の約20%が1年で作りかえられています。

※幼少時は、新生の方が盛んです。成熟時は、新生と吸収が同程度で、骨の大きさは変わりません。健康成人の代謝回転は、約95日で、吸収20日、形成75日といわれます。高齢になると、この期間が延び、吸収の方が強くなります。

4. 骨の成長と老化

骨の発生
骨の発生には2つの様式①②がある。

① 膜性骨発生
頭蓋骨のような扁平骨にみられ、軟骨の原型が作られず、線維性結合組織から直接骨が作られる。この骨を膜性骨(付加骨)という。この経過中にみられるのが新生児の頭蓋にある泉門とその閉鎖である。

泉門は、個々の骨の間に残っている骨化しない結合組織の部分で、出生時にはまだかなり広く、産道を通るとき、頭蓋骨が多少重なり、頭が幾分細長くなって分娩を容易にする。

② 軟骨性骨発生
全身の殆どの骨にみられる。まず、軟骨で骨の原型ができ、それが骨に置き換えられたもので、この骨を軟骨性骨(置換骨)という。

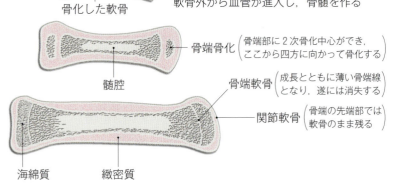

新生児の頭蓋〈( )内は泉門の閉鎖時期〉

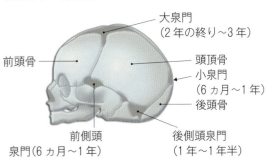

Ca代謝の調節（代謝の中心は、Caの骨での貯蔵と骨からの動員）

ホルモンによる血中 Ca^{2+} 濃度の自動調節機序（フィードバック）

正常値 約 10 mg/dL

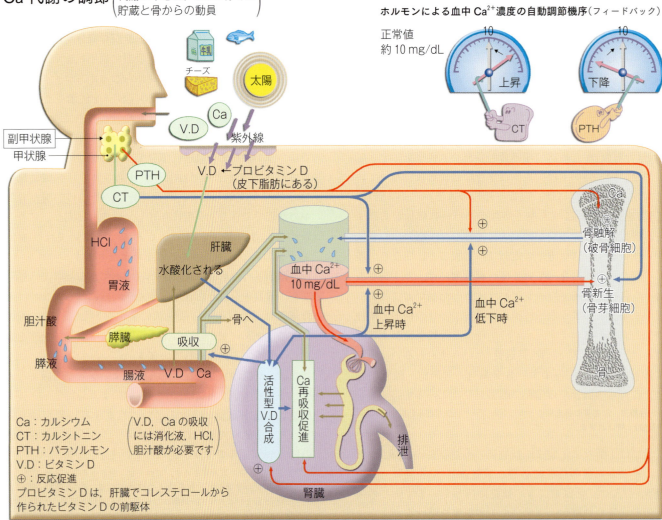

Ca：カルシウム
CT：カルシトニン
PTH：パラソルモン
V.D：ビタミンD
⊕：反応促進

V.D, Ca の吸収には消化液、HCl、胆汁酸が必要です

プロビタミンDは、肝臓でコレステロールから作られたビタミンDの前駆体

■骨の成長

骨は，骨芽細胞によって長さと太さの両面で成長します。

増長 骨端軟骨の軟骨細胞の増殖とその骨化で長さを増します。成長とともに軟骨層は薄くなり，やがて消え，骨端と骨幹は完全にくっつき成長は止まります（男子は約18歳，女子は約15〜16歳）。骨端軟骨の増殖・成長を促進するのが下垂体前葉から分泌される成長ホルモンで，このホルモンが過剰に出ると，幼児期では巨人症，成人では末端肥大症となり，逆に不足すると，子供では小人症になります。

増厚 骨膜からできる骨芽細胞が新しい骨質を作って太くなります。太さは，成長期以降も運動などによって増大します。こうした骨の成長には，成長ホルモンの他に，カルシウム，リン，ビタミンDなどが関与します。これらが不足すると骨化が障害され，石灰質の少ない弱い骨になってしまい，骨折や変形が起こりやすくなります。

■骨はカルシウム（Ca）の貯蔵庫

骨は筋と結びついて運動しますが，忘れてはならないのは，カルシウム（Ca）やリン（P）などの無機質の貯蔵庫としての役割です。特に，Caは，骨や歯の形成と維持，筋収縮，神経興奮の伝達，血液凝固，乳汁生成など，様々な生命活動の場で重要な役割を果たしています。人体には，体重の1.5〜2.2％のCaが含まれ，無機物中で最も多く（約1kg），その大部分（99％）は骨に貯えられ，残りの1％が組織や血液中にあります。血中濃度は約9〜11mg/dLです。女性は男性より20〜30％低く，妊娠，出産，授乳，閉経などでCaの喪失が促進されます。

リンは約700gで，その約80％は骨にあります。

■カルシウム代謝の調節因子 (101頁参照)

経口的に摂取されたCaは，まず小腸で吸収され，骨に貯蔵されます。一部は，血中に遊離し，体の諸機能に関与するとともに，腎臓から体外に排泄されます。摂取するCaの量と，体が必要とする量を勘案しながら，これらの調節を行っているのが，カルシトニン，副甲状腺ホルモン，活性型ビタミンDです。

副甲状腺ホルモン〈パラソルモン（PTH）〉 ①破骨細胞の形成と活性を促進し，骨からCaの血中への遊離を促進，②骨芽細胞・骨細胞を膨大させ血中Caの骨への移動を抑制，③腎臓の尿細管からのCaの再吸収を促進し血中Ca濃度を高め，④ビタミンDから活性型ビタミンDへの変換を早め，腸管からのCa吸収を促進させます。

カルシトニン（CT） 甲状腺から分泌されるホルモンで，①破骨細胞の形成と活性を抑制し，骨吸収を阻害，②骨芽細胞・骨細胞を収縮させ，血中Caの骨への移動を促進し，骨新生を促進，③骨からのCaの放出を抑制して，血中Ca濃度を減少させます。このように副甲状腺ホルモンとカルシトニンは，互いに拮抗的に働きます。

活性型ビタミンD（1,25-ジヒドロキシビタミンD）

ビタミンD（V.D）は，骨のホルモンとさえいわれるほど骨にとって重要なビタミンです。しかし，V.Dは，そのままでは，なんの作用も示しません。作用を示すためには，肝臓で水酸化された後，腎臓で活性型V.Dに変わる必要があります。血中に分泌された活性型V.Dは，腸管からのCaの吸収を促進し，骨へのCa沈着を進め，骨形成を促進します。また，血清Ca濃度が低下すると，骨吸収を促進して骨のCaを血中に放出し，血清Ca濃度を高めるという両面の働きをします。つまり，破骨細胞と骨芽細胞の双方を活性化し，骨の代謝を活発にするホルモンです。

V.Dが欠乏すると，発育期では骨端軟骨部の石灰化が抑制されてくる病に，成人では大量の未石灰化の類骨が増加して骨軟化症になります。年をとると，腎臓での活性型ビタミンDの生成は減少します。

■骨の老化

成熟期の骨では，骨の形成と吸収が絶えず行われ，そのバランスによって，新しい骨ができるときは，その前に古い骨が壊され，そこに新しい骨が形成されます。老化とともにこのバランスが崩れ，腎臓の機能が衰え，Caの尿への排出が増え，活性型ビタミンD産生の減少によって腸管でのCaの吸収が悪くなり，血中Caの濃度は減少し，Caが不足してきます。このため，PTHの分泌の増加，CT分泌の抑制が起こり，骨量はどんどん減少し，骨に「す」が入った状態になります。これが骨粗鬆症です。

■骨の代謝にかかわるビタミンC，A

ビタミンC 骨質の構成成分である膠原線維は，コラーゲンというタンパク質から作られます。このタンパク質を構成するアミノ酸の一種，ハイドロオキシプロリンは，プロリンが水酸化されて作られるもので，この反応にビタミンCが関与し，骨形成の促進に役立っています。このため，ビタミンCの不足は，膠原線維や骨基質の産生を阻害し，骨の成長を遅らせることになります。

ビタミンA 成長に必要なビタミンで，骨芽細胞の活性に関与します。不足すると，ビタミンCの場合と同様，骨端軟骨の骨化が障害され丈夫な骨の発育に支障をきたします。

その他のビタミン ビタミンEは，コラーゲン形成と老化防止に役立ち，また，ビタミンKは，骨タンパク合成と骨の成長促進に必要です。

5. 関節のしくみと働き

不動関節

① 線維性の連結
- 縫合
- 釘植

歯槽突起／歯／歯根膜

② 軟骨性の連結
- 椎間円板
- 恥骨結合

③ 骨結合
- 仙骨
- 寛骨

可動関節（狭義の関節）の種類

関節面の形	例	運動の範囲	運動の自由度	特徴
球関節	肩関節	3つの互いに直角な方向へ回転（多軸性）	⫶⫶⫶	関節頭が半球状で関節窩は浅い凹み
臼状関節	股関節			関節窩が深いため，球関節より運動はやや制限される
楕円関節	橈骨手根関節	2つの互いに直角な方向へ回転（2軸性）	⫶⫶	関節面が楕円体の一部を構成
鞍関節	母指の手根中手関節			関節面の一面は，馬の鞍のような凹面体，それと直角に交わる他面は凸面
蝶番関節	指関節	1つの方向のみに回転（1軸性）	⫶	関節頭が円柱状で，その軸が骨の長軸と直角になる。関節窩は，関節頭が入り込めるようにできている
車軸関節	肘関節の橈尺部			関節頭および窩は共に円柱の一部を構成。関節の回転軸は骨の長軸に一致
平面関節	椎間関節（116頁参照）	非常に少ない		両関節面は平坦で，平面的にずれるように運動
半関節	仙腸関節（116頁参照）	わずかに移動する程度		両関節面はデコボコで，きっちり合い，狭い関節腔と強い靱帯でしっかり固められている

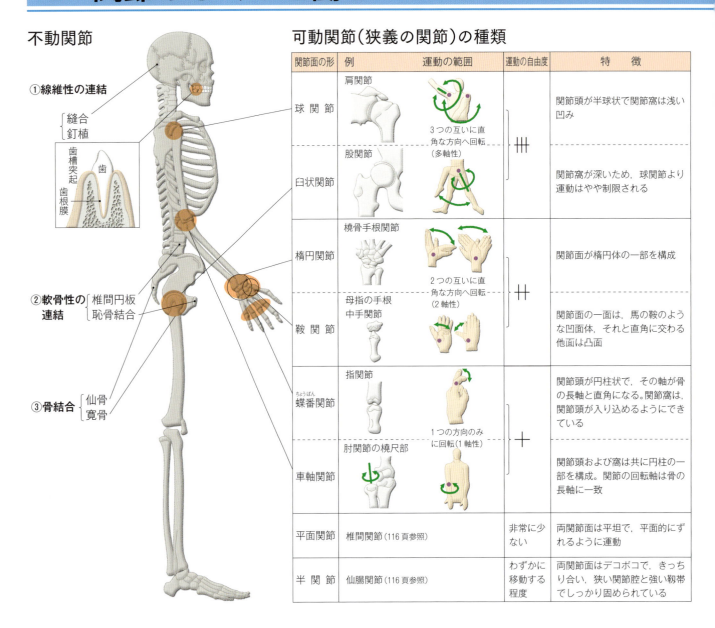

膝関節の断面図

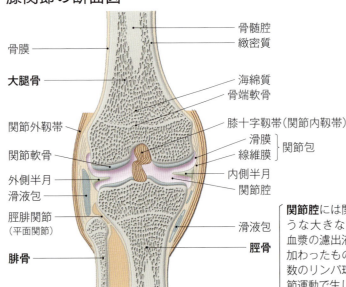

骨膜／大腿骨／関節外靱帯／関節軟骨／外側半月／滑液包／脛腓関節（平面関節）／腓骨／骨髄腔／緻密質／海綿質／骨端軟骨／膝十字靱帯（関節内靱帯）／滑膜／線維膜／関節包／内側半月／関節腔／滑液包／脛骨

関節腔には関節液が入っている。膝関節のような大きな関節でも 0.2～1 mL と少量で，血漿の濾出液にヒアルロン酸のムコ多糖体が加わったもので，タンパク成分は少ない。少数のリンパ球や単球などの食細胞を含み，関節運動で生じた残渣物の除去に当たっている。

腱と腱鞘

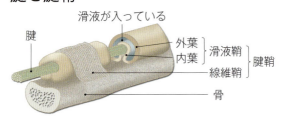

滑液が入っている／腱／外葉／内葉／滑液鞘／線維鞘／腱鞘／骨

腱鞘と滑液包 腱や皮膚が骨と摩擦するところには滑液を入れた袋（滑液包）や腱鞘があり，腱や筋の運動をスムーズにしている。滑液は関節液と類似の成分と考えられる。

■関節の種類と分類

骨と骨との連結を(広義の)関節と呼び，運動性のある可動関節(滑膜性の連結，狭義の関節)と，運動が殆どできない不動関節に分けられます。

不動関節は，骨と骨とが，①丈夫な結合組織の線維でできた**線維性の連結**，②軟骨でできた**軟骨性の連結**，③骨で結合し全く不動の骨結合があります。①には，頭蓋の縫合と釘植(歯根と歯槽との間の歯根膜による結合)があり，②は椎間円板や恥骨結合でみられ，③によって寛骨や仙骨が作られています。

■関節(可動)の構造と働き

関節は，骨と骨をつなぎ運動をスムーズに行う上で重要な役割を果たしています。また，一定の可動域を設けることで運動の方向や範囲に制限を加え，筋肉や他の組織の損傷を防いでいます。通常，関節を作る骨の端の一方は凸面(関節頭)，他方は凹面(関節窩)で，相反する関節面は，弾力性に富む滑らかな軟骨層(関節軟骨)に覆われています。関節の外面は，骨膜から続く関節包という膜で包まれ，その中に関節腔があります。関節包の外層(線維膜)は丈夫ですが，内層(滑膜)は，豊富な血管網があり，ひだをもち，滑液(関節液)を分泌します。滑液は，摩擦を少なくする潤滑油の役割とともに，関節軟骨の栄養代謝にもあずかっています。関節包の周囲には，これをさらに補強する帯状または紐状の結合組織の副靱帯があり，これには，関節内靱帯と関節外靱帯とがあります。

■滑らかな運動の秘密

関節軟骨は，一般に硝子軟骨(乳白色で半透明に見える)と呼ばれる厚さ数mmの軟骨で，表面は滑らかで弾性に富み，軟骨膜はなく，関節腔にじかに接し，骨とは石灰化した層で癒合しています。また，無血管組織で，その栄養は，関節液や骨組織からの拡散によっているため，損傷を受けると修復がむずかしく，なかなか治癒しません。加齢とともに黄色くなり，不透明になって弾性を失い，厚さも減少します。軟骨と軟骨の接触による摩擦は極めて少なく，その摩擦係数は0.001～0.006といわれています。これは，驚くことにアイススケートで氷の上を滑るよりも少ない摩擦です。この極端に少ない摩擦の秘密は，関節軟骨の組成とその構造にあります。まず，関節軟骨の組成は，水分約73%，コラーゲンなどの有機物約24%，無機物約3%からなり，膠原線維はアーチ状で，関節面にかかる力に対応できる形態になっています。関節軟骨の表面を走査電子顕微鏡でみると凹凸不整で，無数の微細な凹み(20～30 μm)があります。これらの凹みは，関節液が付着するのに非常に都合がよく，そのおかげで関節軟骨の表面は一定の厚さの関節液で常に潤されています。つまり，関節内では，水分と弾力性に富んだ関節軟骨同士が，それぞれの表面を関節液(滑液)という潤滑油を介して接し，関節運動が極めて滑らかに行われるようになっているのです。

●筋と骨の連結装置——腱

一般に，筋は腱で骨に付着しています。腱は，白い光沢をもった丈夫な結合組織の線維束でできており，筋が自らの力で筋線維を痛めるのを防ぐほか，筋線維の力を一点に集約するのに重要な働きをします。体幹の筋に対して，手足の筋は長い紐状の腱となって骨に付いています。手や足の付け根など骨の表面を通るところでは，腱鞘という腱を保護する長い鞘で包まれています。腱鞘の中には粘稠な滑液が含まれ，腱の移動が円滑に行われるしくみになっています。キーボードを打ち続けている人によくみられる腱鞘炎は，過度の使用によってこの部位に炎症が起こったもので，痛み，腫れ，運動障害を起こします。

●**アキレス腱** 足の踵骨(かかと)の後面に付く有名な腱で，歩行跳躍に大切な下腿三頭筋の共通腱です。この腱が切れると，激痛が起こり，爪先歩行が不可能になるため，急所を表す代名詞としても使われています。

●関節の病気

①**変形性関節症** 関節の加齢性変化で，中年以後に出やすい疼痛性の疾患です。負担のかかる膝関節に起こりやすく，スポーツ選手では若年層にもみられます。一般に単発性で，全身症状や関節強直は起こりません。運動開始時は強く痛みますが，運動を繰り返すことによって関節面がより適合するようになると，痛みは軽減します。関節は，加齢とともに軟骨の水分が減少し，弾力性が低下し，軟骨細胞の代謝が妨げられ，ムコ多糖体の減少，線維の解離や配列の乱れが起こり，対向関節面は不適合となり，すべすべした表面はでこぼこになり，一部が小片となって剥離したりします。その結果，軟骨が緩衝作用を失い，直接骨に負担がかかりスムーズな動きが制限されます。やがて，軟骨下の骨が露出し，関節包や靱帯に非生理的な外力が作用して疼痛を起こします。体重の軽減などで関節への負担を軽くすることが大切です。

②**関節リウマチ** 結合組織に炎症が起こる慢性多発性の全身的疾患で，中年の女性に多く，主に四肢関節にみられます。関節の痛みと腫れが一進一退を繰り返し，変形，拘縮，強直へ進行する傾向があります。関節以外に心臓・血管・筋・皮下組織など内臓の病変を伴うこともあります。病変はまず関節滑膜に現れ，軟骨や骨に広がりこれを破壊します。原因は免疫系の異常と考えられます。早期の診断・治療により進行を阻止し，治療が可能になっています。

③**捻挫と脱臼**

●**捻挫** 関節運動に無理が生じると，関節包や靱帯が伸び過ぎたり裂けたりしますが，関節の相互関係は正常なままで，関節に痛みや腫れを起こします。主に，足関節など，制限された可動性の関節に多発します。突き指は，指関節の捻挫です。

●**脱臼** 関節頭と関節窩がはずれた状態で，関節運動は不能になります。肩関節の脱臼が半数を占め，次いで，肘，手首，指関節の順です。顎がはずれるのは，顎関節の脱臼です。

6. 骨格筋の構造と働き

骨格筋の構造

筋紡錘と腱紡錘

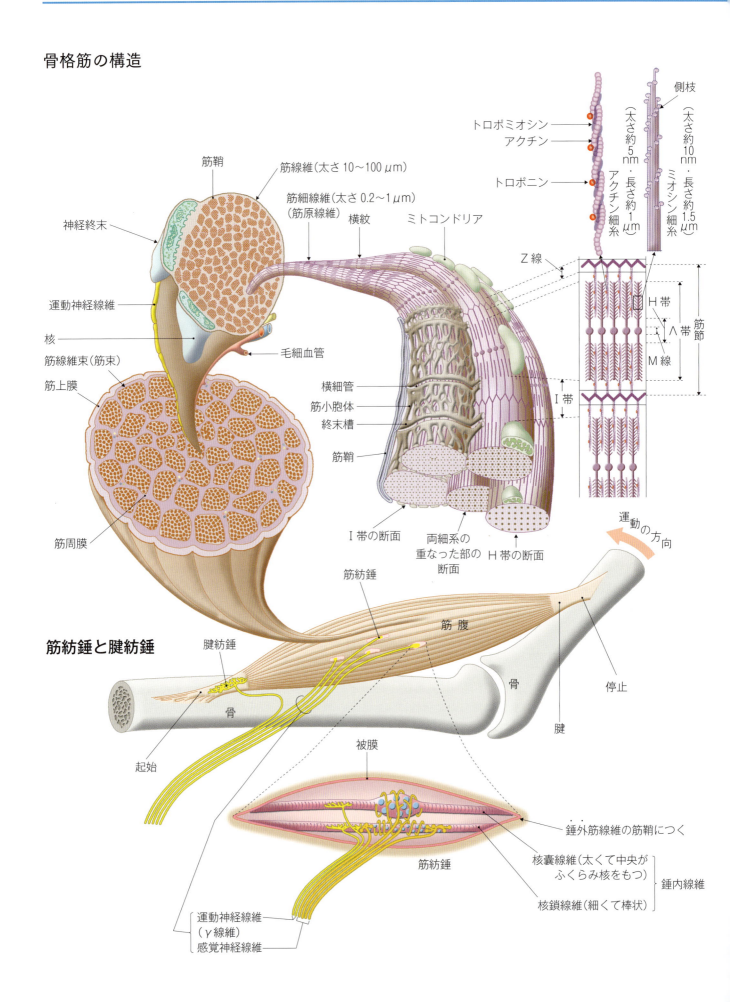

様々な運動にかかわる骨格筋

　一般に筋肉といえば骨格筋をさします。骨格筋は，主に骨格に分布する筋で，自分の意志でコントロールできる随意筋であり，横縞模様（横紋）がみられることから横紋筋ともいわれます。全身に大小400種余りあり，体重の30〜40％を占め，網のように張って骨を引っ張っています。そして，体性神経の支配下で骨と協力して体を支え，体の各部の運動を行い，自分の体重以上の力を出すことができます。また，骨格筋は，体熱の最大の供給源で，体温保持に大切な役割を果たしています。

　一番小さな骨格筋は，中耳にあるアブミ骨筋で4〜5mm，一番長いのは，腰から膝の内側に伸びている縫工筋で50cmもあります。骨格筋は，細長い線維状の筋細胞（筋線維）が集まった組織で，筋線維の収縮・弛緩によって筋全体が収縮・弛緩します。筋線維の75％は水，20％はタンパク質です。このタンパク質のうち70％が筋の収縮・弛緩に直接関係する収縮性の線維タンパク質で，その50％はミオシン，20％はアクチンです。

※骨格筋は，1つの骨の2点間に張られることはなく，必ず1つの骨から起こり，他の骨などに付きます。筋の収縮時，移動が少ない方を起始，多い方を停止といい，この2つを知れば，筋の作用が分かります。
● 筋肉には，骨格筋の他に平滑筋と心筋があります（11頁参照）。

骨格筋の構造

　筋あるいは筋群の表面は，筋膜という線維性の膜で覆われ，筋膜は，筋を包む筋上膜に移行します。その内部には，多数の筋線維束（筋束）があり，それぞれの筋束は筋周膜で包まれています。筋周膜には，血管や神経線維が走行し，神経終末と筋線維の接合部（神経終板）もみられます。

　1本の骨格筋の筋線維は，一般に太さ約10〜100μm，長さ約1〜40mmの細長い円柱状をなし，数百〜数千の多数の核が細胞辺縁部に散在しています。筋線維の細胞膜を筋（線維）鞘といいます。内部には，極めて多数の細い筋細線維（筋原線維）が細胞体のほぼ全長にわたり，長軸方向に走っています。筋細線維は収縮装置で，この収縮で筋組織全体が収縮するのです。筋細線維の太さは，約1μm，細いものでは約0.2μmの長い線維状構造です。筋細線維の周囲には，ミトコンドリア，滑面小胞体（筋小胞体）や，多量のグリコーゲンが含まれています。

筋細線維の構造　1本1本の筋細線維では，光を複屈折し暗く見えるA帯と，単屈折して明るいI帯が，交互に規則正しい横縞の横紋を形成しています。I帯の中央には，暗調の横線のZ線があり，A帯の中央部にはやや淡いH帯があり，その中央にはM線がみられます。隣在する2本のZ線の間を筋節（サルコメア）といい，長さ約2μmです。筋細線維は，さらに細い筋細糸（筋フィラメント）という2種の収縮性の線維タンパク質，つまり，I帯を作る細い筋細糸（アクチン細糸）と，A帯を作る太い筋細糸（ミオシン細糸）からなっています。細い筋細糸は，一方はZ線で固定され，一方は太い細糸の間に入っています。太い細糸はM線で固定されています。H帯は太い細糸のみの部分です。両細糸が重なり合う部分では，太い細糸を中心に，細い細糸が規則正しく6角形状に取り囲んで配列し，太い細糸から周囲6方向に側枝を出し，細い細糸との間で連結橋が形成されています。この突起がミオシンの頭部に当たります。

※A帯　anisotropic band　※I帯　isotropic band

筋紡錘と腱紡錘

　私たちは，手で物をつかむとき，軽くつかんだり，逆に強くつかんだり，微妙に力の加減をすることができます。また，意識しなくても自分自身の筋肉や腱を傷つけるほど，無理な力は出さないよう運動を調節することができます。これは，筋の伸展や緊張の度合いをチェックし調節する筋紡錘と腱紡錘という張力受容器があるからです。

筋の伸びすぎを防ぐ筋紡錘　筋紡錘は骨格筋の中にあり，数本から10数本の細い特殊な筋線維（錘内線維）が被膜に包まれた紡錘形の受容器（長さ約1〜3mm，太さ約0.2〜0.5mm）で，その両端は筋線維（錘外筋線維）を包む筋鞘に付いています。そして，錘内線維には，感覚と運動神経線維が巻きついています。筋紡錘は，周囲の筋線維が伸びると同じ方向に伸び，その伸展状況を中枢に伝える役割を果たしています。中枢に伝えられた情報は，反射中枢を介して同じ筋を収縮させ，筋が過度に伸展して損傷するのを防ぐしくみになっています。筋全体の収縮時は，筋紡錘はたるんで，中枢への情報発射はやみます。また，錘内線維に分布している運動神経線維（γ線維）が，筋肉を常に適度な収縮状態に保ち，微妙な伸展の変化も感知することができるように，筋紡錘の感度を調節しています（169頁参照）。筋紡錘の数は，筋によって違いますが，一般に小さい筋や微妙な運動をする筋ほど，その数は多いようです。

腱の伸びすぎを防ぐ腱紡錘　筋肉の収縮伸展時に腱に加わる緊張の度合いを感知し，腱の過度の伸展や断裂を防ぐ役割を果たしているのが腱紡錘（別名ゴルジ腱器官）です。腱紡錘に分布する感覚神経線維の終末は，腱線維の小さな束の周囲についていて，筋肉が収縮して腱が伸ばされると興奮し，直接その収縮した筋肉の活動を抑制するように働きかけ，腱の伸びすぎや過度の負荷による断裂を防いでいます。

7. 筋収縮のしくみ

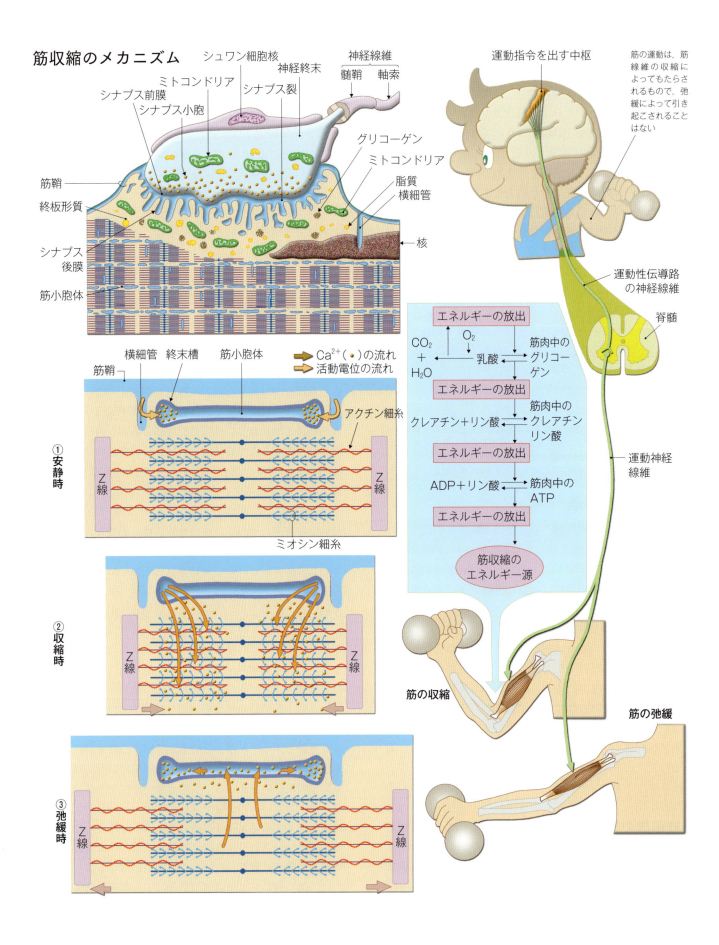

■筋収縮の指令の伝達

中枢から運動神経終末までの伝達 脳や脊髄からの筋収縮の指令は，運動神経線維を通って電気的・化学的に筋へと伝えられます。運動神経線維の末端は，多くの枝に分かれて筋線維の表面に達します。それぞれの枝の先端の神経終末は，やや太くなって筋細胞表面の浅いへこみに陥入し，神経筋シナプスを作り，ここから筋線維へ指令が伝えられます。ここを神経終板といいます。

1個の運動神経細胞と，それが支配する筋線維をまとめて運動単位（神経筋単位）と呼びます。一般に，精密な運動をする筋，例えば眼筋では1個の細胞が1～数本の筋線維を支配する一方，粗大で強力な運動をする筋，例えば下肢の縫工筋では70～117本の筋線維を支配します。通常，1本の筋線維の神経終板は1カ所と考えられています。

神経終末での伝達 神経終末での指令の伝達は，化学的に行われます。神経終末と終板形質（筋鞘側）の間には約20～50 nmのシナプス裂（間隙）があります。指令が運動神経終末に達すると，シナプス小胞に貯えられている化学伝達物質のアセチルコリンが放出され，筋鞘側のシナプス後膜にある受容体に結合し，その結果，活動電位が発生し筋鞘全体に興奮が伝えられます。アセチルコリンの放出の始動にはCa^{2+}が不可欠です。

■筋収縮のメカニズム

① **筋小胞体からのCa^{2+}放出** 筋鞘側に活動電位が誘発されると，それは，横細管（筋鞘が内部に直角に陥入した細管）を経由して筋細線維を網状に包む袋状の筋小胞体に伝えられます。すると，筋小胞体の終末槽に貯えられていたCa^{2+}が放出され，筋細線維のアクチン細糸とミオシン細糸に降り注ぎます。Ca^{2+}が放出される以前は，アクチンの上に結合しているトロポニン-トロポミオシン複合体が，弛緩タンパク質を作っているため，筋細線維の両筋細糸の間に結合はみられません。

② **筋収縮** 筋小胞体から放出されたCa^{2+}がトロポニンに結合すると，それによってトロポミオシンが側方に働き，両筋細糸の結合抑制が解除されます。そして，アクチンが活性化されて両筋細糸が結合し，アクチンがミオシンの間に滑り込みます。この滑り込み運動が，すべての筋節で起きることによって，筋肉が収縮するわけです（滑走説）。収縮時には，筋節は短くなりますが，このとき，A帯の長さは変わりませんが，I帯，H帯は短くなります。

③ 収縮が終わると，放出されたCa^{2+}は再び速やかに筋小胞体内に回収され，次の収縮に備えます。それとともに，トロポニンからCa^{2+}が離れてトロポミオシンが元の位置に戻り，ミオシンとアクチン間の化学的相互作用が止まるので，両者は離れ，筋節はもとの長さに戻ります。

■筋収縮のエネルギー源

筋収縮のエネルギー源は，筋のミトコンドリアで産生されるATPによって供給されます。筋収縮時，ミオシン頭部に含まれるMg^{2+}依存性のATP分解酵素（ATPase）がATPをADPとリン酸に分解し，そのとき放出されるエネルギーが滑り込み運動を起こします。また，筋小胞体へのCa^{2+}の能動輸送（Ca^{2+}回収），両筋細糸の結合の解除にもATPのエネルギーが使われ，筋の弛緩にもATPが必要です。

エネルギーの貯蔵所，クレアチンリン酸 筋肉が1回収縮するときに使われるATPは，筋肉1g当たり約0.6マイクロモル（μmol）です。一方，筋肉のATP含有量は1g当たり約3マイクロモルです。従って，ATPが消費されるのみで，補充されないと，筋肉は，5～6回収縮しただけでエネルギーが枯渇します。ところが，実際には，ATPが分解されるのと同時に，ATPの再合成が行われます。このしくみを可能にしているのは，筋肉中に含まれ，速やかに利用できるエネルギー貯蔵所としてのクレアチンリン酸の存在です。ミオシン頭部にあるクレアチンホスホキナーゼという酵素によって，クレアチンリン酸がクレアチンとリン酸に分解されると，莫大なエネルギーが遊離されます。そのエネルギーによってリン酸とADPから，ATPを再合成し収縮に利用しているのです。

グリコーゲン分解によるエネルギーの補充 ただし，筋肉中に含まれるクレアチンリン酸の量にも限度があります。クレアチンリン酸が減少すると，次には，筋肉中のグリコーゲンが分解され乳酸になるときに出るエネルギーによって，クレアチンとリン酸からクレアチンリン酸が合成されます。生成された乳酸は，肝臓で酸素の存在のもと，グリコーゲンに合成されます。

> ●**筋力を決める因子**
>
> 筋力は，筋肉の太さと関係しています。運動によって鍛えられた筋肉は太くなり，筋力は強くなります（活動性肥大）が，運動不足などで筋肉を使わなくなると細くなり，筋力も低下します（廃用性萎縮）。筋肉の太さの増減は，筋線維の数ではなく，筋線維の太さの増減によるもので，さらに，筋線維の太さは，その中の筋細線維の太さと，アクチンやミオシンの量に依存すると考えられています。つまり，筋肉を鍛えると，筋肉中のタンパク質であるアクチンやミオシン，それにグリコーゲン，ミオグロビンの含有量が増えて筋肉が太くなり，筋力も強くなるのです。

8. 筋肉とエネルギー代謝

体熱の平衡と筋肉

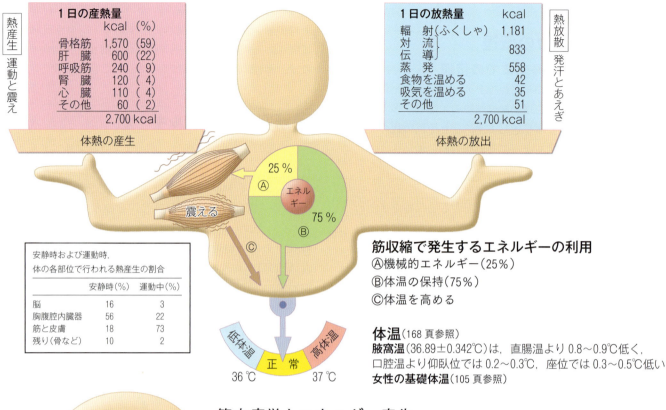

筋肉疲労とエネルギー産生

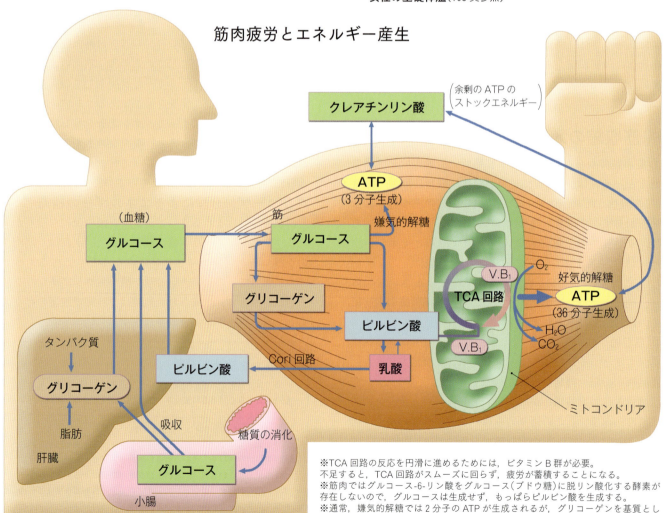

※TCA回路の反応を円滑に進めるためには，ビタミンB群が必要。不足すると，TCA回路がスムーズに回らず，疲労が蓄積することになる。
※筋肉ではグルコース-6-リン酸をグルコース（ブドウ糖）に脱リン酸化する酵素が存在しないので，グルコースは生成せず，もっぱらピルビン酸を生成する。
※通常，嫌気的解糖では2分子のATPが生成されるが，グリコーゲンを基質とした場合には3分子のATPが生成される。

■熱産生の場としての筋肉

　私たち恒温動物では，体内での熱産生と体外への熱放散がうまく調節され平衡が保たれています。体の組織の中で最も多くの熱を産生するのは骨格筋です。

　筋収縮の際に発生するエネルギーの約25％は短縮する機械的な仕事に使われ，残りは熱となり体温を保つのに利用されます。運動時には熱産生が飛躍的に高まり，血管拡張や発汗などで熱放散を促進します。また，寒い時に震えるのは，屈筋と伸筋を同時に収縮することで熱産生を高めようとする体の防御機構の1つです。

■筋肉疲労

　筋肉疲労は，筋収縮の複雑な化学過程と関係しています。疲労の本態については幾つかの学説がありますが，その原因の主なものは，筋の興奮性の低下，興奮収縮関連の能率低下，ATP由来の化学的エネルギーから機械的エネルギーへの変換の効率低下，ATPやグリコーゲンなどのエネルギー源の減少，乳酸・クレアチン・ケトン体などの代謝産物の蓄積とそれによるpHの低下などです。

筋肉疲労の原因　筋収縮に必要なエネルギーは，まずATPの分解によって生じたエネルギーによって賄われますが，消費したATPの補充にはクレアチンリン酸とグリコーゲンの分解が必要です。グリコーゲンの分解でピルビン酸が生じますが，この分解には酸素を必要としません。筋肉中には，平素は酸素のストックがなく，必要量は血行で補給されます。適度な運動の場合には，呼吸数や循環血液量の増加によって，筋肉への酸素は十分供給されるため（好気的条件下），ピルビン酸はTCA回路で二酸化炭素と水になり，多くのATPが生成されます。このときビタミンB群が必要です。

　ところが，激しい運動で，筋肉への酸素の供給が間に合わない状態（嫌気的条件下）では，ブドウ糖から乳酸が生じpHも酸性に傾きます。長い間，この乳酸の蓄積が筋肉疲労の原因と考えられてきました。しかし，近年の研究ではこうした乳酸の蓄積やpHの酸性化は，筋肉活動を促進・保護する方向に働いていることが明らかになり，乳酸＝疲労物質説は否定されつつあります。

疲労からの回復　では，何が筋疲労をおこし，筋肉のパフォーマンスを低下させるのでしょう。これには，運動時に発生する酸素ラジカル説など，様々な仮説があり，いまだ明確ではありません。何れにしても，疲れを感じるのは脳であり，何らかの疲労物質が脳に情報伝達をしていると考えられます。疲労の回復には，睡眠・休息とともに糖分やビタミンB_1の補給が有効です。糖分は，消費されたエネルギーを補充し，ビタミンB_1は補酵素として筋肉エネルギーのもととなるATP産生のプロセスを円滑にします。その他，マッサージや入浴，アロマテラピーなども肉体的・精神的疲労の回復に有効とされています。

●赤い筋肉と白い筋肉

　筋肉は，外見上の色で赤筋と白筋に分けられます。これは，筋線維中のミオグロビンと血液の量の多少によるといわれています。ミオグロビンは，血液中の鉄を含むヘモグロビンに似た色素タンパクで，酸素との結合が極めて強く，蓄えられた酸素によって，ATPの合成や乳酸の分解に有効に働きます。また，両者の性質の差は固有不変のものでなく，筋肉を支配する神経によって決まるものと考えられています。人間では，赤筋・白筋の区別はあまり顕著ではありませんが，特定のトレーニングで，その比率もある程度変わるとされています。

赤筋　筋線維は一般に細く，ミトコンドリアに富み，ミオグロビンが多く，すぐれたエネルギー供給能力を備え，好気的代謝が活発です。体の深層部で骨に近いところにあり，収縮速度が遅く，大きな力は出せませんが，持続性の長い収縮に適し，疲労しにくい筋で遅筋とも呼ばれます。下腿三頭筋のヒラメ筋などがこれで，マラソン選手に多くみられます。

白筋　筋線維は太く，ミトコンドリアは乏しく，ミオグロビンも少なく，エネルギーを嫌気的解糖系に依存しています。体の表面に近いところに存在し，急速に収縮できることから，速筋とも呼ばれます。大きな力を出せますが，持続性はなく，疲労しやすく，短距離運動に適しています。下腿三頭筋の腓腹筋などがこれに当たります。

●火事場の馬鹿力

　最大努力によって発揮される筋力（最大筋力[※]）は，同じ人でも時間や心理的状況によって異なります。

　思わぬ火事に度を失い，普通では持ち上げられないようなものを，1人で持ち出したなど，俗にいう火事場の馬鹿力がそれで，普段の力よりずっと大きな筋力が発揮される場合があります。これは，大脳の脱制止によって筋力発生の抑制が解かれるためと考えられます。ですから，火が消えて大脳の状態が元に戻ると，もう，どうしても持ち上がらないということも起こるのです。

※**最大筋力**　実験的に運動神経を直接電気刺激して，すべての運動単位を興奮させたところ，30％程度大きい筋力が得られたとの報告があります。

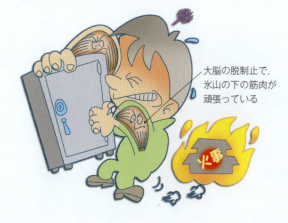

大脳の脱制止で，氷山の下の筋肉が頑張っている

9. 運動と筋肉

全身の骨格筋（右半身は深層の筋）

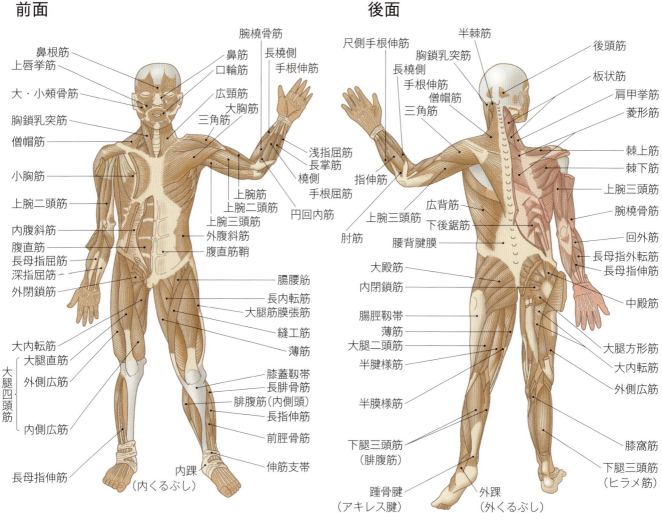

頭部の筋の運動

表情筋と咀嚼筋があります。表情筋は，骨から出て皮膚につき，顔の複雑な表情を現す筋で，喜怒哀楽，様々な表情を作ります。咀嚼筋は，頭蓋から出て下顎骨につき，主に下顎骨を引き上げます。

頸部の筋の運動

頭を前に曲げる筋肉は，胸鎖乳突筋，椎前筋群，舌骨上筋や舌骨下筋など。後ろへ伸ばすのは僧帽筋や固有背筋。頭を左右にぐるっと回したりするのは，胸鎖乳突筋，僧帽筋，板状筋など。左右へ傾けるのは，胸鎖乳突筋，僧帽筋，板状筋，斜角筋群，椎前筋群。下顎骨を引き下げるのは，舌骨上筋，舌骨下筋です。

顔面の表情筋

咀嚼筋

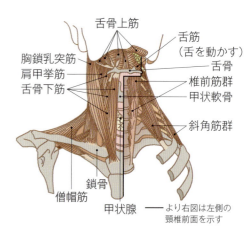

■協力筋と拮抗筋

一般に1つの運動をするには，多数の筋が同時に働かねばなりません。骨格筋には，協力筋(関節の同側にある)と拮抗筋(関節の反対側にある)があります。

協力筋 異なる筋が，1つの運動のために協力して働く筋をいいます。例えば，上腕二頭筋と上腕筋は，協力して肘関節の屈曲を起こす協力筋です。↗

拮抗筋 互いに正反対の方向に働く筋を拮抗筋といいます。例えば，上腕二頭筋は肘を曲げ，上腕三頭筋は肘を伸ばす働きをします。屈筋と伸筋，内転筋と外転筋，回内筋と回外筋は，いずれも拮抗筋です。つまり，一方の筋を支配する神経が興奮するとき，それに拮抗する他方の筋を支配する神経は，興奮しないというしくみになっています。

背部と上肢の筋の運動

背部の浅い背筋は，肩を上下したり，胸を張ったりする僧帽筋，肩をすくめる菱形筋や肩甲挙筋など，上肢の運動に関与しますが，深い背筋は，脊柱の両側にあり，脊柱と頭を支え動かします。↗

肩関節で上腕を広げたり(外転)，前後に動かすのは三角筋や棘上筋・棘下筋などの上肢帯筋，上腕を体に引きつける(内転)のは，胸にある大胸筋や背中にある広背筋の働きです。肘を曲げる上腕二頭筋は前方に，肘を伸ばす上腕三頭筋は後方にあります。前腕や手の筋は手首や手指の運動をします。

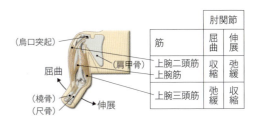

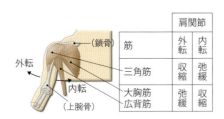

胸部の筋の運動

浅い胸筋は，大胸筋などのように上腕や肩甲骨の運動に関与。深部の胸筋は，肋骨に付着して呼吸運動を行います。外肋間筋は肋骨を引き上げ，胸郭を広くして吸気を，内肋間筋は肋骨を下げ，胸郭を狭くして息を吐き胸式呼吸をします。胸腔と腹腔の境の横隔膜は，その収縮で吸気，弛緩で呼気を行います(腹式呼吸)。

腹部の筋の運動

体幹を前に曲げたり，腹圧を高めるのが中央にある腹直筋で，側方にある外腹斜筋や内腹斜筋，腹横筋や後ろ腹壁にある腰方形筋は，腰を側方に曲げます。

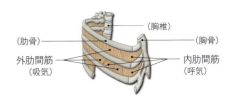

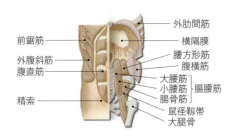

下肢の筋の運動

骨盤の筋で，前方にある腸腰筋や後方にある大殿筋は，股関節の運動や直立歩行に重要な役割を果たしています。大腿部には，膝を伸ばす大腿四頭筋が前方に，膝を曲げる大腿二頭筋が後方にあり，内側には，股を開いた状態(外転位)からすぼめる大内転筋などの大腿内転筋群があります。下腿や足の筋は，足首や足指の屈伸をしま

す。下腿の背方の下腿三頭筋は腓腹筋とヒラメ筋から構成され，こむらがえりは，この筋肉の異常な持続的収縮(痙攣)です。

(人類の特徴である足の骨でできる土ふまず(足底弓)は，長・短腓骨筋や前・後脛骨筋などの筋や腱，足の骨の間の密接な靱帯によってできています。)

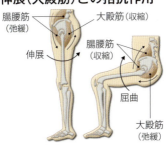

股関節の屈曲(腸腰筋)と
伸展(大殿筋)との拮抗作用

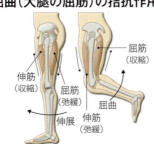

膝関節の伸展(大腿四頭筋)と
屈曲(大腿の屈筋)の拮抗作用

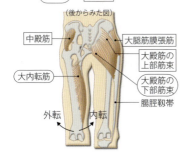

下肢の内転と外転に関係する筋

10. 骨と筋肉によくみられる病気と障害

骨粗鬆症

〔治療法〕
- Caの多い乳製品やビタミンDを含む魚類，ビタミンKを含む野菜の摂取，適度な運動
- 活性型ビタミンDやCa製剤の服用。その他，女性ホルモン薬（エストラジオール），ビスホスホネート薬，選択的エストロゲン受容体モジュレーター（SERM）など。

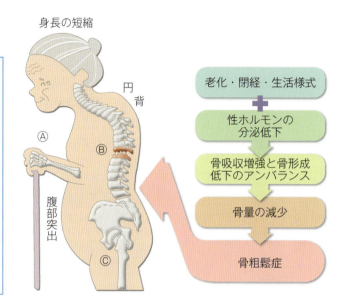

老化・閉経・生活様式
＋
性ホルモンの分泌低下
↓
骨吸収増強と骨形成低下のアンバランス
↓
骨量の減少
↓
骨粗鬆症

骨粗鬆症における骨折好発部位

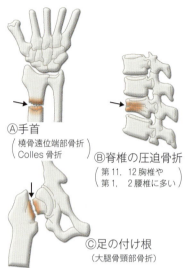

Ⓐ手首（橈骨遠位端部骨折 Colles骨折）
Ⓑ脊椎の圧迫骨折（第11，12胸椎や第1，2腰椎に多い）
Ⓒ足の付け根（大腿骨頸部骨折）

骨折

骨折には，骨折部の皮膚の状態，骨折線の入り方，原因が外傷か，骨疾患によるものか，骨折端の転位などによって，その分類は多岐にわたります。

皮膚との関係からみた場合

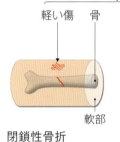

閉鎖性骨折
骨折部位の軟部（筋，皮下組織，皮膚など）の損傷が極めて軽く，皮膚の傷と骨折部とが交通していない状態で，皮下骨折，単純骨折ともいう。

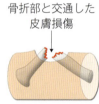

開放性骨折
軟部組織の損傷が甚だしく，皮膚の傷と骨折部が交通している場合で，複雑骨折（骨が幾つにも複雑に折れているのではない）ともいわれる。

骨折線からみた場合

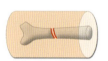

完全骨折
骨が完全に折れて連続が断たれた骨折。

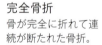

不完全骨折
骨折が部分的な場合で，ひびが入ったもの。

骨折治癒に要する日数
（Gurltの平均骨癒合日数表）

- 皮下骨折で，最も順調に治る場合の標準

手足の指骨	約2週間
中手骨，中足骨，肋骨	約3週間
鎖骨	約4週間
橈骨，尺骨	約5週間
上腕骨，腓骨	約6週間
上腕骨頸部，脛骨	約7週間
両下腿骨の同時骨折	約8週間
大腿骨	約10週間
大腿骨頸部	約12週間

小児の骨折は成人に比べて2～3割早く癒合し，横骨折は斜骨折よりも長くかかる。
3ヵ月以上たっても癒合の起こらないのは異常経過とみなされる。

骨粗鬆症と骨軟化症
（折茂 肇による）

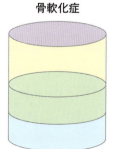

正常
骨髄腔などの空間
骨量（骨の絶対量）：有機質／無機質（骨塩）
骨の大きさ

骨粗鬆症
有機質と無機質の比は一定のまま，骨量が減少する

骨軟化症
骨量は変化しないが有機質と無機質の比が変化している

骨の病気

骨粗鬆症　骨密度の低下と骨質の劣化により骨強度が低下する疾患で、骨密度が若年成人平均値の70％未満の状態をいいます。現在、わが国には1,300万人近い患者がいると推定されています。

骨は骨芽細胞と破骨細胞の働きにより形成と吸収が絶えず行われていますが(119頁参照)、性ホルモンの分泌が低下すると破骨細胞が活性化し、骨芽細胞の働きを上回り、骨密度が低下します。特に卵巣から分泌されるエストロゲンは、破骨細胞を抑制する働きが強いため、エストロゲンの分泌下で骨芽細胞とのバランスが取れていた女性は、更年期を過ぎて性ホルモンの分泌が停止すると大きな影響を受け、骨吸収が亢進し、脊椎の圧迫骨折や大腿骨骨折を起こしやすくなります。一方、高齢になってもテストステロンの分泌が持続する男性は、女性に比べ骨粗鬆症になりにくく、患者の約80％は女性です。骨粗鬆症にならないためには、1日700〜800 mgのカルシウム摂取とビタミンD、ビタミンKの補充、これに加えて適度な運動が有効です。特にビタミンDの摂取は、転倒予防にも有効とされています。逆に喫煙とアルコールの過剰摂取は、骨折のリスクを高めるという研究結果が報告されています。

骨軟化症　骨形成の第1段階の骨基質(類骨)はできるのですが、第2段階の石灰化が障害され骨がもろくなった病態です。骨端線の閉鎖以前に発症したものをくる病、閉鎖後に発症したものを骨軟化症といいます。下肢の骨痛や筋肉痛などが主な症状ですが、骨盤や脊柱、四肢の変形も起こります。原因は、ビタミンD欠乏や作用障害の他、線維芽細胞増殖因子という一種の成長因子の過剰産生、腎臓でのリン再吸収障害による低リン血症などです。悪性腫瘍が原因となっている場合もあります。原因に応じて、活性型ビタミンD_3やリン製剤の投与が行われます。

椎間板ヘルニア　椎間円板は、加齢とともに水分が減少し、弾力性を失うので、椎体との結合が不安定になります。このため、次第に椎間円板に負担のかかる運動ができにくくなります。

椎間円板に、何らかの強い圧力が加わり、外方に飛び出したのが椎間板ヘルニアで、第4、第5腰椎によくみられます。飛び出した部分が神経や脊髄を圧迫するため、強い痛みが起こります。

● 筋の病気

筋ジストロフィー　遺伝子の変異により筋肉に不可欠なタンパク質が正しく作られず、筋肉の変性壊死から筋委縮や筋力低下、運動機能障害をまねく疾患です。わが国でよく見られるのはデュシェンヌ型、ついで福山型のジストロフィーです。デュシェンヌ型は、筋形質膜に存在するジストロフィンというタンパク質の欠損が原因で、これを作る遺伝子はX染色体短腕上に存在するため男児にしか起こりません。福山型は9番染色体上のフクチン遺伝子の異常によるもので日本人に多く、脳病変を伴うため高度の言語発達障害をともないます。いずれも、進行とともに呼吸筋や心筋が障害され、従来は20歳前後で死亡していました。研究段階ですが、デュシェンヌ型の患者さんから作成したiPS細胞により、異常部分の遺伝子を修復することに成功したという報告があり、治癒が見込める日も近いかも知れません。

重症筋無力症　脳からの指令を筋肉に伝える神経筋接合部で、筋肉側の受容体が自己抗体によって破壊されてしまうために起こる自己免疫疾患の一つです。女性に多く、標的となる受容体はアセチルコリン受容体が85％を占め、その多くが胸腺の異常を合併しています。主な症状は筋力低下と疲れやすさ。眼瞼(まぶた)下垂や複視(物が二重に見える)などです。進行すると嚥下障害や呼吸筋の麻痺による呼吸困難を起こすこともあります。自己抗体(アセチルコリン受容体抗体)の測定により、早期からの診断・治療が可能となり、コリンエステラーゼ阻害薬やステロイド薬や免疫抑制薬により普通の日常生活を送ることができる人も増えてきました。

● 骨の軽さと強さの秘密

骨は、大人の場合でも総重量は体重の約18％に過ぎません。これは骨の内部が広い骨髄腔やすき間だらけの海綿様になっているからです。長骨の骨幹のハバース管やその中央の骨髄腔は、合板でできたパイプ構造で、軽くて丈夫です。また、長骨の骨端や他の骨にみられる海綿質では、網目状の骨小柱が、ちょうど家の梁のようにアーチ状に交叉し、外部から加わる圧力が分散されるようにできています。このように、力学的、建築学的にも非常に優れたしくみになっているので、骨は軽いのに極めて強靱で、めったなことでは折れたり曲がったりしないのです。

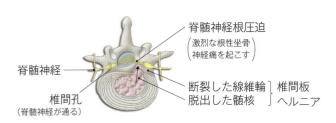

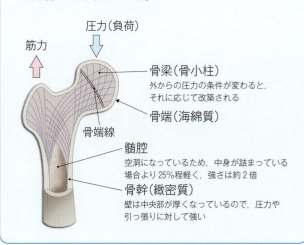

フレイルとサルコペニア

　高齢化に伴い，大きな問題となっているのが健康寿命と平均寿命との差。この差が，要介護状態の期間と考えられ，わが国の場合，男性で約9年，女性で約12年とされています。何とかこの期間を短くできないかと世界中で研究が進められていますが，そんな中で，注目を集めているのがフレイルとサルコペニアという2つの言葉です。

　フレイルとは，健常と要介護の中間的な状態を指す言葉。以前，frailty（虚弱）と呼ばれていたものを，適切な働きかけによって健康な状態に復帰できる状態を示す用語として日本老年医学会が定めた言葉です。フレイルには，身体的フレイル，精神・心理的フレイル，社会的フレイルの3つの側面があり，介護予防にはこの3つの側面からのアプローチが重要とされています。

　一方，サルコペニアはサルコ（筋肉）とペニア（欠乏）をつなげた合成語。フレイルの身体的フレイルとオーバーラップする部分です。本来は，「加齢に伴う骨格筋の減少症」を指す言葉でしたが，現在は歩行速度や握力などの運動機能の低下までを含めた用語として用いられています。サルコペニアの判定には，アジアの高齢者を対象としたアジア・サルコペニア・ワーキンググループ（AWGS：Asian Working Group for Sarcopenia）がまとめた判定のアルゴリズムが用いられます。簡便なものとしては，飯島が提唱した「指輪っかテスト」も参考になります。

　では，フレイルやサルコペニアを予防・改善するには，具体的にどうすれば良いのでしょう。現在までの研究結果から推奨されるのは，週2～3回，1回につき60分程度の局所あるいは全身の筋群に負荷（抵抗）を与え，骨格筋機能の向上に主眼をおく運動。加えて，筋肉の材料となる良質なタンパク質，骨格筋の同化促進や異化抑制作用のある分岐鎖アミノ酸（BCAA）やβ-ヒドロキシβ-メチル酪酸（HMB），骨格筋の収縮力増強に効果のあるビタミンDの摂取などの栄養補給です。

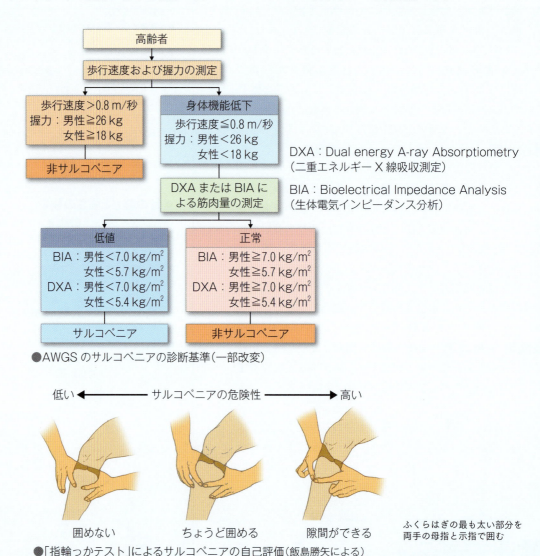

●AWGSのサルコペニアの診断基準（一部改変）

●「指輪っかテスト」によるサルコペニアの自己評価（飯島勝矢による）

第7章
神　経

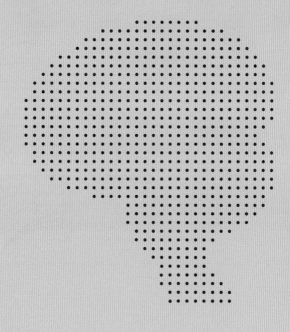

1. 神経のしくみと働き

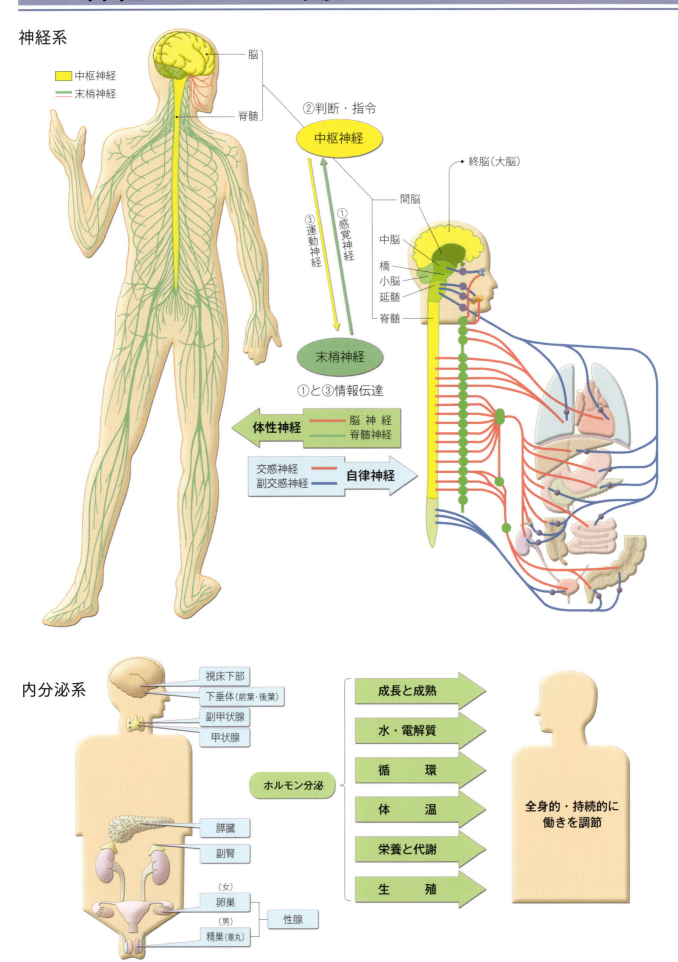

■神経系は体の調節器官

私たちの体の組織や器官は，互いに協調し調和をとりながら，発育や生命活動を維持しています。そのために，体内や体外の環境の変化やストレスなどに対応して，常に密接に連携し，安定した状態(恒常性※)に保つ調節器官が必要です。それが，神経系と内分泌系の2つです。

神経的調節は，主に自律神経の働きによって統御調節され，その作用は一時的ですが，素早い情報のやりとりによって，比較的速やかに調節を行っています。一方，内分泌系調節は，ホルモン的，化学的で液性調節ともいわれます。いろいろな化学的物質(ホルモン)が，血液やリンパ液の中に入り，全身を巡って遠隔の臓器にまで作用し，ゆるやかに持続的に調節しています。

※恒常性　体液の水分量や塩分量，浸透圧や酸，塩基などのバランス，体温，血液中のブドウ糖量などを，安定した状態に保つこと。ホメオスターシスといわれています。homeo＝同じ，stasis＝standing(持続)の意味。
・神経系は，体の防衛機構に関与する免疫系や内分泌系とも情報の交流があり，その機能に互いに影響し合っていることが分かっています。

■もし神経がなかったら

心遣いのこまやかでない人を「無神経な人」などと形容しますが，もし本当に神経がなければ，全身の臓器や組織は協調を欠き，統制がとれなくなってしまいます。例えば，けがをするなどの危険に遭遇しても，痛みも何も感じず，致命的な損傷に気付くのが遅れ，大事を引き起こすことになります。また，食べた物の消化・吸収もスムーズにいかなくなります。このように，神経は，全身の調節器官として，刻々とその場の状況を中枢に伝え，適切に対応しながら，瞬時も休むことなく働いているのです。

■神経系の区分

神経系は，中枢神経と末梢神経に分けられます。中枢神経は脳・脊髄，末梢神経は，中枢と体の末梢を連絡する神経線維の束で，体性神経と自律神経からなります。

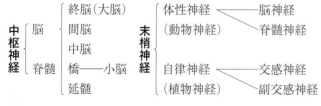

■司令官(中枢神経)と伝令(末梢神経)

神経は①皮膚など，体の末端でキャッチした情報を送る，②送られてきた情報を分析，整理，判断し，これに適応した決定を下す，③決定を実行するように末梢に伝える，という3つの役割を担っています。この①～③の働きのうち，②を受け持つのが中枢神経で，①と③の役割を果たすのが末梢神経です。末梢神経のうち①を感覚神経(知覚神経)，③を運動神経といいます。つまり，中枢神経は司令官で，末梢神経は，情報を伝達する伝令というわけです。

■中枢神経

中枢神経(脳・脊髄)は，全身の様々な部位から送られてきた情報を受け取り，判断し，その対応を指令する部位です(154頁参照)。この判断・指令には，生後，学習によって後天的に獲得した記憶，経験，知識に基づくものと，生まれつき持っている無意識的，本能的に行っているものの2つがあります。例えば，試験問題を解くときのように，知識を総動員し，正しい解答を出そうとする場合は前者，全身の酸素需要にこたえるため，呼吸数や心拍数を自動的に増やす場合は後者です。前者の働きは，主に大脳皮質が営むもので，脳の高次神経機能といわれています。後者の働きは，脳幹や脊髄で行われ，自律神経機能といわれるもので，これらを統率するのは間脳の視床下部です。

■末梢神経

末梢神経は，体性神経と自律神経に分けられます。これは，私たちが，神経の働きを自覚したり制御したりできるか，あるいはそれができないかによる分類です。例えば，痛みを伝える神経(感覚神経)や，運動するとき手足の筋肉を動かす神経(運動神経)は，私たちが自覚的にその働きをとらえることができ，また意思によって支配することができる神経で，**体性神経**といいます。

一方，胃や腸の蠕動運動や心臓の拍動などをつかさどる神経は，意思とは無関係に，反射的・自動的に働くという意味で**自律神経**と呼んでいます。

自律神経も体性神経も，それぞれの機能に応じた別々の中央司令室があって，そこに情報を送ったり指令を仰いだりしています。これらの中央司令室は，中枢神経である脳・脊髄に分布しています。

●右脳人間と左脳人間

最近，左右の大脳半球間の解剖学的非対称性から，右脳と左脳で役割が異なるといわれ，注目されています。右半球は，立体感覚や空間的な構成に優れ(総合的・直観的)，左半球は，言語活動や計算(分析的・理論的)などに優位な中枢として働いています。音楽や絵の得意な人は右脳人間，文章を書いたり数字に強い人は左脳人間といえるわけです。しかし，左右の脳は，脳梁といわれる約2億本の神経線維で結ばれ，互いに連絡し合っています。右脳人間，左脳人間といっても，それぞれ反対側の脳も使っているわけで，主としてどちらの脳を使っているか，ということに過ぎません。

2-1. 中枢神経——脳・脊髄の構造

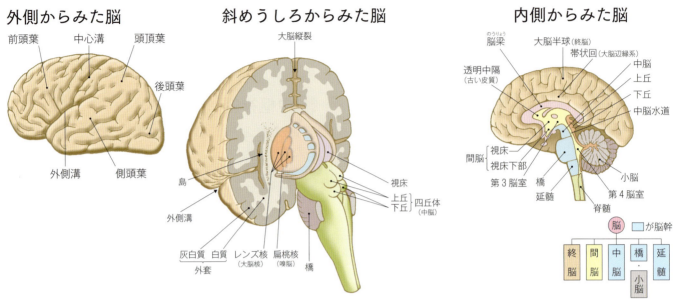

外側からみた脳／斜めうしろからみた脳／内側からみた脳

■ 脳の区分

　脳は，終脳，間脳，中脳，橋，延髄と小脳に分けられ，頭蓋の中にあります。人間では，終脳が特に大きく発達し，間脳と中脳を覆い，脳の大部分を占めています。この終脳は，私たちが大脳といっている部分で，左右の大脳半球からなっています。橋の背方に小脳があります。そして，中脳，橋，延髄を含めて一般に脳幹といいます。

　なお，成人の脳の重さは約1,300 g，体の中で一番重い臓器（肝臓の重さは約1,200 g）で，18～19歳でほぼ完成し，20～40歳で最も重く，60歳くらいからは減少傾向を示します。また，脳全体の神経細胞の数は千数百億といわれています。

■ 大脳半球の構造

① 左右の半球からなる大脳半球

　終脳は，卵形をしていて，脳の前上端に位置し，頭蓋腔の大部分（約80％）を占めており，大脳縦裂で左右の大脳半球に分けられます。それぞれの半球は，外側を取り囲む外套と，その深部にある大脳（基底）核と，嗅脳との3部分からなっています。外套は，さらに表面の大脳皮質（灰白質）と深部の髄質（白質）に分けられます。灰白質は，神経細胞の集まっている部分，白質は，神経線維が多数集まっている部分です。神経線維の連絡経路には，①左右の大脳半球間を結ぶもの（交連線維），②同側の半球内の皮質と皮質を結ぶもの（連合線維），③大脳皮質と脳幹や脊髄を結ぶもの（投射線維），の3種類があります。また，左右の大脳半球の内部には，脳脊髄液で満たされた側脳室があります。

② 大脳半球のしわと溝

　大脳半球の表面には，たくさんの溝としわ（回）があって，その面積を広くしています。しわを広げると新聞1頁分，約2,240 cm^2 にもなります。

　大脳半球は中心溝と外側溝などのしわによって，前頭葉，頭頂葉，側頭葉，後頭葉と外面からは見えない島の5脳葉に分けられます。しわや溝の走行，形は，個人差が大きく，同じ脳の左右半球間でも，完全に一致することはまれです。

③ 古い皮質と新しい皮質で異なる構造

　大脳皮質は，部位によって構造上に差異があり，その働きも異なっています。大脳皮質は，系統発生学的には，古い皮質（下等動物ではよく発達）と，動物が高等になるに従って出現する新しい皮質とに区別されます。

　人間では，新皮質の発達が特に著しく，90％以上を占めています。その結果，古い皮質は，脳の奥の狭い片隅に押しやられた形となり，嗅脳あるいは大脳辺縁系と呼ばれています。新皮質は6層，古い皮質は，層構造が不明瞭であったり，3層または4層からできています。

　大脳辺縁系は，人と動物に共通した機能，つまり，個体維持（食欲）や種族保存（性欲）に関係し，本能に基づく怒り，恐怖などの情緒行動や自律機能に大切な役割を果たしています。一方，新皮質は，記憶，知能や精神作用などの高次神経機能を営みます。

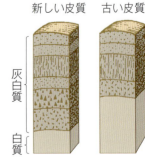

新しい皮質　古い皮質

■ 大脳半球に覆われた間脳～延髄

　脳を縦に切って観察すると，複雑な構造が分かります。
間脳　大脳半球に覆われて，脳の中心部を占めています。視床と視床下部からなり，第3脳室を囲んでいます。
中脳　間脳と橋をつなぐ短い部分で，すべての脊椎動物を通じて，殆ど分化発達がみられません。中心部には，赤核や黒質，背側には，四丘体と呼ばれる視覚や聴覚の信号が入る隆起があり，狭い中脳水道が縦貫しています。
橋　小脳の腹側にあって，左右の小脳半球を連ねる橋に見えるので，こう呼ばれています。人間では，腹方が膨らんだ形をしていて，延髄にあるいろいろな中枢が伸びてきています。
小脳　橋，延髄の背中に背負われるような形で，終脳（大脳）の下後方に位置しています。正中断面では，モミの樹枝状の模様がみられます。古くから，ここを針で刺すと死亡することから，生命の樹（小脳活樹）と考えられていましたが，実際は，延髄が損傷を受けるためです。
延髄　脳の最下部に位置し，脊髄につながる部分です。橋と同様，脳神経の様々な神経核があり，特に呼吸，循環などの基本的な生命活動に関係した部位です。

　延髄と橋の背方と小脳下面の間に，第4脳室があります。

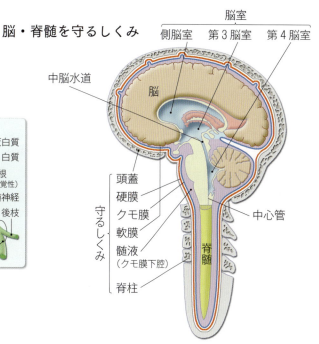

■ 脊柱管の中にある脊髄の構造

　脊髄は，延髄から下に続く長さ40～45 cm，白い小指の太さほどの器官で，脊柱管の中に収まっています。下端は第1～第2腰椎の高さで終っています。髄液採取時に，第3～第4腰椎の間で穿刺するのは，脊髄を損傷しないようにするためです。脊髄は，上から，頸髄，胸髄，腰髄，仙髄の4部に分けられ，脊髄の両側からは上肢，体幹，下肢など，体の各部位に連絡する脊髄神経が出ています。

　脊髄の断面は，H型の灰白質と呼ばれる部分と，それを取り囲む白質と呼ばれる部分から構成されています。大脳半球や小脳の断面と比べると，この両者の関係が逆になっているのが分かります。つまり，脊髄では神経細胞が内側にあり，神経線維がその周りにあるのです。灰白質のH型の左右2脚の前方突出部を前角，後方突出部を後角と呼び，前角と後角の間から外側に突出した部分を側角といいます。

■ 脳・脊髄を守るしくみ

　脳・脊髄を守るために，様々なガードシステムが備わっています。頭蓋や脊柱は，外からの衝撃から脳や脊髄を守るための備えですが，それだけでは，逆に，脳や脊髄が内側からこれらの骨に当たって損傷してしまいます。内側から脳を守る備えも必要です。それが脳や脊髄を包む複数の膜とその間を満たす髄液です。

　脳・脊髄は，硬膜，クモ膜，軟膜という髄膜で包まれ，脳の中にある脳室で生成された髄液は，脳室と脊髄の中心管を流れ，クモ膜と軟膜の間のクモ膜下腔を満たしています。つまり，脳や脊髄は内側と外側から髄液という液体クッションで包まれ，さらに，頭蓋や脊柱という堅いよろいで守られているのです。

2-2. 中枢神経──脳の役割分担

大脳半球の働きは部位による分業

　大脳半球の働きは，情報を識別して，それに応じた運動を指令するといった一次的働きと，より高度な働きに分けることができます。その様々な働きは，それぞれ，定まった皮質の部分で分業・統率されています(機能局在)。

　一次的働きを受け持つ一次野は，運動野，体性感覚野，視覚野，聴覚野や嗅覚野，味覚野があげられます。これら以外の新皮質の領野が連合野で，知能，記憶，認知，思考，創造，意志などの高次な働きを担当し，人間ではよく発達した部位で，生後に最も遅れて発達します。

① 連合野の働き

　異なった系統の情報を統合し，判断，記憶するとともに，言語や緻密な運動など，高度にプログラムされた指令を発するのが，連合野の役割です。例えば，考え事をしながら歩いていると，危険な物があっても目に入りません。視覚で捉えた情報が，頭の中のスクリーンに映っているだけで，その意味(危険)を理解し判断する領域にうまく結びつかないためです。このような，視覚や聴覚などの外部からの情報は，連合野の働きで他の領域の情報や過去の記憶と照合して初めて意味を持ち，危ないから横道へ曲がりなさい，などという指令を発するわけです。

② 一次野（運動野と体性感覚野）の働き

　脳の前頭葉と頭頂葉は，中心溝という溝によって隔てられていますが，この溝の前後には運動野と体性感覚野という領域があります。手で何かに触ったとき，その信号は，体性感覚野の手の感覚を担当する皮質の神経細胞に届き，また，足を動かそうとしたときは，運動野の足の運動を担当する皮質の細胞から，足の筋肉に向けて指令が発せられます。このように，全身の各部位を担当する運動神経と体性感覚神経の神経細胞が，中心溝に沿って，ぐるっと大脳半球の皮質を取り囲むように並んでいるのです。運動野，体性感覚野，いずれもその中枢部位は，支配身体部位とは逆の位置関係で，上方から下方に，下肢，体幹，上肢，頸部，頭部の順に規則的に配列しています。また，それらの各部位の担当細胞は，微妙な運動や感覚を有する部位（手，舌など）ほど，広い面積を占め，逆に，体幹領域は狭い範囲しかありません。なお，視覚野や聴覚野などの各領野も，それぞれの働きを受け持っています。

　一般に，運動中枢といわれるのは，運動野とその前方にある運動前野を合わせた部分です。運動野からは錐体路線維が，運動前野からは錐体外路線維が出ます。錐体外路の中枢は，これ以外に広く皮質に分布しています(149頁参照)。

大脳半球の働き

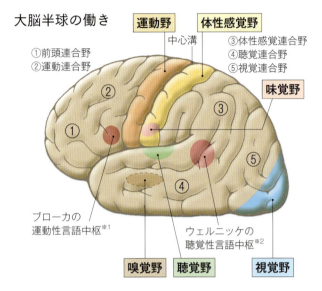

大脳半球	一次野	連合野(より高度な働き)	
前頭葉	運動野 運動前野	前頭連合野(前頭前野) 運動連合野 (ブローカの運動性言語中枢)	
頭頂葉	体性感覚野	体性感覚連合野	頭頂後頭側頭連合野 後連合野
側頭葉	聴覚野	聴覚連合野 (ウェルニッケの聴覚性言語中枢)	
後頭葉	視覚野	視覚連合野 (視覚性言語中枢)	

前頭連合野　精神の座で，注意や思考，創造，意志の働きをするところです。
運動連合野　歩行，書字，言語など順序立った運動のプログラムを作成して運動野に伝達するところです。
※1ブローカの運動性言語中枢：言葉を話すとき，のどや口の筋肉を動かす順序を指令するところ。左半球にあります。
体性感覚連合野　体性感覚野に届いた感覚情報を意味づけるところです。
聴覚連合野　聴いたものが，何であるかを知るところです。
※2ウェルニッケの聴覚性言語中枢：言葉を聞いてその意味を理解するところ。
視覚連合野　視覚野で受けた画像信号を，分析，統合し，高次の視覚的機能を営むところです(障害されると見た物の名前が言えなくなる)。

運動野の働き

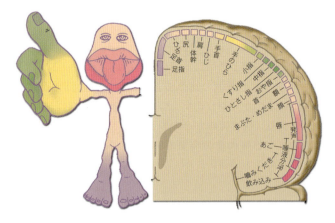

脳幹と間脳の働き

　脳幹は，脳神経の発着場で，呼吸，循環などの生命活動の基本的な営みを支配する重要な部分です。一方，間脳は，知覚情報を大脳皮質に中継する役割や，末梢に向かう運動指令を中継する場所です。脳幹と間脳の各部位の役割をまとめると次のようになります。

延髄　呼吸や循環をはじめ，咀嚼，嚥下，嘔吐，発声など，生命活動の基本的な働きを制御している部分です。肺や血管などにある受容体から送られてきた呼吸・循環状態の情報は，ここで無意識のうちに分析，判断され，呼吸数・心拍数を増減する指令となって肺や心臓に伝えられ，常に，体にとって最適な状態を維持するよう調節されています。

橋　上行性（感覚性）や下行性（運動性）伝導路が走っています。人間では，特に腹方が膨出していて錐体路が通り，ここにある橋核は，大脳皮質から反対側の小脳皮質にいく中継点になっています。三叉神経は，ここから出ています。

中脳　視覚や聴覚の伝導路を中継する部分で，視覚や聴覚の反射に関与しています。赤核は，錐体外路系に属し，小脳との連絡も密で，眼球や体の位置を調節します。

間脳　視床は，視覚，聴覚など様々な感覚情報を中継し，大脳皮質に伝えます。視床下部は，生命活動に大切な新陳代謝，体温や水分調節，消化，呼吸，性機能などの総合的作用を行う自律神経の最高中枢であると同時に，内分泌系の下垂体と密接に連絡し，一体化して機能しています。

脳神経の発着場となる脳幹

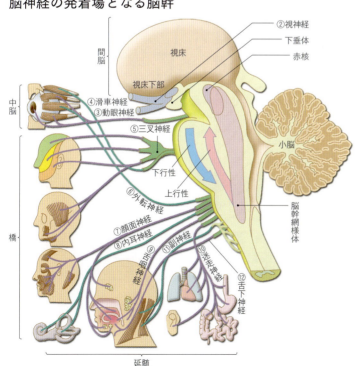

小脳の働き

　小脳は，筋，腱，関節からの深部感覚，内耳からの平衡感覚，さらに，大脳皮質，大脳核や錐体外路系のオリーブ核などからの線維を受け，運動の強さや力の入れ具合，バランスなどを計算し，調節するところです。小脳が計算した結果は，再度大脳の運動野に伝えられたり，脳幹や脊髄を介して全身の筋肉に伝達され，運動や姿勢の調節が行われます。この大脳～小脳の信号のやりとりに要する時間は，わずか0.04秒くらいといわれています（163頁参照）。

脊髄の2つの働き

　脊髄は，多くの脊髄神経が出入りし，運動指令の伝達と感覚の伝達，脊髄反射などの中枢作用を行っています。

① 情報指令の伝達　脳からの運動指令は，下行性の運動路によって脊髄の前角神経細胞に伝えられ，さらに，遠心性の運動神経（前根）によって，筋肉に伝えられます。また，皮膚や筋などの感覚は，後根によって後角の神経細胞に伝えられ，この情報は，上行性の感覚路によって脳に送られます。そこで，脊髄が，ある高さで圧迫されたり切断されると，それ以下の体の運動と感覚に障害が起こります。

② 脊髄反射　末梢からの刺激が，求心路（感覚神経）により脊髄の反射中枢に達し，大脳皮質を介することなく意志とは無関係に，直ちに，その反応が遠心路（運動神経）によって末梢の筋や腺にいき，収縮や分泌を行うことを脊髄反射といいます。この興奮の経路を反射弓と呼びます。

　よく体験する例として，熱い物に手を触れたとき，瞬時に手を引っ込める本能的な防衛行動があります。この場合，もし，大脳皮質へ伝達し，その判断・指示を待っていたのでは，やけどをしてしまうでしょう。この脊髄反射には，膝蓋腱反射や末梢血管の収縮，拡張などがあります。

　なお，反射には，脊髄反射の他，脳幹における反射（対光反射，唾液，涙の分泌やくしゃみなど）があります。

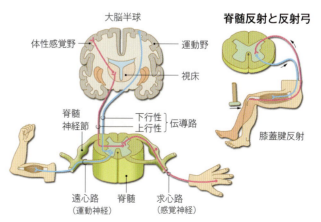

脊髄反射と反射弓

3-1. 末梢神経──体性神経と自律神経

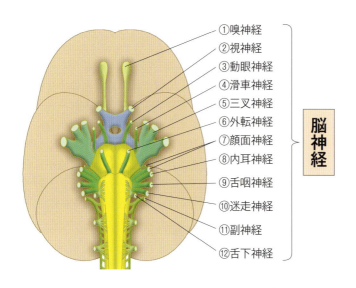

末梢神経（全身に張り巡らされたネットワーク）

　中枢神経（脳と脊髄）を出て体の各部に分布する神経線維を末梢神経といいます。このうち脳から直接出る末梢神経を脳神経といいます。末梢神経は体性神経と自律神経の2つに大別されます。体性神経は，体の骨組みに分布し，末梢で外部からの情報をキャッチして中枢に伝える感覚神経（求心性神経線維）と，中枢からの命令を末端の骨格筋（随意筋）に伝える運動神経（遠心性神経線維）の2系統があります。一方，自律神経は，内臓に分布し，交感神経と副交感神経の2種類からなり立っています。このように，中枢と体の末端を連絡する末梢神経は，全身に張り巡らされたネットワークの役割を果たしているのです。

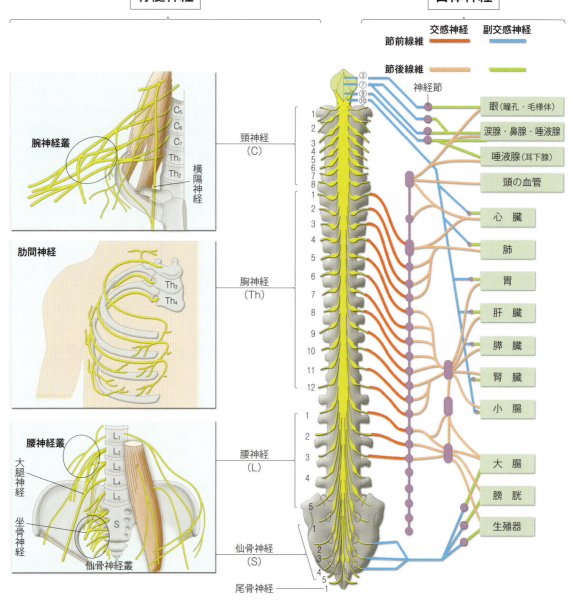

■体性神経（脳神経と脊髄神経）

　脳に直接出入りする脳神経と，脊髄に出入りする脊髄神経の2つを体性神経といいます。これは，あくまで解剖学的な名称で，この中には，後述する自律神経線維も含まれています。脊髄神経と脳神経には特別な違いはなく，主に頭部へは脳から，体幹や手足へは，近接した脊髄から出入りして，最短距離で目的地にいけるようになっています。

　脳・脊髄いずれの神経にも，皮膚など末梢の情報を中枢に伝える感覚神経と，中枢からの指令を送る運動神経があります。他に，両方の神経や副交感神経が混在する混合神経があります。体性神経の特徴は，迅速，敏感という点です。これは，感覚の伝達や運動の指令が遅くては，生命維持に支障をきたすからです。このため体性神経は，一般に，太くて，伝達速度の速い神経線維でできています。

脳神経　脳からは12対の脳神経が出ていて，それぞれ次のような役割を分担しています。

①嗅神経	においの感覚を大脳半球の嗅球に伝える	感覚神経
②視神経	網膜に映った像を外側膝状体に伝える	感覚神経
③動眼神経	眼球を動かしたり，まぶたを開く運動指令を送る。瞳孔縮小，毛様体筋収縮の副交感性神経線維を含む	混合神経（運動神経＋副交感神経）
④滑車神経	眼球を下外側に動かす運動指令を伝える	運動神経
⑤三叉神経	脳神経の中で最大の神経で，顔面の感覚を脳に伝えたり，咀嚼を担う筋肉群に運動指令を送る	混合神経
⑥外転神経	眼球を外側に向ける運動指令を送る	運動神経
⑦顔面神経	顔面の表情筋に運動指令を送る一方，味覚を中枢に伝える。涙腺，鼻腺，唾液腺の分泌をつかさどる副交感神経線維を含む	混合神経
⑧内耳神経	聴覚や平衡感覚の情報を中枢に送る	感覚神経
⑨舌咽神経	味覚を伝える一方，咽頭の筋に運動指令を送り，舌，咽頭の感覚をつかさどる耳下腺分泌の副交感性神経線維を含む	混合神経
⑩迷走神経	脳神経の中で分布範囲が最も広い神経。外耳道，咽頭，喉頭の運動と感覚を支配するとともに，頸部や胸部，腹部の臓器に分布する副交感神経線維が混在している	混合神経
⑪副神経	胸鎖乳突筋，僧帽筋へ運動指令を送る	運動神経
⑫舌下神経	舌の運動をつかさどる	運動神経

脊髄神経　脊髄の前根から出る運動神経線維と，後根に入る知覚神経線維が，椎間孔（ついかんこう）（139頁参照）から出たところで1本に合し，混合神経になります。これが，脊髄神経です。脊髄神経は，脊柱の区分に従い次の31対があります。

　私たちの体の皮膚感覚を伝える情報や筋肉を動かす指令は，これらの，末梢神経のいずれかによって伝えられま

脊髄神経（31対）	頸神経：8対	頸部と後頭部と腕神経叢に分布，横隔膜にもいく
	胸神経：12対	肋骨の間を走り（肋間神経），胸壁と腹壁に分布
	腰神経：5対	下腹部，臀部と大腿前部へ分布。大腿神経が代表
	仙骨神経：5対	骨盤の中にあり，臀部の中部から大腿後部と膝から下の下肢に分布。最も太いものは坐骨神経
	尾骨神経：1対	肛門付近と，外陰部に分布

す。ひと続きにつながった手足の皮膚も，脊髄のどの部分から出る神経にカバーされているかによって区分されます。この区分を皮節（デルマトーム）といいます。

　椎間孔から出た混合神経は，体の前面や側面並びに上肢，下肢に分布する太い前枝（ぜんし）と，背面や臀部に分布する細い後枝に分かれます。なお，胸神経を除く前枝は，隣接する上下の数本が互いに連絡し，複雑な網状の神経叢（頸神経叢，腕神経叢，腰神経叢，仙骨神経叢，陰部神経叢）を作っていて，1本の前枝が切断されても，筋肉の運動や感覚には支障がないようになっています。

■自律神経（交感神経と副交感神経）

　自律神経は，脳や脊髄から出て，内臓や血管，腺など，自分の意思とは無関係に働いている器官に分布し，消化，吸収，循環，代謝などを無意識的・反射的につかさどり，内部環境を調節しています。

　自律神経は，交感神経と副交感神経という互いに拮抗（きっこう）的に働く2つの系統に分けることができます。

　なお，自律神経は，体性神経と異なって中枢から出た後，目的器官に直行せず，必ず，一度ニューロンを交代します。この交代部位を自律神経節と呼び，ニューロン交代以前（中継以前）の神経線維を節前線維，以後のものを節後線維（直接臓器に分布する神経）といいます。

交感神経　交感神経の中枢（指令を下すところ）は，胸髄から腰髄にあり，脊髄を出た後，主に血管，特に動脈と一緒に走り，様々な臓器に分布しています。1本の節前線維は，多数の節後線維に接続しており，神経節は目的器官から遠く離れた中枢に近いところにあって，節後線維が比較的長いため，広範な部位に同時に作用することができます。

副交感神経　副交感神経の中枢は，脳幹と脊髄の下の方の仙髄にあり，体性神経の中を走行しています。副交感神経の節前線維は，神経節で直接臓器に分布する節後線維に，ほぼ1対1の対応で接続しています（交感神経と異なる）。神経節は，目的器官内や，それに接したところにあり，節後線維が短く単独器官だけに働くことになります。

3-2. 末梢神経 ── 体性神経と自律神経の働き

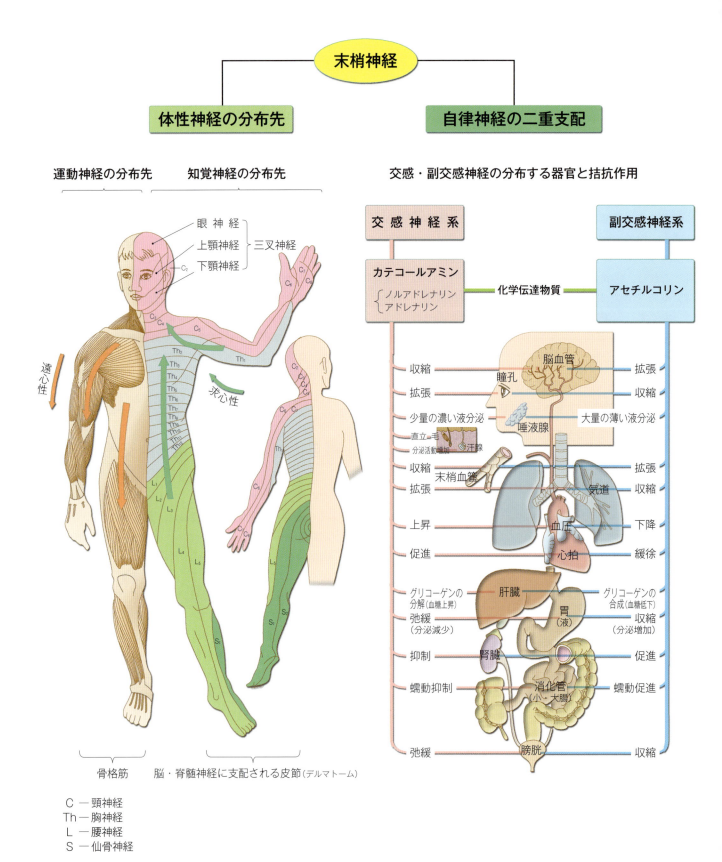

■体性神経と自律神経の役割分担

体性神経と自律神経は，すべての細胞や組織が常に円滑・適切に活動できるよう役割を分担しています。

体性神経 体性神経は，外部の環境を常に的確に知り，よりふさわしい状況に体の働きを保つ役割を果たしています。つまり，私たちが直接感覚として感じたり（皮膚，その他の感覚器からの刺激を集める感覚神経），意識的に筋肉を動かしたり（筋肉に指令を送っている運動神経）するときに働きます。このため別名「動物神経」とも呼ばれます。

自律神経 自律神経は，体の内部の状況の変化を自動的に調節する役割を受け持っています。消化，吸収，循環，代謝など無意識的・自動的な機能を営み「植物神経」とも呼ばれます。

■自律神経の二重支配と拮抗作用（きっこう）

臓器の多くは，交感神経と副交感神経の双方が分布し（二重支配），その作用はプラス・マイナスの関係にあり，相反しています（拮抗作用）。これに対して，大部分の血管や汗腺，立毛筋などは，交感神経のみの支配を受けています。普通，両神経が同時に強く興奮することはなく，一方が強いときは他方は弱められ，このバランスによって臓器の作用は調節されています。

交感神経は，突発的な事故に対したり，外敵に向かうとき，体を保護するように全身的に作用し，エネルギーを外への活動に振り向け，発散する（異化作用）場合に働きます。一方，副交感神経は，逆に，消耗した体力の回復を図り，栄養を補給し休養してエネルギーを充電する（同化作用）場合に働きます。交感神経と副交感神経の作用をまとめると下表のようになります。

神経 器官	交感神経の作用	副交感神経の作用
瞳　孔	散大（散瞳）	縮小（縮瞳）
唾液腺	少量の濃い液分泌	大量の薄い液分泌
末梢血管	収　縮	拡　張
気　道	拡　張	収　縮
血　圧	上　昇	下　降
心　拍	促　進	緩　徐
肝　臓	グリコーゲンの分解（血糖上昇）	グリコーゲンの合成（血糖低下）
消化液分泌 （胃・腸・膵液）	減　少	増　加
消化管運動	抑　制	促　進
皮膚（立毛筋）	収縮（鳥肌）	────
汗　腺	分泌活動増加	────
膀　胱	弛緩（尿閉）	収縮（排尿）

■自律神経が分泌する化学伝達物質と受容体

自律神経が興奮して作用を現すときは，神経末端からある種の化学伝達物質が分泌され，器官の活動を引き起こします。交感神経ではカテコールアミン（ノルアドレナリンとアドレナリン），副交感神経ではアセチルコリンが分泌されます（147頁参照）。これらの化学伝達物質は，各臓器の細胞膜上にある受容体に作用して効果を現します。

副交感神経終末から分泌されるアセチルコリンの受容体は一種類ですが，交感神経の終末から分泌される化学伝達物質に対する効果器のカテコールアミン受容体には，αとβの2種があります。このため交感神経の作用は，α作用とβ作用に分けられます。ノルアドレナリンは，主にα受容体を刺激し，β受容体への刺激は弱いのですが，アドレナリンは，αとβの両受容体を同様に刺激するので，β受容体の多いときは，アドレナリンの方がノルアドレナリンより作用が強くなります。例えば，α受容体を刺激すると血管は収縮し，血圧は上昇しますが，β受容体を刺激すると血管は拡張し，心拍数は増加し，気管支は拡張し，消化管の平滑筋は弛緩し，血糖は上昇します。

• 最近は，αとβ受容体は，α_1，α_2，およびβ_1，β_2受容体のサブタイプに分けられ，さらに細分化されつつあります。こうした受容体が各臓器に不均一に分布することで，交感神経を介する様々な機能調節が可能になっています。また，これらのサブタイプ受容体それぞれに選択的に作用する薬物も開発されています。

二重支配と拮抗作用

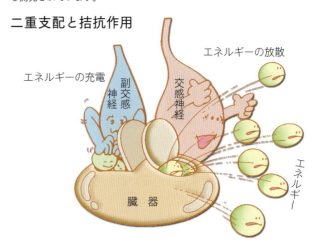

●自律神経失調症

交感神経と副交感神経は，それぞれ適度に各臓器の機能を調節していますが，体質や性格による原因の他に，後天的に手術，妊娠，疲労，ショック，職業病などのストレスが続き，調節のバランスが崩れた状態が自律神経失調症です。全身倦怠感や頭痛，動悸などを訴えますが，検査で異常は発見できません。胃は刺激状態を現すことが多く，便秘か下痢を起こしやすく，発汗異常・多尿・乏尿・月経異常など，その症状は非常に多彩です（一般に若年層は副交感神経緊張に，高齢層は交感神経緊張に傾きやすい）。

4-1. 神経伝達のメカニズム

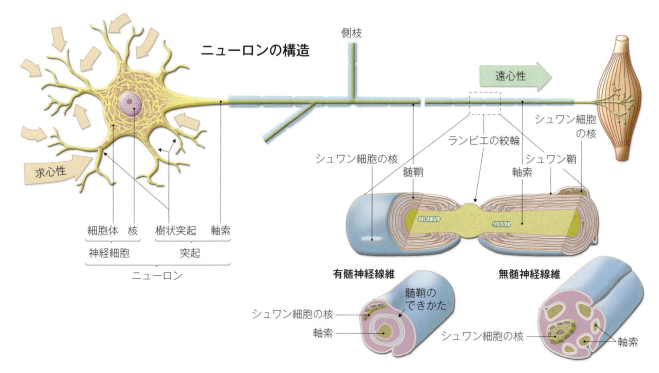

ニューロンの構造

■ 神経系の構成

神経系は，その形態的，機能的な最小単位であるニューロン（神経元）と，それを支持したり栄養をつかさどるグリア（神経膠）や被膜，血管などからなっています。

■ ニューロンの構造と働き

ニューロンは，神経細胞とそこから出る突起からなっています。突起には，普通，1本の長い軸索または神経突起と，樹枝状に分かれた短い樹状突起があります（神経線維といえば，通常，突起の長いものを指す）。樹状突起も軸索も，共に興奮を伝導しますが，樹状突起からは神経細胞に向かって（求心性），軸索からは逆にその反対向き（遠心性）に情報が伝えられます。隣接した神経や細胞（筋細胞）に信号を伝えるのはこの軸索です。神経線維は，鞘状の髄鞘と呼ばれる被膜で包まれているかどうかによって，有髄神経線維と無髄神経線維に分けられます。中枢神経系では希突起膠細胞が，末梢神経系ではシュワン細胞が髄鞘形成をつかさどっています。

末梢神経線維が切れたとき，シュワン細胞が，再生する神経線維の終末への方向づけ役をします。中枢神経系ではシュワン細胞がなく，切断された神経線維の断端と断端の間に神経膠細胞，特に星状膠細胞が増殖し，瘢痕を作って再生神経線維の通路を妨げるため，再生は極めて困難です。しかし神経幹細胞がヒトの脳内でも発見され，再生への研究が進められています。

末梢神経線維の髄鞘の形成や，障害を受けた神経線維の再生回復の促進，神経の機能維持にビタミン B_1 が大切な役割を果たします。この他，ビタミン B_6・B_{12} も関与していることが知られています。

■ 情報を素早く伝えるしくみ（有髄神経線維）

有髄神経線維の髄鞘は，ミエリンというリポイド（脂肪の一種）でできていて，末梢神経のように神経線維が束状になって走っている際，隣の神経線維と混線しないように絶縁体の役目も果たします。髄鞘は，1つの神経線維の全長にわたって連続した円筒ではなく，一定の距離を置いて切れ目があります。この切れ目をランビエの絞輪といいます。電気信号である神経情報は，電気抵抗が非常に高い髄鞘のあるところ（髄鞘節）を飛び越えて，絞輪から，絞輪へスキップして伝わるので，無髄線維に比べると，大変スピーディな特急回線といえます。

● 急速な興奮伝達を必要とする運動神経や，深部感覚を伝える体性感覚神経線維は有髄線維で，速いものでは1秒間に約120mのスピードで情報を伝えることができます。一方，それほどスピードを要さない自律神経などは無髄線維で，こちらは1秒間に1m程度のものもあります。

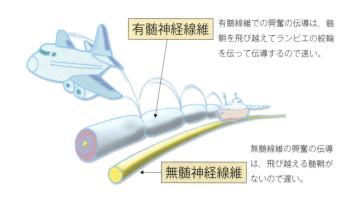

有髄線維での興奮の伝導は，髄鞘を飛び越えてランビエの絞輪を伝って伝導するので速い。

無髄線維の興奮の伝導は，飛び越える髄鞘がないので遅い。

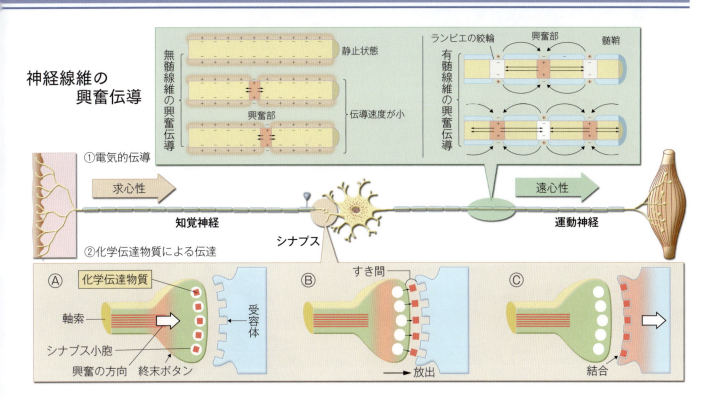
神経線維の興奮伝導

■神経の興奮伝導

　神経の興奮伝達は，一種の電気的・化学的活動波として起こります。興奮（信号）が，神経線維を伝わるのは，電気的伝導（膜電位の変動）であり，ニューロンとニューロンの継ぎ目（シナプス）における伝導は，化学伝達物質によって行われます。

① 電気的伝導

　静止時の，神経線維の表面を覆う膜の内側は，細胞の外側に対して，電位的に負（マイナス⊖）に荷電し，外側は，正（プラス⊕）に荷電しています。そこへ刺激が加わると，膜面の透過性が変化し，その部位は一瞬電位が上がり（外側のプラスイオンが膜を通して中に入る），膜電位は逆転（内側が正，外側は負）し，この変化が隣接部分を興奮させます。それが次々に伝わって，次のニューロンとの継ぎ目のところまでいくのが電気的伝導で，ちょうど，池に石を投げたときの波紋の伝わり方に似ています。

※膜電位　細胞膜の内側がマイナス，外側がプラスで，その間に一定の電位差があります。この電位差を膜電位といいます。

② 化学伝達物質による伝達

　電気的伝導によって，信号が神経線維の末端まで伝わると，次のニューロンとの間に少しだけすき間（20〜30 nm）があって，電気信号が直接伝わらないようになっています。この継ぎ目をシナプスといい，1つのニューロンから別のニューロンへの情報の伝達は，このシナプスで行われます。具体的には，Ⓐ電気的信号が軸索の末端まで届くと，Ⓑ終末にあるシナプス小胞から，アセチルコリンやノルアドレナリンなどの化学伝達物質が放出されます。Ⓒこの化学伝達物質は，すき間に拡散し，次の細胞膜上の受容体と結合し，信号が伝わってきたことを伝え，細胞膜の電位を変化させ，次の細胞の活動電位を誘発します。このように，シナプスを介する興奮は，一方向にしか通ることができず，通過時間は，神経線維に比べて長く，酸素欠乏や薬物に敏感で，疲労しやすいという特徴があります。また，神経細胞から筋などの各器官への情報も，このしくみによって行われます。なお，シナプスにおける化学伝達には，放出される伝達物質の違いによって，興奮を伝達する**興奮性伝達**と，逆に興奮を抑制する**抑制性伝達**に分けられます。この興奮と抑制のしくみによって，体の神経伝達のバランスが調整されているわけです。

化学伝達物質のいろいろ　シナプス小胞から放出される神経伝達物質には，様々な物質があります。代表的なものは，副交感神経のアセチルコリンや，交感神経のノルアドレナリン。その他に，数種のアミン（ドパミン，セロトニンなど）や，アミノ酸（γ-アミノ酪酸＝GABA，グルタミン酸など），あるいはペプチド群（ソマトスタチン，サブスタンスPなど）が知られています。

> ●**受容体に作用する薬剤の開発**
>
> 　各臓器の様々な働きは，それぞれの臓器の受容体に，化学伝達物質が神経情報を伝えることによって起こります。もし，伝達物質がくる前に，他の物質で受容体を埋めてしまえば，臓器にとって不利益な神経情報は，遮断できるという考え方から開発されたのが，鼻かぜに用いる抗ヒスタミン剤や，心臓病で用いられるβ遮断剤，胃潰瘍の治療に用いられるH_2受容体拮抗剤などです。

4-2. 体の動きを制御するしくみ──運動指令の神経路

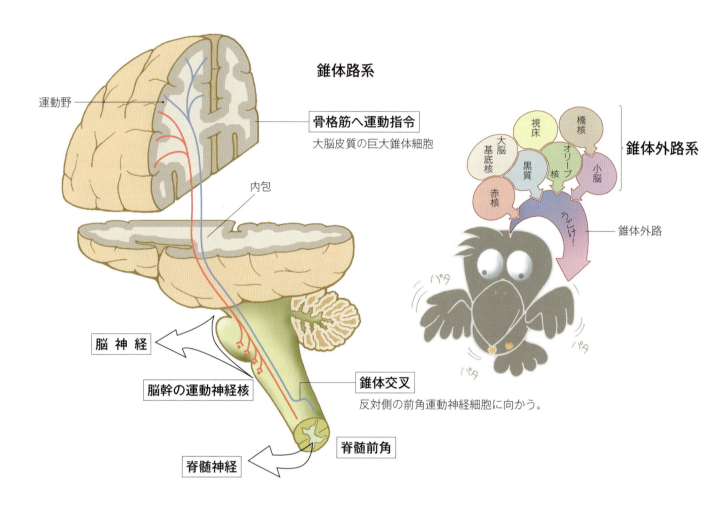

●睡眠は脳細胞を保護する安全弁

長時間眠らずにいると思考力，判断力などの精神活動が鈍くなり，やがて，幻覚や幻想が現れます。私たちが睡眠をとらずに頑張れる時間は通常48時間程度といわれます。これは，壊れたら二度と再生しない神経細胞を保護する，安全弁の役割を睡眠が果たしているためと考えられます。睡眠は，脳の活動水準の低下によって起こりますが，これは，脳幹の中心部にある網様体によって調節されると考えられています。

レム睡眠とノンレム睡眠　眠っている人を観察すると，眠っているのに眼が動いたり，手足をピクピク動かしている時期があります。このとき脳波をとると，起きているときと同じように脳が活発に活動していることが分かります。この時期をRapid Eye Movement（急速眼球運動）の頭文字REMをとってレム睡眠といい，夢をみているといわれます。これに対して，脳が眠っていて外から刺激しても目覚めない，深い眠りの状態を急速眼球運動がないので，ノンレム睡眠（NREM）と呼びます。普通，睡眠は，このレム睡眠とノンレム睡眠を繰り返して目覚めを迎えます。

●認知症のタイプ

脳は，知覚，記憶，学習，思考，判断などの認知機能と感情（情動）を含めた精神（心理）機能をつかさどる中枢です。これらの機能を高次脳機能と呼び，それが障害された状態を認知症といいます。

認知症にはいくつかのタイプがありますが，主なものはアルツハイマー型認知症（約60％）と脳血管型認知症（20％）。その他，レビー小体型認知症，前頭側頭型認知症などがあります。アルツハイマー型認知症は，脳にアミロイドβやタウとよばれるタンパク質が蓄積し，神経細胞を徐々に障害して行くもの。記憶や判断力が障害され，進行すると知った人の顔や自分のいる場所もわからなくなります。脳梗塞や脳出血，クモ膜下出血の後にみられるのが脳血管型認知症です。梗塞や出血の起こった場所によって障害される機能が異なるため，まだら認知症ともよばれます。レビー小体型認知症は，レビー小体という特殊なタンパク質が大脳皮質や脳幹に沈着する疾患。認知機能の変動と，繰り返し出現する幻視やパーキンソン症状が特徴です。前頭側頭型認知症では，同じ言葉や行動を繰り返し，集中力をなくし，今まで興味があった事にも関心がなくなります。

●脳卒中と呼ばれる脳の障害

一般に，脳の血液循環が障害されると，急激な意識障害，運動障害，言語障害などを起こすので，脳卒中と名付けられています。脳卒中は，出血性病変と虚血性病変に大別されます。

①**脳出血**　脳の動脈が，高血圧や動脈硬化などのために破れて出血し，脳組織が壊死に陥るものです。約70％は，内包や視床などにみられ，大量の脳出血は脳溢血（卒中）といわれます。

②**クモ膜下出血**　外傷以外の原因で，クモ膜下腔に出血を起こした状態です。脳の底部に好発し，動脈瘤や脳動静脈奇形という血管の異常などがあるときに，血管が破れて起こります。

③**脳梗塞**　脳の血管内に，血液の凝固した血栓や，血流によって運ばれた塞栓が詰まり，その血液から酸素や栄養を受ける脳組織の一部が，虚血性変化を生じ，軟化を起こします。このため，脳軟化症ともいわれます。脳血栓，脳塞栓なども，脳梗塞を原因からみた呼び名です。

いずれにしても，血液循環の障害や出血は，神経系に様々な悪影響を及ぼすことになります（59頁参照）。

■卵をつかむのは難しい？

ロボットに卵や豆腐をつかませる場合，単に物をつかむしくみの他に，つかんだ卵や豆腐を壊さないようにするためのセンサーと，その情報を送り，瞬時に演算して力を調節する複雑なしくみがないと，つぶれてしまいます。ところが，人間はこれらのことをいともたやすく，しかも体のバランスを巧妙に保ちながら行うことができます。これは，私たちの体の中にこのような運動を精密に制御するしくみがあるからです。

■骨格筋の運動指令はどう伝わるか

大脳皮質（運動野）から出る運動性の下行路には，随意運動（意志の通りに動かす）の指令を骨格筋へ伝える錐体路と，無意識的に微妙な調整を施す錐体外路の2つがあり，車の両輪のように互いに補いながら，骨格筋の運動をコントロールしています。

① **錐体路** 運動指令のメインストリート（神経線維の束）であり，骨格筋の精妙な随意運動を支配しています。この経路は，哺乳類だけにみられ，人間が最も発達しています。指令は，大脳皮質の運動野にある巨大錐体細胞から起こり，下行して脳幹から脳神経へ伝わる経路と，脊髄前角から脊髄神経へ伝わる経路に大別されます。中枢から骨格筋まで，1回ニューロンを交代するだけで伝わる，大変単純で合理的なルートです。なお，この神経線維の大部分は，途中で交叉して，線維が出た大脳皮質側と反対の運動神経細胞に向かいます。右脳の運動皮質の損傷や脳卒中が，左半身の麻痺を引き起こすのは，この交叉のためです。

② **錐体外路** 錐体路以外の運動指令のためのルートの総称です。錐体路による骨格筋の精妙な随意運動を円滑に行うために，なくてはならない重要な役割を果たしています。この働きには，大脳皮質の広い範囲にある錐体外路中枢や，大脳半球の奥にある大脳基底核，視床，あるいは，脳幹の赤核，黒質，橋核，オリーブ核，小脳などが複雑に関与しています。錐体外路は，このように様々な中枢と核が連絡をとりながら微調整して骨格筋へ伝える経路です。錐体路とは比較にならないくらいニューロンをかえたり，他のニューロンとも連絡しながら，筋の緊張や筋群の協調運動を，反射的・無意識的に行っています。鳥類以下の動物では，この錐体外路が主な伝導路です。卵や豆腐を，つぶさずにつかむなどという微妙な運動が上手にやれるのは，この錐体外路系のコントロールのおかげです。

● 錐体外路系に障害が起こると，手指の震えや，筋肉が硬直して動作が緩慢になったり，歩き始めると自分でうまく止まることができなくなるなどの障害が起こります。そこで，このような障害を錐体外路徴候といいます。錐体外路徴候を示す疾患の代表がパーキンソン病で，運動指令を中継する中脳の黒質や，大脳基底核の異常によるものです。

● 脳の特殊性

脳循環

脳は，活発に活動しているたくさんの細胞を抱えていながら，脳頭蓋で囲まれ，容積変化が自由でなく，肝臓のような栄養の貯蔵庫もありません。そのため，常に新鮮な血液によって，栄養（ブドウ糖）と酸素を供給する必要があります。脳の重さは体重の2％強しかないのに，心臓から送り出される血液の約15％もの量が，脳を流れています。左右の内頸動脈と椎骨動脈が，脳底で連絡（ウイリス動脈輪）して各領域に向かい，1ヵ所に障害があっても他の回路で血行が保たれる構造になっています。

ニューロンの細胞体が集合している灰白質は白質の約4倍の血流を受けますが，20歳を境として年齢とともに血流量は減少します。脳の血流が約5秒間中断されると，脳機能障害（意識喪失）が起こり，さらに数分間以上続くと器質的変化が起こって機能は回復できず，生命の危機を招きます。

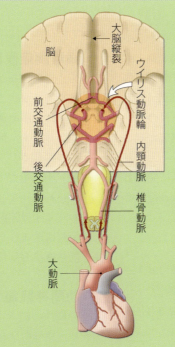

下からみた脳

血液脳関門

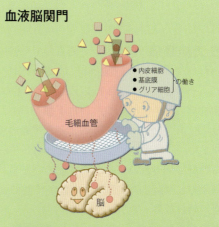

脳の組織と血液の間には，物質の移動に対して，「血液脳関門」と呼ばれる防御システムが備わっています。これは，脳の毛細血管の内皮細胞や基底膜（脳血管の特殊な構造）の外側を包むグリア細胞などが関与するもので，血液中から，脳が必要とする物質だけを取り込んで神経細胞に届け，有害な物は通過させないようにするしくみです。

5. 神経系に関する病気

■ 神経痛のいろいろ

神経痛とは，単一の病気の名前ではなく，様々な原因によって起こる神経の痛みの総称です。ある特定の神経の経路に沿って発作的に痛みが起こったり，その経路のある場所に特有の圧痛がありますが，運動や感覚の障害，筋肉のやせなどの所見はなく，病理的にも異常がみられません。原因は，椎間板ヘルニアや腫瘍などによって神経が圧迫されるとか，貧血，動脈硬化など血液の供給不足による神経の栄養障害などがあげられます。その他にも，ウイルス感染（インフルエンザ，ヘルペスなど）によるものや，原因不明のものもあります。なお，神経痛は，坐骨神経痛，三叉神経痛というように，その発生部位や痛みの原因となる神経によって，様々な名前がつけられています。

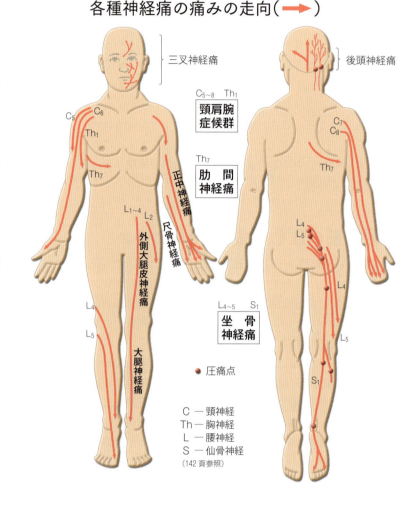

各種神経痛の痛みの走向（→）

● 圧痛点

C ─ 頸神経
Th ─ 胸神経
L ─ 腰神経
S ─ 仙骨神経
(142頁参照)

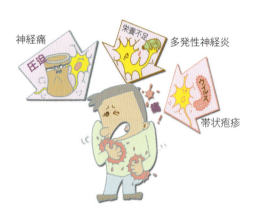

三叉神経痛　顔面に起こるもので，俗に顔面神経痛ともいわれています。三叉神経は，顔面知覚を支配する神経で，その名の通り，第1枝（眼神経）は額の方へ，第2枝（上顎神経）は頬や上顎，第3枝（下顎神経）は下顎や舌の方へと，3つに枝分かれしていて，それぞれの枝に神経痛が起こります。一番多いのは，第2枝と第3枝が侵され，たくさんの針で刺されたような激痛を伴います。春，秋に発症しやすく，中高年の女性に多いのが特徴です。痛みは持続せず，殆ど数秒〜数分で治ります。

三叉神経痛は，腫瘍や動脈の神経圧迫の他，原因のつかめないものも多く，薬物・注射療法，症状によっては外科療法も行われます。

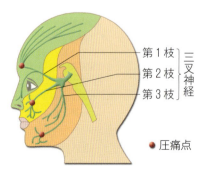

頸肩腕症候群　頸椎やその周辺の組織である軟骨，靱帯，椎間板などは，脊椎の中でも特に酷使されるので，老化や異常が起こりやすい部位です。外傷を受けたり，中年以降に仕事や運動で使い過ぎたりすると，発生する例が多くなります。何らかの異常が起こると，椎間孔から出ている神経根が圧迫され，その神経が支配している頸，肩，腕，手，指などに痛みやしびれ，麻痺などが現れ，めまい，耳鳴りなどを伴うことがあります。これらの症状を合わせて頸肩腕症候群といいます。俗にいう「肩こり」もこの範疇に含まれます。マッサージや蒸しタオル，入浴などの温熱療法も効果的です。

肋間神経痛　肋骨に沿って後から前に，発作性ないし持続性の痛みが放散します。呼吸によって痛みが強くなり，肋骨の間を押すと圧痛があります。糖尿病やアルコール中毒，脊髄の病気などに伴って起こる場合が多いといわれていますが，鎮痛薬などで痛みは抑えられます。

坐骨神経痛　最も多い神経痛で，坐骨神経の走行に沿って腰から大腿部後面，ふくらはぎ，足にまで痛みが走り，臀部や，膝窩中央部に圧痛点があります。大部分は，腰椎の椎間板ヘルニア［急に重い物を持ったりした拍子に，腰椎の椎間板が本来の位置からずれて，走行する神経を圧迫して起こる(133頁参照)］によるものですが，腰椎の腫瘍，変形，カリエス，神経炎などの他，インフルエンザや糖尿病などから起こることもあります。安静，保温につとめ，鎮痛薬を用いますが，原因となっている疾患をはっきりさせ，その治療をすることが肝要です。

ラゼーグ徴候

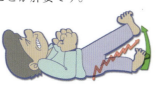

仰臥した患者の足を伸ばしたまま上にあげると，坐骨神経痛があると大腿後面に激痛を感じます。股関節を曲げようとするとするとさらに痛みが増強します。

帯状疱疹　水痘・帯状疱疹ウイルスの感染によって起こります。水痘にかかった後，感覚神経節に潜伏感染していたウイルスが過労や免疫力の低下で再活性化し，神経節炎，神経炎，神経支配領域の皮膚炎を起こすもので赤い発疹が線状に現れ，ピリピリした持続的な疼痛を伴います。脳神経では，三叉神経，特にその第1枝に多く，角膜潰瘍や視力障害を起こすこともあります。抗ウイルス薬の全身投与により治療します。抗ウイルス薬は，ウイルスのDNAの複製を抑制するので発病初期に近いほど効果的です。

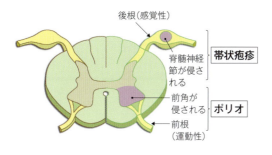

多発性神経炎　末梢神経が，広範囲な領域にわたって侵される病気で，対称性の腱反射消失，筋肉の萎縮，運動麻痺や，手，足の感覚異常（灼熱感，冷感，疼痛など）が起こります。これは，ウイルスや中毒（アルコール），糖尿病，薬物など，様々な原因によって起こりますが，ビタミン$B_1 \cdot B_2 \cdot B_6 \cdot B_{12}$などの欠乏によっても発症します。病理的な特徴は，神経線維の髄鞘の一部が破壊され，病変

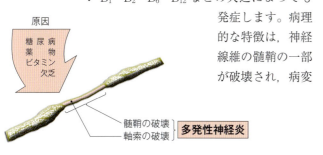

部と健常部が交錯し，やがて病変は軸索に及びます。

末梢神経麻痺　脳幹や脊髄の運動神経のスタート部（起始部）から，筋肉の終末までのどこかで，傷害や中毒，腫瘍，炎症などが原因で，末梢神経の伝導が中断されて起こる麻痺をいいます。

代表的なものに顔面神経麻痺があります。

顔面神経麻痺は，脳神経第Ⅶ番目の表情筋支配の運動性の顔面神経の麻痺で，額にしわを寄せたり，顔の筋肉を自由に動かすことができなくなり，顔の表情が片側だけになるものです。障害される部位により味覚および唾液分泌障害や聴覚過敏を伴います。誘因としては，外傷，中耳炎，感冒，寒冷などがあげられます。通常，麻痺は一過性で片側が侵されることが多く，できるだけ早く薬物療法やマッサージなどを始めるのがよいとされています。症状によっては外科的治療も効果があります。

脊髄性小児麻痺（ポリオ）は，急性脊髄前角炎で，脊髄の前角にある運動神経細胞が，ポリオウイルスによって侵されるために運動麻痺を起こす病気ですが，予防接種の普及で，現在は殆どみられなくなりました。

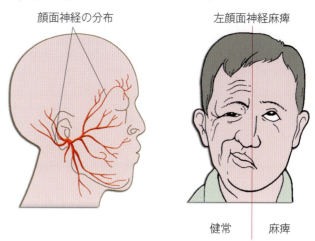

> ### ●神経細胞の栄養と代謝
>
> 　神経細胞が十分に働くためには，血液から取り込まれたブドウ糖（グルコース）が，エネルギー源として大変重要です。そして，このブドウ糖から，神経細胞に必要なエネルギーを産み出すために，トランスアミナーゼという酵素が触媒の機能を果たしています。しかし，この酵素が正常に働くためには，補酵素という，アシスタントの働きを借りなければなりません。この補酵素の素材として大切な役割を受け持つのがビタミンB群（$B_1 \cdot B_6 \cdot B_{12}$・ニコチン酸など）なのです。$B_{12}$は，髄鞘の形成維持にも大切です。もし，これらのビタミンB群が欠乏すると，エネルギー獲得が難しくなるなどの代謝障害を引き起こし，ひいては，様々な神経症状が現れることがあります。神経細胞を活発に働かせるためには，ブドウ糖（糖質），タンパク質とともに，ビタミンB群をしっかり摂取することが大切です。

MCI（軽度認知機能障害）とは

人口の高齢化にともない認知症の増加が問題になっています。2012年に462万人といわれた認知症の高齢者は，2025年には700万人を超えると予想されています。

また，認知症の原因の一つとされるアミロイドβタンパク質の蓄積は，発症の25年も前から始まっているとされます。では，認知症を予防するにはどうすれば良いのでしょう。取り組みの中で注目を浴びているのが，MCI（軽度認知機能障害）という状態です。MCIは，認知症とは言えないけれど，年齢相応以上に認知機能が低下した状態。全般的な認知機能や日常生活動作は正常ですが，年齢や教育レベルの影響だけでは説明できない記憶障害の訴えが，本人または家族によって認められる状態です。現在，65歳以上の高齢者の4人に1人はMCIとされています。

MCIは，そのまま放置すると5年で50％が認知症に移行すると言われていますが，その反面，早めに対策を立てれば31〜44％の人が正常の状態に回復するとも言われています。

多くの研究によりMCIの人の記憶力向上に効果があるとされているのが運動習慣です。週3回以上の有酸素運動や筋力トレーニングが有効とされ，国立長寿医療センターでは，ステップをしながら同時に頭の中で簡単な計算をするコグニサイズという運動を推奨しています。食生活では，野菜や果物（ビタミンC，E，β-カロチン），DHAやEPAを含んだ魚を良く食べることが大切です。また，対人接触などの社会との交流や，文章を書いたり，本を読むなどの知的行動習慣も効果的とされています。

とはいえ，すべての認知症患者がMCIの段階で発見されるわけではありません。久山町（福岡県）での疫学的研究によれば，糖尿病の人は糖尿病をもっていない人の2.1倍認知症になりやすく，喫煙者は非喫煙者の2.7倍も認知症になりやすいという研究結果が出ています。高血圧や肥満も認知症の危険因子です。その一方で，運動，減塩，禁煙は認知症の危険度を下げる因子とされ，今や認知症は，生活習慣病の一環と考えられるようになっています。

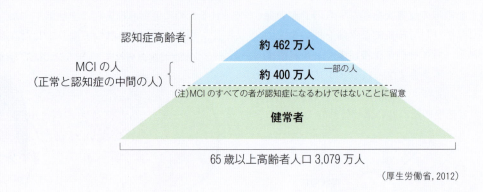

（厚生労働省，2012）

第8章
感覚器

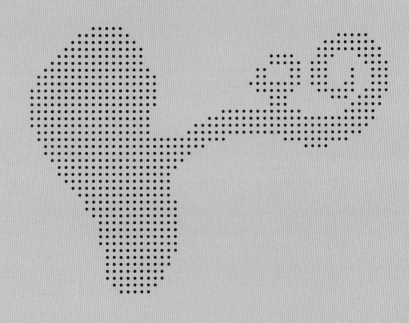

1. 感覚器を構成する器官

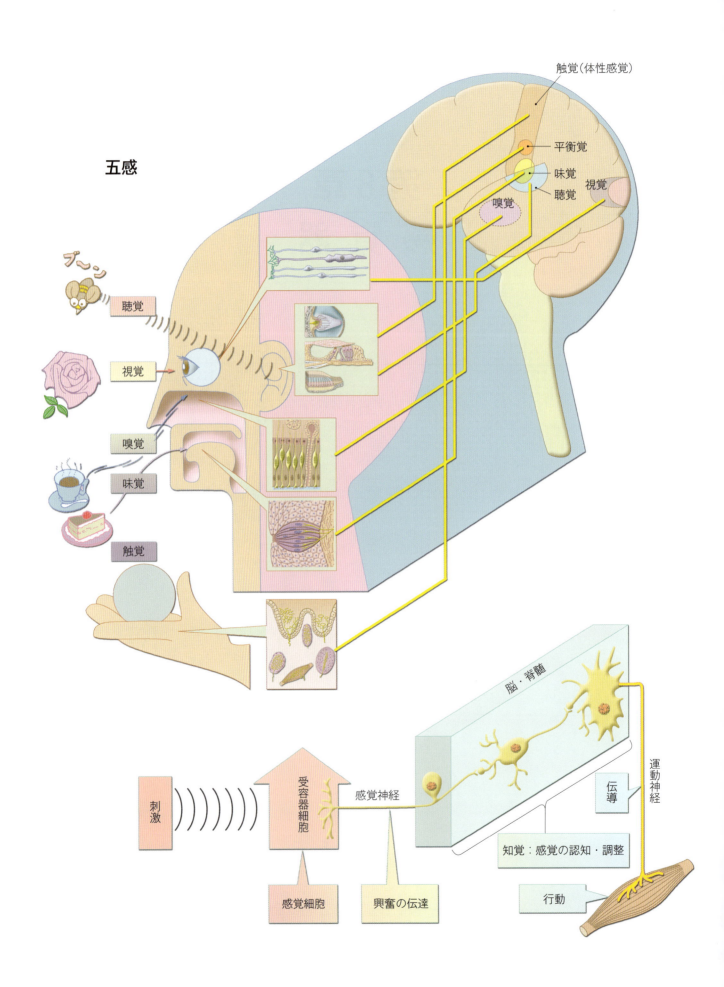

■感覚器とその働き

私たちが生命活動を維持していくには，内外の環境の変化や異常など，様々な刺激を素早く感じとり，適切に対応しなければなりません。こうした刺激（情報）をキャッチする，いわゆるアンテナの働きをしているのが感覚器です。感覚器には，光，音，味，におい，触・温度などの刺激に対応する器官として，それぞれ，目，耳，舌，鼻，皮膚などがあります。いずれの感覚器にも，受容器細胞という独自の細胞（感覚細胞）があり，刺激を受けると電気的変化を起こし，その興奮が感覚神経（知覚神経）を経て，大脳のそれぞれの感覚の中枢に伝えられ，ここで初めて感覚として成立するしくみになっています。

●伝導される興奮をインパルスあるいは衝撃といいます。

■五感とは

視覚，聴覚，嗅覚，味覚，触覚の5つは，体の外部環境を感じ取る働きをしており，一般に五感と呼ばれています。その他，感覚には圧覚，温度覚，痛覚，筋肉の伸張などを感じ取る筋覚や，内臓の痛みを感じ取る内臓痛覚などがあります。五感は，いずれも他人と共有できる感覚ですが，痛覚は，本人にしか分からない孤独な苦しみです。

■感覚の種類と受容器

感覚には下表のような種類があります。

感覚の種類			受容器の分布場所
特殊感覚	体の一定部位にまとまった特定の感覚装置を持つもの	視覚	眼の網膜
		聴覚・平衡覚（頭の位置や運動速度や方向変化）	内耳の聴覚部・平衡覚部
		嗅覚	鼻粘膜の嗅部
		味覚	舌の味蕾
体性感覚	体の広い部位に分布	皮膚感覚（表面感覚）（触覚，圧覚，温覚，冷覚，痛覚など）	皮膚・粘膜
		筋覚（深部感覚）（運動感覚，振動感覚，深部痛覚など）	筋・腱・関節
内臓感覚	内臓に分布	内臓痛覚	内臓諸臓器
		臓器感覚（空腹感，渇き感など）	

●痛覚は非常に強い侵害刺激や傷害刺激で起こるため，痛覚受容器を**侵害受容器**とも呼びます。味覚や嗅覚，血液中の酸素や炭酸ガスの濃度・浸透圧の変化など化学的組成の変化を感受するのは**化学受容器**です。

■刺激と受容器細胞との関係

感覚器の受容器細胞は，それに対応する特定の刺激しか受け入れません。例えば，目の網膜の視細胞は光だけ，耳にある聴細胞は音を受けたときだけ興奮します。

また，刺激は，一定の強さのとき初めて受容器細胞に受け入れられます。感覚を引き起こす最小の刺激の強さを「刺激閾値」といいます。一般に「感度がよい」とか「敏感だ」というのは閾値が低いということです。

■判別性と感受性

感覚には，「強く感じる」「弱く感じる」ということがあります。刺激強度の大きい場合は，小さい場合よりも強く感じます。感覚の強さの違いを区別できる，最小の刺激の大きさを「弁別閾」といい，弁別閾の低い感覚を「判別性」がよいといいます。

一般に，視覚，聴覚，圧覚，触覚や重量感覚（深部感覚）などは判別性がよく，判別性感覚と呼ばれます。これに対して味覚，嗅覚，温度覚，痛覚，臓器感覚などは判別性が悪く，原始的感覚といわれています。

●感覚の順応：嗅覚や触覚では，刺激が続くとインパルスの頻度は次第に減少し，その感覚や感受性が弱くなり，ついには感じなくなってしまう場合があります。つまり，刺激に対する慣れです。触覚や圧覚などは速やかに順応しますが，痛覚や冷覚などは，順応が非常に遅く不完全です。

■刺激と感覚中枢（感覚野）との関係

視覚は視覚野，味覚は味覚野というように，それぞれの感覚は，終局的に大脳皮質の特定の領野で認識されます。例えば，眼と脳をつなぐ視覚の伝導路を，実験的に電気刺激すると，光がないにもかかわらず，光を感じることになります。強く額をぶっつけたときなど，「目から火が出る」というのは，直接，視覚伝導路が刺激されて生じる視覚現象と考えられます。このように，大脳皮質のそれぞれの感覚野には，インパルスを特別な感覚に変換する能力があると考えられ，別名，感覚中枢といわれます。

■「熱いっ！」と手を引っ込めるのは？

熱いものに触れたとき，感じた瞬間とっさに手を引っ込め危険を回避します。熱いとか痛いといった組織の損傷を引き起こすような付害刺激の受容器で発生した求心性のインパルスは，脊髄から大脳の感覚野に伝えられる一方，介在神経細胞を経て，刺激を受けた手の屈筋を支配する運動神経細胞を興奮させ，手を引っ込めるよう反射運動を起こします。これを屈筋反射といい，大脳の判断を待っていたのでは間に合わない場合の生体の防御反応の一つです。

> ●第六感の不思議
> ひらめき，直感，俗に「勘」といわれるものは，理屈では説明がつきませんが，普通第六感と呼んでいます。五感などが，それぞれの感覚受容器による，なんらかのしくみによっているのに対して，第六感は，そういう特定のルートを持たない一種独特な第六番目の感覚というわけです。

2-1. 視覚──眼の構造と役割

■ 視覚器とは

視覚器は，視覚を受け持つ主部の眼と，付属器である副眼器とに分けられます。

主　部＝眼（眼球・視神経）
付属器＝副眼器（眼瞼・結膜・涙器・眼筋・眉毛）

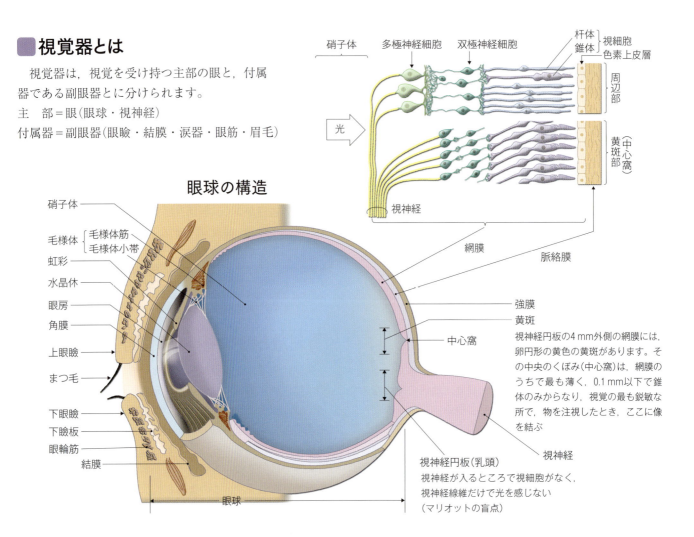

■ 眼球の構造

眼球は，外から外膜・中膜・内膜と3層の被膜で包まれ，内部には通光装置があり，後方は視神経によって脳と連絡しています。

① 外膜（眼球線維膜）＝線維に富む丈夫な膜です。
強膜　外膜の後方約5/6を占め，眼球を保護する滑らかで強靱な線維性膜で，血管が少なく白色不透明で，いわゆる白眼に当たります。
角膜　外膜の前方約1/6を占め，厚さ約1mmの無血管透明の時計皿状の膜で，感覚に敏感で，角膜反射や涙分泌反射を起こして眼を保護します。

② ブドウ（眼球血管膜）＝メラニン色素と血管に富む膜です。
脈絡膜　強膜の内面にあり，眼球内部を暗黒にして散乱光を吸収します。血管のない網膜外層の栄養をつかさどります。
毛様体　脈絡膜の前方にある海綿様肥厚部で，水晶体を輪のように取り巻いています。内面に突出する毛様体突起から出る多数の細い線維の毛様体小帯は，水晶体につながり，水晶体の厚さを調節（遠近調節）します。
虹彩　毛様体の前端で，水晶体の前面を取り囲む色素・血管・神経に富むドーナツ状の膜です。中央の孔を「瞳孔」といいます。虹彩は，暗いときは開き，明るいときは縮小し，入射光線量を調節します。また，虹彩の色は，日本人では色素細胞が多いので茶褐色，白人では色素細胞が少なく，後方の網膜色素層が透けて見えるため，青色や灰色に見えます。

③ 網膜（眼球神経膜）

光の受容器である視細胞と視神経を含む最重要部で，眼球壁の最内層です。大変柔らかく，剥離しやすい膜です。

視細胞には，錐体と杆体の2種類があります。錐体は明るいところを見る時に働き，視力が強く色を見分けます。杆体は暗いところで物を見る時に働きます。明るいところから暗いところへ入ると眼の光に対する感度が徐々に高まります。これを暗順応といい，逆の場合を明順応といいます。明暗順応により網膜の感度は約100万倍に変化します。

④ 通光装置

眼房水 水晶体と角膜の間の眼房を満たしている透明の液体（リンパ液の一種）で，血管を持たない水晶体・硝子体や角膜に栄養を与えています。眼房水は，毛様体の上皮から分泌され，虹彩角膜角隅から静脈に吸収されます。分泌と吸収は平衡が保たれ，眼内の圧（眼圧）を一定（15〜20 mmHg）に保っています。眼房水の分泌と吸収のバランスが崩れたり，流れが障害されて眼圧が上昇するのを**緑内障**といいます。

水晶体（レンズ） 瞳孔のすぐ後ろにある直径9〜10 mmの両凸レンズで，血管・神経がなく，無色透明で弾力性があり，ピント合わせの働きをします。水晶体が白濁して，光の通過が妨げられて起こる視力障害を**白内障**といいます。

硝子体 水晶体と網膜の間を満たしている無色透明・ゼリー状の物質です。眼房水とともに眼球の内圧を保ちます。

眼球付属器（副眼器）の構造と働き

眼球付属器は眼球の働きを助け，眼球を保護するものです。

① **眼瞼（まぶた）** カメラでいえばシャッターに当たり，眼球の前にある可動性の皮膚のひだで，眼球を保護し光刺激を遮断します。

② **結膜** 眼瞼の後面から眼球表面の強膜前方部を覆う，ひと続きの粘膜で，まぶたの運動を円滑にする働きをしています。血管や神経に富み，貧血の有無を見るのに便利なところです。細菌・ウイルスの感染や外傷などによって結膜が炎症を起こしたものを**結膜炎**といいます。

③ **眼筋** 4つの直筋と2つの斜筋からなり，眼球を眼窩の中に固定したり，見たいと思う方向へ自由に動かします。

④ **涙器** 涙は涙腺から分泌され，眼球の前面を潤し，内眼角に集まり，涙点→涙小管→涙嚢→鼻涙管を通って外鼻孔から約3 cm離れた下鼻道に開口し，鼻腔へ流れます。

大切な涙の役割

涙は，悲しいときばかりでなく，覚醒時は絶えず分泌しています（1日約2〜3 mL）が，睡眠中は，殆ど分泌がありません。涙は次のような重要な働きをしています。

1）眼球表面の洗浄　2）異物を流し乾燥の防止　3）表面を滑らかにして光学的性質の保持　4）血管を持たない角膜の栄養　5）pH約7.4弱アルカリ性で，リゾチームなどの殺菌成分を含み，結膜嚢を清潔に保つ

涙はなぜ塩からい

涙の大部分は水で，固形分は約1.8％で，微量のタンパク質，塩分などを含み，その浸透圧は生理食塩水（約0.9％食塩水）に近いため，口に入ると塩からく感じるわけです。

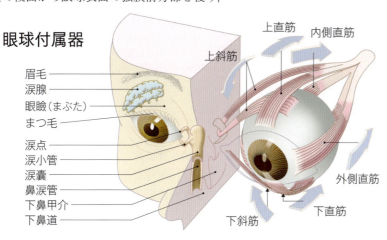

眼筋

眼球を動かす筋肉で，麻痺すると斜視が起こる。眼筋は，脳神経に支配されているので，脳腫瘍や脳出血など脳に異常があると，眼球運動の変化がでる（143頁参照）。

動眼神経（第3脳神経）支配：上直筋，内側直筋，下直筋，下斜筋
滑車神経（第4脳神経）支配：上斜筋
外転神経（第6脳神経）支配：外直側筋

●目はなぜ2つ？

片目で物体を見ると内側に鼻があり，両眼で見るよりも視野が狭くなり，視神経円板に対応する部分は見えません（盲点）。また，片目では物体の奥行（立体感）や遠近が捕らえにくくなります。このように目は2つあることで，広い視野（約210度）が得られるとともに立体感がはっきりします。つまり，ある1つの物体を見ると，左右の眼では見る角度が微妙に異るため，網膜上の結像に多少のズレが生じます。このズレが，大脳皮質の視覚野で単一の像に融合処理され，立体感として認識されます。

●色覚異常

網膜の視細胞のうち，各色光に対して感覚を起こす錐状体細胞に異常などがあって，色の識別ができなかったり，困難であったりするのを，それぞれ色覚異常，色弱といいます。赤緑異常が最も多く，日本人では男4.5％，女0.2％です。色覚異常の多くは遺伝的関係が認められ，殆どの場合，両眼に現れるといわれます。

●フクロウ・コウモリなど夜行性の動物（イヌも，もともとは夜行性）は，視細胞の殆どが，薄暗い光だけを感じる杆体であるため，昼間の光はまぶしくて目が見えず，色の識別もできません。

2-2. 視覚——なぜ，物が見えるのか？

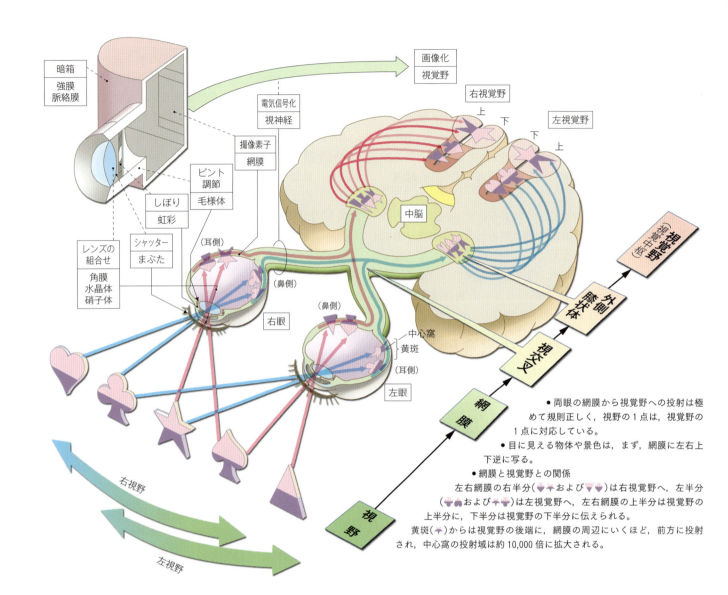

■物の見えるしくみ

カメラは眼のしくみに大変よく似ていて，しばしば比較されます。しかし，眼は遙かに複雑で，比較にならないほど優秀なメカニズムを備えています。

■視覚が成立するまでの道すじ

瞳孔から入った可視光線は，水晶体（レンズ）で屈折され網膜（撮像素子）に達します。これで撮影したことになるのですが，何が写っているかを知るには，その撮像素子の電気信号を画像化しなくてはなりません。眼の場合，画像化を担当するのが大脳皮質の視覚野です。可視光線が網膜に達すると，視細胞の中にある感光物質（ロドプシンなど）が変化して，細胞内に電気変化が発生し，その電気的な信号は，双極神経細胞，次いで多極神経細胞を刺激します。その軸索は，視神経となって網膜から出て，最終的に大脳皮質の視覚野に伝えられ，ここで統合され初めて視覚が生じることになるのです。

視神経が視覚野に到達する途中には，「視交叉」と「外側膝状体」という大切なポイントを通ります。

「視交叉」とは，眼球を出た視神経がすぐ交叉していることをいいます。両眼とも網膜の内側（鼻側）から出た神経だけが交叉し，外側（耳側）の神経は交叉しないので「半交叉」といわれます。中心窩からの線維には，交叉性のものも非交叉性のものもあります。「外側膝状体」は，ここに到達した網膜上の像が，分解・組み立てを経て新しい神経細胞につなぎ換えられ，視覚野へ運ばれるための中継点です。

■眼の調節機能

① 明暗の調節

　薄暗いところでは物がよく見えません。そんなとき，眼は，少しでも光をたくさん入れて，はっきり見えるよう瞳孔が反射的に拡大します。反対に強い光のときは，瞳孔が収縮します。ペンライトで眼を照らすと，縮小していく様子がはっきり分かります。光を眼に当てると縮瞳することを「直接瞳孔反射」，片眼だけに光を当てた場合，他方の瞳孔も収縮することを「間接瞳孔反射」，顔の近くの物を見るとき，両眼が内側に寄り瞳孔が縮小することを「輻輳反射」といいます。目を閉じたり寝ているときも縮瞳しています。また，恐怖や痛みを感じると瞳孔は散大します。

② ピント調節のしくみ（遠近調節）

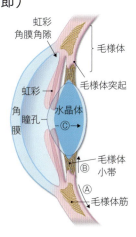

　眼は，距離によって水晶体の厚さを変え，網膜の上へはっきり写るように自動調節します。カメラでいえば，オートフォーカス機能です。近くを見るときは毛様体筋が縮小し，Ⓐ毛様体突起が伸び，Ⓑ毛様体小帯が緩みます。すると，Ⓒ水晶体は自己の弾性で緩み，厚みを増します。反対に遠くを見るときは，水晶体が薄くなり瞳孔は散大します。

③ 屈折異常

正視　調節が休止状態のときは，遠方の物体は網膜上に結像します。屈折異常とは，遠方からの平行光線が網膜上の1点に像を結ばない状態で，ぼんやりしか見えません。原因は，屈折力と眼球軸の不均等などで，特に角膜・水晶体・眼軸の3つが重要な要素で，近視・遠視・乱視があります。
近視　眼球軸が長いか，水晶体が厚過ぎるため，網膜の前方で像を結びます。凹レンズで矯正します。**仮性近視**は，長時間の読書などで，毛様体筋や水晶体の調節緊張状態が続くために起こるもので，軽度の学校近視は，大抵この仮性近視です。
遠視　眼球軸が短いか，水晶体が薄過ぎるため，網膜の後方で像を結びます。凸レンズで矯正します。
乱視　角膜（時に水晶体）の横軸と縦軸の屈折力に差がある正乱視（円柱レンズで矯正）と，角膜表面がでこぼこしているための，不正乱視（コンタクトレンズで矯正）があります。

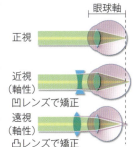

老眼（老視）　年とともに水晶体が硬くなり，弾力を失うにつれ，遠近調節がしにくくなります。老眼は近点は25cm以上になり，近くが見えにくくなる状態です。45歳前後から起こり，凸レンズで矯正します。

■現代生活と眼精疲労

　テレビやスマートフォン，パソコンなどで眼を使い続けると，眼の疲労感がひどくなり，読書や細かいものを見る作業を続けにくくなります。これが眼精疲労です。「眼の疲れ，痛み，かすみ，流涙，充血」などの局所的症状のほかに，「頭痛，はきけ，嘔吐，肩こり，悪心」やストレス症状などが現れることがあります。原因には，眼のピント合わせの力（調節力）の低下や，毛様体筋などの筋力低下，眼疾患（結膜炎，角膜炎，白内障・緑内障の初期）など，があります。心理的要素が加わると，さらに強く現れます。こうした眼精疲労の治療は，悪化しないうちに点眼薬や各種のビタミン剤を用いるとともに，環境の改善，照明の工夫，体力増強，気分転換を図ることが大切です。

●ビタミンAが不足すると，夜，眼が見えにくくなる

　眼は，栄養状態と密接な関係があります。とりわけ，眼にとって大切なのはビタミンAです。網膜にある杆体内のロドプシンという光を感じる物質は，色素上皮細胞でビタミンAから合成され，杆体に供給されます。このため，ビタミンAが不足するとロドプシンができにくくなり，暗い場所では，物が見えにくくなります。これが夜盲症，いわゆるとり目です。さらに，長年にわたってビタミンAが欠乏すると，結膜や角膜が乾燥して，眼球乾燥症に進むこともあります。その他，ビタミンB_1・B_6・B_{12}の不足は，視神経に異常を起こし（例：B_1では軸性神経炎など），視力低下を招くことがあります。ビタミンB_2が不足すると，結膜や角膜に充血が起こりやすくなります。なお，ビタミンCは白内障の予防に有効です。

●眼底検査で分かる健康状態

　眼底検査とは，網膜，視神経円板・脈絡膜の変化を検眼鏡によって直接目で観察するもので，苦痛を伴わない簡単な検査です。
　眼は体の窓といわれ，眼底の血管は，体内の血管を直接見ることのできる唯一の場所です。眼底の変化は，高血圧，糖尿病，妊娠高血圧症候群，脳腫瘍などの全身疾患の診断や予後の判定に役立っています。また，網膜の動脈は，脳の動脈と近い関係にあり，網膜動脈の硬化が，脳出血の前によくみられ，眼底血圧や網膜血管の状態から，脳血管の状態や循環状況が推測できます。正常な眼底血圧は，上腕血圧の約半分で最大血圧60～70mmHg，最低血圧30～45mmHgです（54頁参照）。

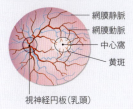

健常眼底（左眼）

3-1. 聴覚・平衡覚——耳の構造と働き

■耳を構成する器官

耳は，音を聞き取る聴覚と，体のバランスを保つ平衡覚という2つの重要な感覚を受け持っています。耳は，次の部分から構成されます。

音の伝達器
① 外耳＝耳介，外耳道
② 中耳＝鼓膜，鼓室，耳管

感音器・平衡器
③ 内耳＝骨迷路（前庭・蝸牛・骨半規管），
　　　　膜迷路（球形嚢・卵形嚢・蝸牛管・半規管）

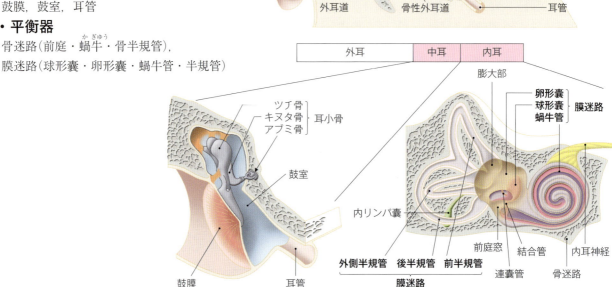

耳の構造

■外耳の構造とその役割

外耳は，耳介から鼓膜までをいい，耳介と外耳道からなります。

耳介　いわゆる耳で，弾性軟骨が支柱になり，皮膚は薄く，柔らかく，脂肪組織は殆どありません。しかも，外に出ていてしわが多いため，温熱を失う面積が広く，凍傷になりやすい部位です。

動物は，耳介を自由に動かすことで集音できますが，人間では反射的に動かすことができず，集音作用は劣ります。

外耳道　成人で長さ約25mmの管で，伝音と共鳴の2つの働きをします。軟骨性外耳道（外側1/3）と骨性外耳道（内側2/3）に分かれており，軟骨部には，脂腺，大汗腺（耳道腺）や耳毛があります。人によっては，耳道腺から黄色・苦味のある脂肪性分泌物（いわゆる柔らかい耳垢）を少量分泌することもあります。

耳毛は，外に向かって生え，異物の侵入を防いでいます。外耳道は，軽くS字状に曲っていて，入り口から次第に狭くなります。骨部の初めは狭いのですが，鼓膜の付近では再び広くなります。このため，耳に入った異物は，外耳道前部に止まり，鼓膜に達するのを防ぐしくみになっています。

■中耳の構造と働き

中耳は鼓膜・鼓室・耳管からなります。外耳から来る音波を耳小骨によって適当な強さの振動に変え，内耳に伝える音の伝達器の働きをします。

鼓膜　外耳道の境界にある真珠のような光沢をした厚さ約0.1mm，楕円形（約10×9mm）の線維性の膜です。外耳道側は皮膚，鼓室側は粘膜で覆われ，感覚神経に富んでいます。鼓膜は外耳道に対して約45度傾斜し，激しい音の振動で破れないよう，漏斗状に内方に浅くへこんでいます。

鼓室　鼓膜と内耳に挟まれた両凹レンズ状の小さな空間で，ツチ骨・キヌタ骨・アブミ骨という3個の耳小骨が関節で連結し，ツチ骨は鼓膜，アブミ骨は前庭窓を介して内耳に接し，音波の骨伝導を行います。耳小骨には耳小骨筋（耳内筋）がついていて，強い音が来ると反射的に収縮して鼓膜と耳小骨の振動を制限し，中耳の伝音効果を低下させ，内耳に過度の刺激が伝わるのを防いでいます。

耳管　鼓室と咽頭をつなぐ管で，平素は閉じていますが，唾や食塊を飲み込んだときや，あくびをしたりしたときに開いて，鼓膜の両側の圧，つまり，鼓室内圧と外気圧を等しくしています。高いところに登って耳の調子がおかしくなったとき，唾を飲み込むと治るのはこのためです。

■内耳の構造と働き

　内耳は，側頭骨の中にある複雑な形をした中空の**骨迷路**（前庭・蝸牛・骨半規管）と，この中にあるほぼ同形の膜性の管の**膜迷路**からなっています。両迷路のすき間には外リンパが，膜迷路の内部には内リンパがありますが，両リンパは互いに交流はありません。

前庭　蝸牛と骨半規管の間にあり，中に膜迷路の卵形嚢，球形嚢があり，両嚢は連嚢管で連結していて，卵形嚢は半規管と，球形嚢は蝸牛管とそれぞれ連絡しています。両嚢の内壁の一部は肥厚して平衡斑を作り，ここにある有毛細胞で，頭の傾きや直線運動の加速度を感知し，平衡感覚をつかさどっています。

蝸牛　前庭の前内側にあって，カタツムリの殻の形をした2巻半のラセン状の管で，中央にある膜迷路の蝸牛管と，上段の前庭階，下段の鼓室階に分かれています。前庭階と鼓室階は共に骨迷路で，外リンパで満たされており，この液が音を伝えます。蝸牛管の上壁は前庭膜によって前庭階と，下壁は基底板（ラセン膜）によって鼓室階と隔てられています。そして，基底板の上には特殊に分化したラセン器（コルチ器）が載っており，ここに音を受容する聴細胞（内・外有毛細胞）が約16,000個並んでいます。

骨半規管　前庭の後外側にあり，互いに垂直に配置された3つの半円形の管（前・後・外側骨半規管）からなり，その両側はすべて前庭に開口しています。この中に同じ形をした半規管を収めており，平衡感覚に大切な役割を果たしています。

蝸牛管の構造

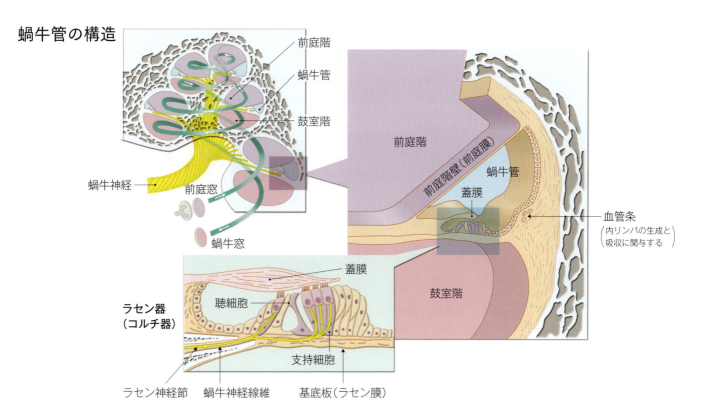

●外耳道炎

　外耳道を傷つけたり，綿棒などで外耳道を繰り返しいじったりすることで起こる炎症です。多くの場合，黄色ブドウ球菌や緑膿菌が原因となりますが，アレルギーや真菌，ウイルスによる場合もあります。耳介を引っ張ったり，圧迫すると強い痛みが起こります。炎症が外耳道入口部に限局している場合には，耳内清掃，抗菌薬含有ステロイド軟膏を塗布します。また，病変部が深部の場合は点耳薬を用います。

●中耳炎

　中耳に化膿菌が入り込み炎症を起こすものです。殆どが耳管からの感染で，強く鼻をかんだり，かぜのときの上咽頭炎が原因となります。この他に，外耳道炎のとき，鼓膜に穿孔があって水が入った場合とか，まれにはインフルエンザなどウイルスの感染によって起こることもあります。中耳炎は再発しやすく，合併症を起こしやすいので，早い時期に治療することが大切ですが，抗菌薬の開発・進歩により，早くよくなるようになりました。

3-2. 聴覚──なぜ，音が聞こえるのか？

■ 音の聞こえるしくみ（聴覚のメカニズム）

音は，空気中を音波（音振動）として伝わり，耳に入った後は，次のような順序で知覚されます。聴覚器官としての耳は，これだけの複雑な働きを瞬時にやってのけます。
①耳介によって集められた音波は，外耳道を進みます。
②鼓膜は音波によって生じた圧変動に応じて振動します。
③鼓膜の振動は，耳小骨（ツチ骨→キヌタ骨→アブミ骨）を伝わります。耳小骨は関節で相連なって，一種のてこのように働き，振動を増幅し，耳小骨筋によって適度な強さにします。
④鼓膜で受けた音のエネルギーは，鼓膜の面積の1/20しかない小さなアブミ骨底板に集中され，振動の振幅は小さくなりますが，押す力（音圧）は30倍になって内耳の窓である前庭窓を動かします。
⑤前庭窓の振動は，蝸牛内の外リンパに一連の進行波を起こします。この波は前庭階を蝸牛頂に上り，鼓室階を下り，蝸牛窓の膜（第2鼓膜）を外に押します。蝸牛窓は，内耳のリンパ振動を中耳に抜かせ，迷路の圧の平衡を保ちます。
⑥外リンパの進行波が，蝸牛管内の内リンパおよび基底板とその上のラセン器を揺さぶるため，蓋膜に接した聴細胞（有毛細胞）の聴毛が変形し，電位変化が起こります。
⑦聴細胞の発火放電は，蝸牛神経の末端を興奮させ，蝸牛神経を通って延髄と橋の境にある蝸牛神経核に達します。
⑧蝸牛神経核からは，脳内のいろいろな経路を経て下丘に達し，次いで，視床の内側膝状体を中継して，大脳皮質の聴覚野に達し，音として感受されます。

なお，音の高低は，振動数の多い波動は速度が速いが，早く砕けてなくなり，振動数の少ない波動は遅いが遠方まで進みます。つまり，蝸牛管の入口に近いほど振動数の多い高い音は最大振幅を示し，低い音になるほど，蝸牛頂の近くで振動するといわれています。この聴覚伝導路（外耳→中耳→内耳）や聴覚器に異常があると**難聴**などの聴覚障害が起こります。

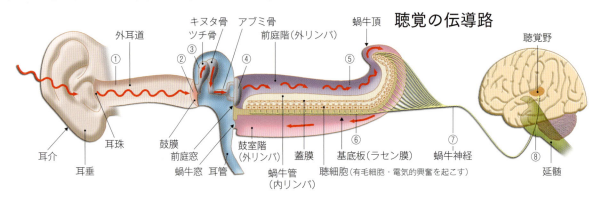

聴覚の伝導路

■ 音の高さ（高低）

音の高低は，音波の振動数に関係し，振動数が増えるに連れて音の高さは高くなります。1秒間の振動数を表す単位をヘルツ（Hz）といい，例えば，1秒間に50回振動があるとき50 Hzの音といいます。高音は振動数（ヘルツ）の多い音で，低音は振動数の少ない音です。

ヒトの聞くことのできる音の振動数は，約20〜20,000 Hzの範囲です。ヒトの最も感度のよい範囲は1,000〜4,000 Hzです。これより低い音も高い音（超音波）も聞こえません。低い振動は皮膚の触覚や圧覚で感じられます。会話のときの普通の男性の声の高さは約120 Hz，女性は約250 Hzです。聴覚の閾値は年齢とともに高くなり，30歳くらいから衰え始めます。高音の聴力がまず低下することが多く，50歳くらいでは12,000 Hz，70歳くらいでは，6,000 Hzより高い音は聞きにくくなります。

■ 音の大小（強弱）

音の大きさは，音波の振幅に左右され，振幅が小さいと弱い（小さい）音，大きくなるほど強い（大きい）音になります。音の強さを表す単位にはデシベル（dB）とホン（phon）があります。デシベルは，音の振幅を基にした物理的な音圧レベル，対するホンは，人が耳で聞いたとき実際に感じる感覚的な音の大小を表し，騒音の大きさを表すのに用いられます。周波数1,000 Hzの音は，デシベルとホンは同じ値に設定されています。

ささやき声は約20 dB，普通の会話で約60 dB，交通量の激しい市街地は60〜80 dB，飛行機のジェットエンジンは約160 dBなどです。音の強さが大き過ぎると，音の感じより痛覚などが起こり，音の感覚が失われます。

● 音の伝導には，外耳や中耳を経て内耳に伝えられる耳小骨伝導（空気伝導）の他に，音の振動が頭蓋骨を通じて内耳の液体に伝えられる骨伝導があります。自分の声は，話しながら聞くのと，録音したものを聞くのとでは非常に違ったものに聞こえます。これは，録音の声が耳小骨伝導だけなのに対して，自分の話し声は両方で内耳に伝えられるためです。

3-3. 平衡覚——なぜ，体の位置が分かるのか？

■平衡感覚にかかわる器官

平衡感覚に関与するのは，前庭と半規管です。ここでキャッチされる情報は，前庭神経によって延髄と橋にある前庭神経核に伝えられ，大脳皮質で体位の変化の感覚が起こることになります。

■前庭の構造と働き

前庭内には，膜迷路に属する卵形嚢と球形嚢があり，この中には内リンパが流れています。袋の内壁の一部は肥厚して平衡斑（卵形嚢斑・球形嚢斑）を作り，平衡毛を持つ感覚細胞（有毛細胞）があって，前庭神経の終末が来ています。平衡斑の表面にはゼリー様の膜（平衡砂膜）に包まれた多数の平衡砂（耳石）があり，常に平衡斑を圧しています。顔を正面に向けたときには，卵形嚢斑は下面にあって水平に，球形嚢斑は前壁にあって垂直についています。

平衡斑は，頭が傾くと平衡砂が移動し，その圧力の方向変化によって有毛細胞が刺激され，頭の位置・傾き・直進運動の速度が分かります。卵形嚢は水平方向運動を感受し，重力に最も強く応じ，球形嚢は垂直方向運動で刺激されます。

■半規管の構造と働き

半規管は，3個の半輪状の管が，互いにほぼ直交する平面上に配置され（前・後・外側半規管），これらの管の中には内リンパがあります。各半規管の脚は卵形嚢に開き，それぞれの一端は膨らみ（膨大部），その内面は半月状に隆起し，有毛細胞が集まっています（膨大部稜）。有毛細胞の毛（平衡毛）は長く，ゼリー様物質でまとめられて柱状となり（小帽），内リンパを横切り，内にも外にも開く扉のように膨大部を遮閉しています。半規管は，頭の回転運動の方向と速度を感受するもので，回転面に最も近い面にある半規管の内リンパが強く流れます。回転の時期による頭の運動方向と，内リンパの流れる方向の変化で小帽の位置が変わり，その刺激で，有毛細胞に分布する前庭神経が興奮します。

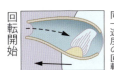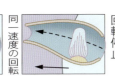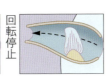

頭が，ある方向に回転（——▶）すると，内部のリンパ液（- - ▶）は，慣性のため動くのが遅れ，小帽に圧力がかかり，これが感受されて頭の回転を知る。

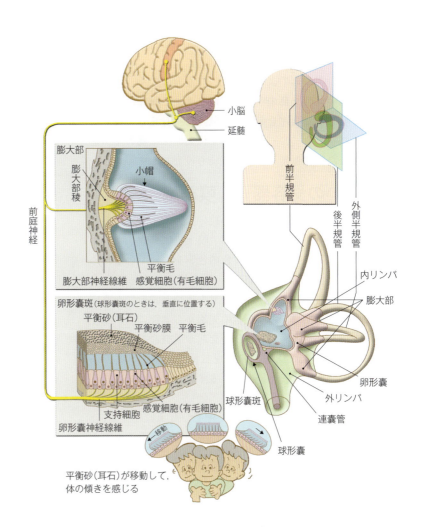

■平衡感覚のコントロールセンターは小脳

小脳は，前庭と半規管だけでなく，視覚や皮膚，筋・腱・関節の深部感覚からも体の各部の相対的な位置・傾き・回転などの情報を得ています。そして，これらの情報を統合調整し，巧妙敏速な運動を行い体の釣り合い（平衡）を保っているのです（141頁参照）。

●乗り物酔いはなぜ起こる？

乗り物の回転や傾きを受けたとき，これを調整する前庭神経核や小脳の働きが乱れ，視床下部や脳幹・脊髄にある自律神経系の中枢に異常な刺激が送られます。その結果，めまい，ふらつき，悪心，嘔吐，頭痛，顔面蒼白，あくび，冷汗などの自律神経症状が現れるものと考えられます。乗り物酔いは，女性がかかりやすく，年齢的には小学校高学年に多く，同じ人でもそのときのコンディションに左右されます。自律神経系や精神的要因が影響しますので，暗示を与えて積極的に乗り物に慣れさせること，さらに，寝不足や過食などを避け，乗車30分くらい前に酔い止め用の薬剤を服用するなどしてリラックスすることが大切です。

4. 嗅覚——においが分かるしくみ

■嗅覚器の位置

嗅覚器は，眼や耳のように独立した器官はなく，呼吸器に属する鼻腔粘膜上部の嗅部に位置します。嗅覚は，有害なガスや腐敗した食物を識別して危険から身を守ったり，ある種の動物のように，異性が出すにおいや獲物の位置を知るといった個体保持・種族保存にも役立ちます。

■においの受容器——嗅細胞

においを感じ取る嗅細胞は，鼻腔の天井，上鼻道から鼻中隔上部にわたる約 5 cm² の嗅部の嗅上皮にあります。嗅細胞を取り囲む支持細胞は，黄色の色素を含んでいるため淡黄色をしています。嗅細胞は，感覚細胞であるとともに，脳自体から発生した，外界に最も近いところにある感覚性の双極神経細胞です。細胞の先端から鼻腔に向かって嗅小毛を出し，基底面から伸びる突起が嗅神経線維で，約20本が束（嗅糸）にまとまり篩骨を貫いています。この多くの嗅糸を総称して嗅神経といいます。

■なぜ，においが分かるのか？

①吸気に混じっているにおい物質の分子は，嗅上皮を覆う薄い液体層に溶け込み，嗅小（線）毛で受容され，嗅細胞が興奮を起こします。※
②嗅細胞の興奮は，嗅神経に求心性インパルスを起こします。
③嗅神経は，篩骨を貫いて，大脳前頭葉下面にある嗅球を経て，嗅索を通り，大脳皮質の側頭葉内側の嗅覚野に達し，そこでにおいを知覚し，何のにおいか判断します。

なお，においを起こす物質は，空気中に微粒子となっている揮発性の物質であること，鼻腔粘液に溶けて，嗅細胞を刺激することができるものでなければなりません。

※ヒトの嗅細胞は約390種類の匂い分子受容体をもち，1嗅細胞-1受容体ルールで匂いを識別しています。ただし，この分子受容体は似通った分子構造の多数の匂いを感受することができ，さらに嗅細胞の組み合わせを統合することで数十万種類もの匂いを識別していると考えられます。

■においの感覚は疲れやすい

バラの花を部屋に飾ると，初めはいいにおいがしていたのに，しばらくすると感じなくなります。これは，バラの花がにおいを出さなくなったのではなく，嗅細胞が疲れてにおいを識別しなくなったためです。これを「においの順応」（選択的疲労）といいます。このとき，感じないのはバラのにおいだけであって，他のにおいは普通に分かります。

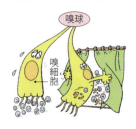

嗅覚の伝導路

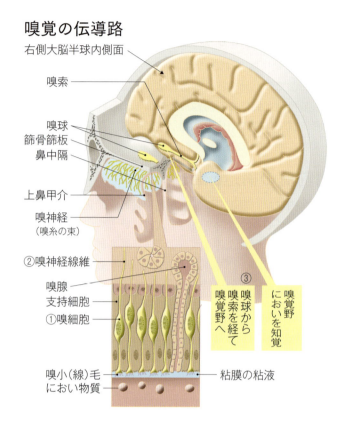

次に，バラの花のにおいに順応した後で，クンクンと強くかぐと，またにおいがしてきます。これは，もともと嗅部は換気が悪く，外気が入りにくい構造になっていますが，短く勢いよくかぐと，外気が速やかに入り込み，嗅細胞が刺激され再びにおいを感じるためです。一般に呼気と吸気は，鼻腔では主に中部以下を通過し，上部には殆どいかず，嗅物質は拡散によって達します。口腔から後鼻孔を経てにおいが嗅部にいく場合もあります。ヒトの嗅覚は，ほかの動物よりも閾値が高く鈍感です。イヌはヒトの100万～1,000万倍の嗅覚を持つとされます。

● 都市ガスや天然ガスには，ガス漏れなどの事故に早く気付くように，ツンとくる臭いにおいがつけてあります。しかし，それでも事故が起こるのは，においの順応が早いためです。

■健康状態で変わる嗅覚

嗅覚は個人差が大きく，体調によっても感度が変わります。一般に，女性は男性よりも鋭敏で，月経や妊娠時には特に敏感になります。加齢とともに嗅覚閾値は上昇し，嗅覚は低下します。病的なものとしては，物の臭いが分からなくなる**嗅覚異常**や**嗅覚過敏**，嫌な臭いを悪臭と感じなかったり，逆に芳香を悪臭と感じるいわゆる**嗅覚錯誤（錯嗅）**などがあります。これらの症状は，慢性・急性の鼻炎や副鼻腔炎，鼻中隔の奇形，不安神経症や更年期障害などでもみられます。

5. 味覚──味が分かるしくみ

■ 味覚器としての舌

食物の味を識別する感覚を味覚といいます。味覚器は，嗅覚器と同じく独立した器官はなく，消化器としての口腔，特に舌にあります。味覚はうまい食物を見つけ，有害物を識別するだけでなく，食欲を高めて消化液の分泌を促すなどの働きも受け持っています。

■ 味覚の受容器──味細胞

味覚の受容器は味蕾という花のつぼみ状の器官で，中に40〜80個の味細胞があります。味蕾の中にあるこの種々の味細胞が5つの味覚を感知します。成人は約1万個の味蕾をもち，その半数は有郭乳頭にあります。また，葉状乳頭や茸状乳頭の側壁や口蓋，咽頭・喉頭蓋などにも味蕾はありますが，糸状乳頭にはみられません。味蕾は，乳幼児では多く，年齢とともに減少し，感受性も低下します。

■ なぜ，味が分かるのか？

①味蕾の上端の小さな味孔から，味細胞から出た味毛が口腔内に出ています。水や唾液に溶けた物質（分子）が味毛を刺激すると味細胞に電位変動が起こります（水に溶けるもの，ただし，溶けなくてもイオンとなるものならよい）。
②味細胞に来ている味覚神経線維に活動電位が発生し，脳幹の味覚神経核に伝えられます（1個の味細胞は，平均2〜3本の味覚神経線維で支配されています）。
③味覚神経核からの興奮は，脳幹から視床を経て大脳皮質の味覚野に達し味覚を知覚します。ここは，舌からの体性感覚を感受する箇所に非常に近く，殆ど重なり合っています。

■ 5つの味覚

味覚は，酸・塩・甘・苦の4種にうま味を加えた5つの基本味に区別されます。以前は味覚に対する感受性は，舌の部位によって異なると考えられていましたが，現在は，どの部位の味蕾にも感受性には差がないことが判明しています。私たちが感じている食物の味は，これら5つの味覚に温度や舌ざわりなどの感覚を総合したものです。味覚は，嗅覚と同様に個人差が大きく，年齢，性，精神的・肉体的条件により影響を受けます。妊娠中に味覚が変わったという訴えは，よく経験されるところです。

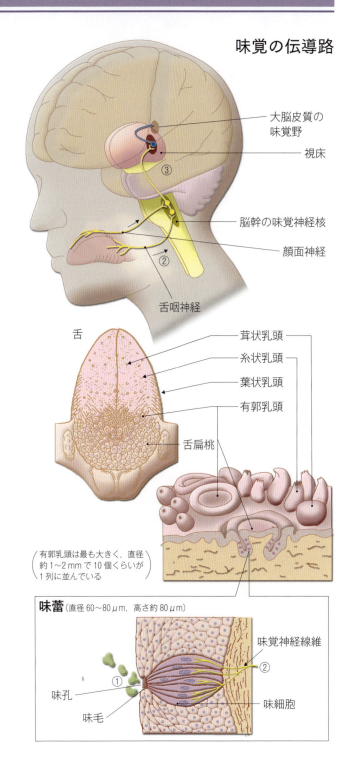

味覚の伝導路

有郭乳頭は最も大きく，直径約1〜2mmで10個くらいが1列に並んでいる

味蕾（直径60〜80μm，高さ約80μm）

● おいしさは，五感のすべてに関係

味覚に，うま味があるとはいえ，食べ物のおいしさは，5基本味の他にいろいろな感覚が加わったものです。鼻がつまると，食べ物の味がよく分からなくなります。これは「味」が，味覚だけでなく嗅覚と深い関係を持つことを示しています。

食べ物の味わい（風味）は，嗅覚以外の感覚とも密接に関係しています。例えば，「見るからにおいしそう（視覚）」「とろけるような舌ざわり（触覚）」また，「パリパリというおいしそうな音に誘われて（聴覚）」など，味覚をはじめとするいろいろな感覚や過去の経験などが複雑に関係しています。そこで，料理人は，この五感を心地よく刺激するため，あらゆる工夫をこらして最高のおいしさを目指すわけです。

• 味覚と嗅覚は共に化学的受容器で，互いに関連し，胃腸機能とも密接な関係を持っています。

6-1. 皮膚感覚 ── 皮膚の構造と働き

■ 皮膚は約1.6m²の情報収集基地

皮膚は体の全表面を覆う被膜で，総面積は成人で約1.6m²，重さは3kg弱，皮下組織まで加えると約9kgで，体重の14%にも及びます。

皮膚は，表皮・真皮・皮下組織の3層に分けられ，さらに，付属器官として皮膚腺(脂腺・汗腺)と，角質器(毛・爪)があります。以上を合わせて外皮といいます。

また，皮膚は，痛覚・触覚・圧覚・温度覚(温覚・冷覚)などをキャッチする感覚器として，重要な働きをするだけでなく，全身の保護，体温調節をはじめ，汗や皮脂の分泌，排泄，呼吸，栄養貯蔵，免疫のような生体防衛など様々な役割を果たしています。

■ 表皮のしくみ

表皮の厚さは，外的刺激を受けやすい手掌や足の裏は他より厚く(0.6mm)，よく動くところ(眼瞼など)は薄く(0.06〜0.2mm)，加齢とともに薄くなります。表皮は，上から角質層・淡明層・顆粒層・有棘層・基底層の順に分かれています。

表皮の寿命は約4週間

表皮を構成する細胞は，基底層にある角質産生細胞(ケラチン細胞)で産生され，上へ上へと移動します。顆粒層・淡明層で順次変性し，約2週間かかって角質層に達し，そこで無核になって角質(ケラチン)に変化します。この角質は，さらに2週間ほどで乾燥し，鱗片(ふけ・あか)となって剥離していきます。

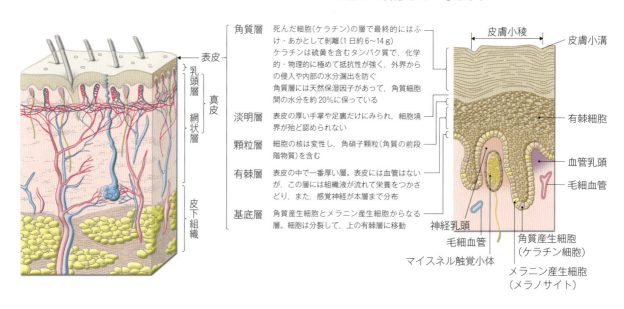

● メラニンと紫外線とビタミンC

メラニンは，褐色〜黒色の色素で，表皮基底層のケラチン細胞の間に点在しているメラニン産生細胞(メラノサイト)でチロシンから生成されます。産生されたメラニン色素の大部分は，ケラチン細胞，特に基底細胞や毛球の細胞に入りますが，一部は真皮のメラニン摂取細胞(色素保有細胞)に摂取されたのち，血管またはリンパ管に入り処理されます。

長く紫外線(特に長波や中波紫外線)を受けると，角質層は厚くなり，弾力性を保つ真皮のコラーゲンが破壊・黄色変性し，コラーゲンを産生する線維芽細胞の分裂回数が減り，細胞そのものの寿命も短くなります。その結果，しわやシミができ，30歳ごろから皮膚の老化が進みます。メラニンは，この有害な紫外線を吸収し，紫外線の真皮侵入を防ぎますが，紫外線を過度に受けるとメラニン生成が高まり，メラニン沈着の増加を招きます。

ビタミンCは，このメラニン生成を抑え，生成されたメラニンを還元し色を薄くするとともに，日やけなどで乱れたコラーゲンの修復・維持に役立ちます。

・皮膚の色調は，主に表皮のメラニンの量に左右されます。メラニン沈着は白人に少なく，黒人に多く，黄色人種はその中間です。

● 皮膚とビタミンE

皮膚は，老化とともにリポフスチンという黄色の色素が蓄積します。これが老人にみられるシミ(老斑)です。ビタミンEには，この色素の生成を抑制する作用があるため，欠乏するとリポフスチン生成が急激に増大します。また，ビタミンEは，表皮のケラチン細胞でメラニンの産生を促す活性酸素ができるのを抑え，メラニンの増加を間接的に抑えます。一方，無色の還元メラニンが，メラニンに戻るのを防ぐビタミンCの働きを，間接的に助ける作用があります。このように，ビタミンEはビタミンCと共同して色素沈着(シミ・ソバカスなど)を防ぐ効果があるのです。

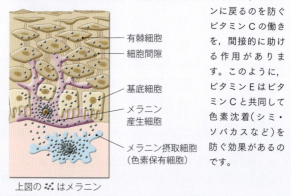

上図の ✦ はメラニン

■真皮のしくみ

真皮は，表皮の数倍の厚さで乳頭層と網状層からなり，血管が豊富で，暑い時は拡張して熱を放散し，寒い時は収縮して熱の消失を防ぎ，体温を調節しています。

乳頭層 毛細血管の入っている血管乳頭と，感覚神経の終末（マイスネル触覚小体）が入っている神経乳頭があります。

網状層 コラーゲンという太い丈夫な，線維タンパク質からなる膠原線維が約90％を占め，他に，弾性線維（弾力性のある波状のエラスチンからなる線維タンパク質）などが網状に交錯し，そのすき間は，水分保持力の強いヒアルロン酸などで満たされています。これらが皮膚の強さ・弾力性・潤いを保ち，クッションの役割も果たしています。

ストレスや紫外線の他，加齢とともにコラーゲンが減少し，皮膚の弾力性や保湿性が失われると，衰えが目立ち，小じわやカサツキの原因となります。この重要なコラーゲンの生成・維持にビタミンCが大切な働きをしているのです。

■皮下組織のしくみ

皮下組織は，疎性結合組織からなり，真皮に徐々に移行し，深在する筋膜や骨膜とゆるく結合します。広い網目の間には，脂肪細胞が豊富で，皮下脂肪組織とも呼ばれ，保湿と栄養貯蔵に役立っていますが，体の部位（乳房・臀部などは厚く，耳介や眼瞼などは少ない），栄養状態，年齢によっても厚さが変わり，思春期以後の女性は特に発達しています。

■皮膚の付属器（皮膚腺と角質器）

皮膚腺（脂腺・汗腺）

① **脂腺** 脂腺は，手掌，足裏を除く全身にあり，毛包の上部に開口する毛脂腺と，毛とは無関係に，皮膚の表面に直接開口（乳房・口唇・肛門周囲など）している独立脂腺があります。脂腺からは，脂肪性の**皮脂**が分泌され，皮膚や毛の表面を覆って滑らかにし，外からの液体の浸入を防ぎます。皮脂の分泌は思春期に増加しますが，男性ホルモンは脂腺を肥大して分泌を促進し，女性ホルモンは脂腺を縮小して分泌を抑制します（男性の半分くらい）。

② **汗腺** 汗腺は，真皮の深層から皮下組織にあり**エクリン腺**（小汗腺）と**アポクリン腺**（大汗腺）があります。エクリン腺は，毛と無関係に存在し，手掌や足の裏に多く，全身に200～500万個あり，体温調節に関与します。普通，汗の分泌は1日に700～900 mL，夏季や運動時には10 Lにも及びます。発汗には，気温や湿度が高くなると出る温熱性発汗と，緊張時などに出る精神発汗（冷汗）とがありますが後者は体温調節にあまり関係がありません。アポクリン腺は，腋窩や外陰部などにだけ存在し，毛包上部に開口します。その汗は特有な臭気を持つものもあり，体温調節には関与しません。

角質器（表皮が角化変形したもの＝毛や爪）

① **毛** 真皮・表皮を斜めに貫き，皮膚表面から外に出ている部分を毛幹，毛根の下端を毛球といいます。毛球には真皮が伸びた毛乳頭が入り血管に富み，毛の栄養・新生・成長は，この毛球の増殖によります。頭髪の成長は1日約0.52 mmです。毛球の細胞分裂が停止して角化し，毛根が毛乳頭から離れ，毛包とともに上方に移動し，やがて脱毛します。これが毛の生え代わり，つまり寿命（ヘアーサイクル，頭髪の場合3～5年）です。老化などの原因で毛球の栄養状態が低下し，細胞分裂が行われなくなって毛の新生が止まり，脱落したままになった状態をハゲといいます。なお，毛乳頭が死んでしまうと，いくら発毛剤を用いても効果は期待できません。

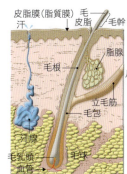

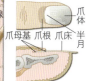

② 爪の構造
（爪の成長は100日で約1 cm）
- 半月　新生した爪で角化の不十分のところ
- 爪床　爪体を載せる皮膚
- 爪母基　爪の新生・成長が行われる部位

●皮脂膜（脂質膜）

皮膚の表面には，絶えず汗と皮脂が少量ずつ分泌され混じり合って，pH 5.2～5.8の弱酸性の薄い脂質膜を作り，細菌や真菌の侵入・発育を抑え，殺菌作用もあります。汗が多く出過ぎると，バランスが崩れてアルカリ性に近付き，殺菌力が弱まり，化膿しやすくなります。皮脂膜には，皮膚や毛の乾燥を防いでしっとり滑らかに保ったり，外界の刺激から皮膚を保護するなどの働きもあります。老化によって，汗や皮脂の分泌が衰え，皮脂膜形成が不十分になると，肌は乾燥してカサつき，かゆみを起こします。

●あせも（汗疹）

汗で角質層がふやけ，汗腺の出口に汗がたまったり，汗腺を破って汗が皮下にたまると，これが刺激となって生じる炎症です。特に乳児は皮膚が弱く，代謝が盛んで発汗が多い上に，自分で汗をふき取れないため，痒がゆくなり，感染や化膿を起こしやすくなります。汗をよくふき取り軟膏などで，早い時期に治すことが大切です。

●水虫

かびの一種である白癬菌による皮膚病です。この菌は角質層に寄生しケラチンを栄養源にしているので，下層の生きた組織には入りません。白癬菌は暖かく湿った所を好むため，足や手の指の間，足裏などに病変を起こしやすく，菌が出す刺激性物質によって，かゆみや水疱，びらんなどを生じます。抗白癬外用薬（水虫薬）を根気よく塗布し続けるとともに，患部を清潔にし乾燥させることが肝要です。

6-2. 皮膚感覚の種類と働き

■ 皮膚がキャッチするいろいろな感覚（感覚器としての皮膚）

皮膚や粘膜は，外界に接していろいろな刺激にふれ，皮膚感覚（表面感覚）を感受する重要な感覚器の一種です。皮膚感覚には，下表のように痛覚・触覚・圧覚・温度覚（温覚・冷覚）などがあり，それぞれの刺激に応じる部位は点状に分布しています。これを感覚点（痛点・触点・圧点・温点・冷点など）といいます。感覚点は，全身に均等に分布しているわけではなく，部位によって多いところ，少ないところがありますが，全体からみると痛点が最も多く，温点が最も少なくなっています。これらの感覚点は，皮膚の全層にわたって多くの感覚装置を備え，他の感覚器と同じように，感覚神経を通じて大脳皮質の体性感覚野に伝えられ，そこで初めて感覚として認識されるのです。

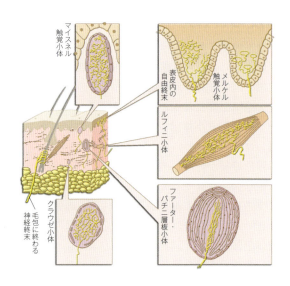

皮膚感覚の種類	受容器	感覚点の数（全身総数）
痛　覚	表皮内の自由終末	約200万個（痛点）
触　覚	マイスネル触覚小体，メルケル触覚小体，毛包に終わる神経終末	約50万個（触点＋圧点）
圧　覚	ファーター・パチニ層板小体，ゴルジ・マッツォニ小体	
温　覚	ルフィニ小体	約3万個（温点）
冷　覚	クラウゼ小体	約25万個（冷点）

ただし，皮膚感覚では，受容器と感覚との関係を決めることは困難です。ある感覚に反応する特定の神経線維はなく，多くの神経線維が複数の刺激に反応し，1対1の対応になっていないようで，脳に到達する興奮の様々なパターンの変化によるとも考えられています。

痛覚　痛覚は，体の殆どの部位に感じられますが，特に角膜・鼓膜・歯髄・指先などが敏感です。歯髄の痛さは，むし歯になったときなどによく分かります。頬粘膜の一部や舌の下面，亀頭には痛覚がありません。しかし，痛覚は，人や状況によって異なり，同じ刺激でも痛さの感じ方が違うようです。また，疲労しているときは，痛みに敏感になるともいわれています。痛覚には特殊な受容器はなく，感覚神経の自由終末が侵害刺激を受けたときに生じる感覚です。また，あらゆる刺激は強度を強くすると痛覚を生じ，痛覚には適当刺激はありません。

痛みには次の2種類があります。1つは刺激によって瞬間的に起こる速く鋭い痛み。痛む部位が明確で，刺激を止めるとすぐ消失し，二次的な情緒反応が少ないのが特徴で，有髄性の神経線維で伝えられます。他は，速い痛みに続いて起こる遅く鈍い痛み。焼けつくように痛み，部位は明確でなく，刺激を止めても続き，二次的な情緒反応が大きいのが特徴で，無髄性の神経線維で伝えられます。

触圧覚　触圧覚の密度は，指先や顔面に高く（印刷の熟練工では，指先で紙の厚さを計れる人がいますし，目の不自由な人は，指先で点字を読み取ります），上腕・下腿・胴は低くなっています。触圧覚は，刺激部の認知（部位覚）および離れた刺激部位の弁別（2点弁別）ができ，太く伝導速度の速い神経線維で伝えられます。

温度覚　温覚と冷覚に分けられ，冷点の方が温点より密度が高くなっています。温度覚は，暑さや冷たさの温度そのものを知るというより，温度差を知るためにあります。45℃以上，あるいは10℃以下の温度刺激は痛みを伴います。

●体温の調節・発熱

私たちの体温は，ほぼ一定に維持されていますが，これは，体内で生産される熱の量と体外に放散される熱の量のバランスが一定に保たれているからです。具体的には，熱は，主に骨格筋や肝臓で生産され，皮膚や肺などから放散されます。この熱の生産と放散のコントロールセンターが，視床下部にある体温調節中枢で，体温を一定レベルにセットされた産熱と放散が神経や体液を介して調節され，体温を正常に保っています。この一定レベルが，何らかの病的原因でより高くセットされると発熱が起こります（128頁参照）。

●アポクリン腺のいたずら「わきが」

腋窩（わきの下）には，脂腺，小汗腺のほかにアポクリン腺が多数分布していて，タンパク質・脂質などの有機成分に富む粘った汗を分泌しています。腋臭（いわゆる「わきが」）とは，アポクリン腺から分泌される汗が，わきの下に常在する細菌によって分解され，強い特有のにおいを持ったもの。女性に多く，思春期に目立ちます。

●指紋の不思議

指紋は，人によって指によって異なり，生涯変わらないので，個人の識別に役立っています。真皮にある乳頭の大きさ，数・形は体の部分によって異なり，一番発達しているのが手掌や足の裏です。乳頭が2列に並んで1つの皮膚小陵（皮膚にできた小さな丘の意味）を作り，小陵と小陵の間には溝ができます。この小陵と溝が作る紋様が指紋です。人それぞれ指紋が違うのは，この乳頭の並び方が違うからだと考えられています（166頁参照）。

■深部感覚

　眼を閉じていても，腕や脚などの状態がどのようになっているかが分かるのは，深部感覚があるからです。この感覚は広義の平衡感覚に入りますが，普通は筋・腱・関節・骨膜などの感覚です。受容器には，筋紡錘や腱紡錘，または腱や靱帯中のファーター・パチニ層板小体などがあり，姿勢や体の部位の位置関係，運動状態，体に加わる重量や抵抗・振動を感じます。中枢神経は，これらの情報に対して姿勢や運動の調節を末梢に指令します。その意味で，この感覚は運動を正しくスムーズにする感覚ともいえますが，比較的順応が遅く，刺激がある間は感覚をキャッチし続けます。

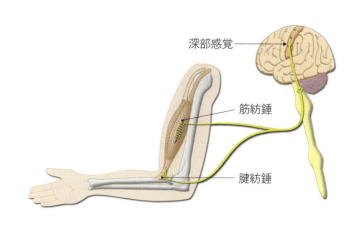

7. 内臓感覚──臓器感覚と内臓痛覚

■内部環境の変化をキャッチする感覚

　飛んでいるボールや自動車のクラクションなど，外部環境の情報を感受して対処することが大切であると同様，おなかがすいたとか，はきけがするなどという，私たちの体の内部環境の変化をキャッチすることも，生命維持に欠かすことができません。この感覚が，いわゆる内臓感覚です。内臓感覚には，原始的な生存の欲求を感じる臓器感覚と，体の内部の危険（異常）な状態を痛さによって知覚する内臓痛覚があります。

■臓器感覚

　臓器感覚には，空腹感，のどの渇き，はきけ，尿意，便意などがあります。各臓器の情報が中枢に伝えられると，多くの感覚は同時に反射を伴います。しかし中には反射だけを起こし，感覚を伴わないこともあります。
　空腹感は，食物摂取の欲求であり，視覚・聴覚・嗅覚・味覚などの刺激によって強まります。のどの渇きは，体内の水分が少なくなって補給を要求する信号です。尿意は，膀胱に尿が約150～300 mLたまり，膀胱内圧が10～20 cmH$_2$Oになると起こります。しかし，試験や試合の前など，精神的に緊張すると，尿量が少なくても尿意を催すことがあります。便意は，結腸にある糞便が直腸に入り，直腸の圧力が高まると起こります。

■内臓痛覚

　手術で腹壁を切るときは，麻酔なしでは痛くてとても無理ですが，内部の胃などの臓器は，切っても痛みを感じません。内臓には，痛みの受容器が極めて少ないためです。内臓は，正常な時には収縮・弛緩で痛みを起こしませんが，炎症や化学的・機械的刺激で，充血や虚血，強い伸展収縮などがあると痛みを起こします。この痛みは，差し込むような鈍い持続性の痛みで，痛む部位が不明瞭なのが特徴です。多くの場合，不安感を伴い，悪心，嘔吐，顔面蒼白，冷汗，頻脈などの自律性反応を起こします。

■関連痛とは

　内臓の痛みのとき，内臓から離れた皮膚の特定領域に，痛みや感覚異常・過敏を起こすことがあります。これが関連痛で，内臓痛を伝える神経と同じ脊髄の高さに来ている体性感覚神経の支配領域に痛みや筋肉の強い反射性収縮を起こします（例：狭心症のとき，左肩から左腕に痛みが放散する）。これらの感覚過敏部をヘッド帯とも呼び，診断上の大切なポイントで，鍼灸や指圧治療にも利用されています。

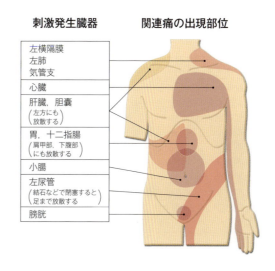

索引

ア

ANP（アンプ）··60
iPS 細胞···20, 133
RNA（リボ核酸）···4, 5
I 細胞··71, 80
Ig（免疫グロブリン）······································19
IgE，アレルギー性鼻炎と······························37
IgA···35, 64
IgA 腎症···106
α-アミラーゼ··64
α 受容体···145
圧覚·································155, 166, 168
アッシュネル試験····································46
アウエルバッハ神経叢········**65**, 76, 77
アキレス腱···················114, 116, **123**, 130
悪性腫瘍··10
悪性貧血··17
悪玉コレステロール（LDL）······················55
アクチン細糸··············11, 124, **125**, 126
あくび··27
アシドーシス·······················**98**, 99, 108
アシドフィルス菌···································77
味が分かるしくみ···································165
汗···167
アセチルコリン············47, 51, 127, **145**
アセトアルデヒド································73
あせも（汗疹）······································167
頭の位置・傾き··································163
頭の回転運動····································163
圧受容器··47
アテローム··55
アテローム硬化····································55
アデノイド··32
アデノシン三リン酸（ATP）
　　──，筋収縮と··························127, 129
　　──，産生のプロセス···························7
アドレナリン············47, 100, 101, **145**
あな痔（痔瘻）······································89
アブミ骨··160
アポクリン腺······································167
アミノ酸··79
アミラーゼ·······································75, 78
アルカローシス····································98
アルコール性肝炎································73
アルコールの代謝································73
アルツハイマー型認知症····················148
アルドステロン························96, 99, 100
アルブミン··73
アレルギー··37
アレルギー性胃腸炎····························86
アレルギー性鼻炎································37
　　── の三大症状·······························37
アレルゲン··37
アンギオテンシノーゲン·····················51, 99
アンギオテンシン I·······························51, 99
アンギオテンシン II······························51, 99
アンギオテンシン II 受容体拮抗薬·······53
アンギオテンシン変換酵素（ACE）···51, 98, 99
アンギオテンシン変換酵素阻害薬······53
安定狭心症···58
アンドロゲン·······································103

イ

ECG···57
ES 細胞と iPS 細胞·······························20
1 秒量··30
1 秒率··30
一過性脳虚血発作································59
一酸化炭素（CO）中毒·························31
一次止血··16
移行上皮··10
萎縮性胃炎···83
異常な呼吸···30
痛み（痛覚）·····························155, 168
　　── の現れ方と，胃の異常···········83
　　──，内臓の·································169
溢流性尿失禁····································103
胃···63, 66
　　── での塩酸分泌····························18
　　── での炭水化物の消化···············78
　　── の構造··67
　　── の粘液··68
　　── の働き··67
　　── の変化，加齢と························83
　　── のピーエッチ（pH）···················69
胃アトニー··67
胃アニサキス症··································82
胃運動··67
　　── と自律神経·································67
　　── とホルモン·································67
胃液··68
　　── の主成分····································68
　　── のタンパク質消化·······················79
　　── の働き··69
　　── の分泌··80
胃液分泌と自律神経····························68
胃炎··82
胃回腸反射···77
胃潰瘍··84
胃角··67
異化作用··145
胃下垂（症）··67
胃結腸反射···77
胃酸··68
　　── の働き·································67, 68
胃酸分泌量と食事································69
胃神経症··85
胃腺··67, 68
胃相での胃液分泌··························69, 80
胃体··67
胃底··67
胃底腺··68
胃内滞留時間····································67
胃内の酸度（胃内 pH）·······················69
胃内容物の移送··································67
胃粘膜··67

胃粘膜上皮細胞··································69
胃粘膜の保護····································68
胃抑制ペプチド（GIP）·················69, 81
遺伝子··5
遺伝情報··5, 6, 8
いぼ痔（痔核）·····································88
陰茎··103
インスリン···75
インターフェロン·······························19, 35
インターロイキン································19
咽頭·························**23**, 32, 63, 65
咽頭炎··36
咽頭扁桃·······································32, 35
インパルス···155
インフルエンザ····································36
陰部神経··102
陰部神経叢·······································143

ウ

ウェルニッケの聴覚性言語中枢········140
ウイリス動脈輪······························49, 149
ウイルス··7
右脚··44
右脳と左脳···137
うま味··165
ウラシル··6
ウロビリノゲン····································74
　　──，尿中の·································108
運動器··115
運動系··3
運動神経······································137, 142
運動前野··140
運動中枢··140
運動と血圧···53
運動野··140, 149

エ

ACE··51, 98, 99
ADH（抗利尿ホルモン）···47, 96, **99**, 110, 111
AST（GOT）·······································73
ALT（GPT）·······································73
H_2 受容体拮抗剤·································69
ATP
　　──，筋収縮と··························127, 129
　　── 産生のプロセス···························7
ABO 式血液型··································17
S 細胞··71
S 状結腸··76
MCI（軽度認知機能障害）···············152
MRI··57
永久歯··64
栄養素の貯蔵と加工，肝臓の··········73
腋窩温··128
液性免疫→体液性免疫······················18
エクリン腺···167
エストロゲン·······································105
エストロゲンと骨代謝·······················133

エナメル質 … 64	海綿質 … 119	可動関節 … 122
エネルギー産生 … 7	カイロミクロン … 79	過敏性腸症候群 … 86
エラから肺へ … 23	下顎骨 … 117	花粉症 … 37
エリスロポエチン(EPO) … 15, 99	化学受容器 … 47, 155	かゆ痔 … 89
遠位尿細管 … 95	──, 呼吸調節に関与する … 27	からせき … 36
遠近調節(ピント調節のしくみ) … 159	化学的調節, ピーエッチ(pH)の … 99	顆粒球 … 15
嚥下運動 … 33, 65	化学伝達物質 … 127	カリクレイン・キニン系 … 99
嚥下反射 … 65	── による興奮伝達 … 147	カルシウム(Ca) … 101
塩酸 … 68	── のいろいろ … 147	──, 筋収縮と … 127
遠視 … 159	下丘 … 138, 162	── 摂取の所要量 … 133
炎症 … 36	蝸牛 … 161	── 代謝の調節 … 120
延髄 … 138, 139, **141**	蝸牛管 … 161	── 代謝 … 121
── の嚥下中枢 … 65	蝸牛神経 … 162	── とリンの調節 … 101
── の呼吸中枢 … 27	蝸牛神経核 … 162	── の吸収 … 68
── のせき中枢 … 35, 36	蝸牛窓(第2鼓膜) … 162	カルシウム(Ca)拮抗薬 … 53, 58
円背 … 133	核 … 4	カルシトニン(CT) … 101, 121
塩分摂取量と血圧 … 52	核小体 … 4	加齢と皮膚 … 167
塩分制限, 心不全の … 59	核質 … 4	加齢による胃粘膜老化 … 83
	核膜 … 4	勘 … 155
オ	角質(ケラチン) … 166	感音器 … 160
オッディ括約筋 … 74, 75, 81	角質器 … 167	感覚器 … 155
おいしさ … 165	角質産生細胞(ケラチン細胞) … 166	感覚器系 … 3
横隔神経 … 142	角質層 … 166	感覚細胞 … 155
横隔膜 … 25, 27, 131	角膜 … 156	感覚神経(知覚神経) … 137, 142, **155**, 168
横行結腸 … 76	角膜反射 … 156	感覚中枢 … 155
黄色骨髄 … 119	過呼吸運動 … 31	感覚点 … 168
黄体 … 104	過酸化脂質 … 55	感覚野 … 155
黄体期 … 104, 105	過換気症候群 … 31	感受性 … 155
黄体形成ホルモン(LH) … 105, 110	過敏性大腸症 … 86	感覚
黄体ホルモン(プロゲステロン) … 105	火事場の馬鹿力 … 129	── の種類と受容器 … 155
黄疸 … 74	仮性近視 … 159	── の順応 … 155
黄斑 … 156	かぜ症候群 … 36	── の投射 … 155
横紋筋 … 11, 125	かぜの十一症状 … 36	肝管 … 72
オキシトシン … 104, 105, 111	下行結腸 … 76	肝機能検査 … 73
オステオイド … 119	下行性(運動性)伝導路 … 141	肝硬変 … 72
オステオン … 119	下肢骨 … 117	肝細胞 … 72
遅い痛み … 168	下肢の筋の運動 … 131	肝小葉 … 72
音	下肢彎曲症 … 118	肝性脳症 … 72
── の聞こえるしくみ … 162	下垂腎 … 93	肝臓 … 72
── の高低 … 162	下垂体 … 111	── の構造 … 72
── の大小(強弱) … 162	──, 前葉(腺葉) … 111	── の働き … 73
── の伝達器 … 160	──, 中葉 … 111	肝不全 … 72
おどりこ … 117	──, 後葉(神経葉) … 47, 111	肝門 … 72
オプソニン効果 … 19	下垂体-門脈系 … 111	換気量 … 31
オリゴペプチド … 79	下腿三頭筋 … **114**, 123, 130, 131	寛骨 … 117
温覚 … 168	下大静脈 … 40, 42, 49	幹細胞 … 9
温度覚 … 166, 168	下部尿路 … 102	──, 造血 … 15
温熱性発汗 … 167	肩関節 … 122, 131	──, 人工多能性 … 20
	滑液包 … 122	──, 胚性 … 20
カ	滑面小胞体 … 6, 7	間細胞 … 103
γ線維 … 125	滑車神経 … 143	間細胞刺激ホルモン … 110
回外筋 … 130, 131	滑走説 … 127	杆体細胞 … 156
回内筋 … 131	渇中枢 … 99	冠状動脈 … 42, **49**, 58
回腸 … 70	活動性肥大 … 127	冠攣縮性狭心症 … 58
回盲弁 … 77, 81	活性型ビタミンD(1, 25-ジヒドロキシビタミンD) … 101, 121	乾性せき … 36
灰白質(大脳皮質) … 138, 139	カテコールアミン … 47, 100, **145**	関節 … 115, 123
開放性骨折 … 132	カテコールアミン受容体 … 145	── の構造 … 123
	果糖 … 78	── の種類 … 122
		── の病気 … 123

関節運動	122	
関節液	122, 123	
関節腔	115, 123	
関節軟骨	120, 123	
関節半月	122	
関節包	123	
汗腺	167	
感染性胃炎	82	
完全房室ブロック	45	
環椎	116	
管内消化	71	
間脳	138, **139**, 141	
関連痛	169	
学校近視	159	
外肛門括約筋	76, 77	
外呼吸	23, 29	
外痔核	88	
外耳	160	
外耳道	160	
外耳道炎	161	
外側膝状体	158	
外転筋	131	
外転神経	143	
外尿道口	102	
外胚葉	8	
外皮	166	
外鼻	23	
外鼻孔	23	
外分泌	10	
外分泌腺	10	
外膜(眼球線維膜)	156	
外リンパ	161	
外肋間筋	27, 131	
ガス交換	23, 29	
ガストリン	68, **69**, 80, 81	
ガストリン分泌細胞(G細胞)	69	
ガラクトース	78	
癌	10	
癌腫	10	
眼圧	157	
眼球	156	
眼球付属器	157	
眼球乾燥症	159	
眼筋	157	
眼瞼(まぶた)	157	
眼精疲労	159	
眼底血圧	54, 159	
眼底検査	159	
眼底所見	54	
眼房水	157	
眼輪筋	130	
顔面骨	117	
顔面神経	143, 165	
顔面神経麻痺	151	
顔面頭蓋	117	

キ

キャッスル(Castle)内因子	68	
脚ブロック	45	
嗅覚	164	
── の伝導路	164	
嗅覚異常	164	
嗅覚過敏	164	
嗅覚器	164	
嗅覚錯誤(錯嗅)	164	
嗅覚野	140, 164	
嗅球	164	
嗅細胞	164	
嗅神経	143, 164	
嗅脳	138	
嗅部	23, 164	
球形嚢	161, 163	
球形嚢斑	163	
急性胃炎	82	
急性胃粘膜病変(AGML)	82	
急性脊髄前角炎	151	
急性冠症候群	58	
吸息運動	27	
橋	**138**, 139, 141	
胸郭	25, 117	
胸管	18, 56	
胸腔内圧	25, 27	
胸骨	117	
胸鎖乳突筋	130	
胸式呼吸	26	
胸神経	143	
胸髄	139	
胸腺	18, 133	
胸大動脈	49	
胸椎	117	
胸部X線像	57	
胸部の筋の運動	131	
胸膜	25	
胸膜液	25	
胸膜炎	25, 31	
胸膜腔	25	
頬筋	130	
狭心症	49, 58	
狭心痛	58	
強膜	156	
協力筋	131	
棘突起	116	
虚血性心疾患	49, 58	
巨人症	121	
拮抗筋	131	
キーゼルバッハ部位	32	
器官	2	
器官系	3	
気管	23, 33	
気管支	23, 33	
気管支喘息	29, 37	
気管支炎	36	
気管支腺	35	
期外収縮	45	
気胸	25, 31	
基質	12	
器質的な便秘	87	
基礎体温	105	
基底層	166	
基底板(ラセン膜)	161	
基底膜	10	
希突起膠細胞	13	
気道	23	
── の構造と働き	32	
── の粘膜	35	
気道系の清浄化作用	34	
気道粘液	35	
キヌタ骨	160	
機能局在	140	
機能性タンパク尿	108	
機能性便秘	87	
機能性ディスペプシア	83	
基本味	165	
キラーT細胞	19	
起立性タンパク尿	108	
きれ痔(裂肛)	88	
筋(肉),全身の	114	
近位尿細管	95	
筋		
── の支配神経	11	
── の収縮	11, 125, 126	
── の病気	133	
筋覚(深部感覚)	155	
筋系	3	
筋原線維	125	
筋細糸	125	
筋細線維	11, 125	
筋ジストロフィー	113	
近視	159	
筋収縮のエネルギーとメカニズム	127	
筋線維	11, 125	
筋層間神経叢(アウエルバッハ神経叢)	65	
筋組織	2, 11	
筋肉型動脈	48, 50	
筋肉中のグリコーゲン	127	
筋肉疲労	129	
筋紡錘	125	
筋ポンプ作用	51	
筋力を決める因子	127	
凝固血栓	16	

ク

Cl(クロール)ポンプ	97	
屈折異常	159	
空腸	70	
空腹感	169	
くしゃみ	36, 37	
頸肩腕症候群	150	
クモ膜	139	
クモ膜下腔	139	
クモ膜下出血	59, 148	
クラウゼ小体	168	
グリオーマ	13	
グリア	146	
グルカゴン	75	

グルコース(ブドウ糖)......75, 79, 128
くる病......121, 133
クレアチン......127
クレアチンリン酸......127
クロマチン......5

ケ

毛......167
―― の新生......167
ケイソン病......31
血管運動の神経性調節......50
血管運動の内分泌系調節......51
血管系......41
血管
―― の構造......48
―― の弾力性......53
―― の老化......55
血管平滑筋......50
血球......14
―― の生成......14
血漿......12, 14, 16
―― 中の緩衝系......99
血漿タンパク質......14
血小板......15, 16
血小板血栓......16
血色素......15
血色素鉄......17
血清......16
血清カルシウム(Ca)濃度......120
―― とリンの濃度の関係......101
血栓......54
血栓症......16
血糖値......109
血糖とその調節......109
血餅......16
結腸......76
結腸ヒモ......76
形質細胞......14, 19
軽度認知機能障害(MCI)......151
脛骨......117
頸神経......143
頸神経叢......143
頸髄......139
頸椎......117
頸動脈小体......27, 46
頸動脈洞......46
頸部の筋の運動......130
痙攣性便秘......87
血圧......53
―― を左右する因子......53
―― の調節，腎臓による......99
―― 測定法......57
血液......12, 14
―― の凝固異常......16
―― の凝固因子......16
―― の配分......50
―― の働きと成分......14
―― のピーエッチ(pH)......99

血液型......17
血液凝固のしくみ......16
血液凝固因子の産生......73
血液循環の調節......47
血液透析......106
血液脳関門......13, 149
血尿......108
血友病......17
血流速度......51
血流の調節......50
結合組織......12
結膜......157
結膜炎......157
ケトン体......108
ゲノム......5
腱......12, 115, 123
嫌気的解糖過程......7
肩甲骨......117, 118
腱鞘......123
腱鞘炎......123
腱紡錘......125
月経......105
月経黄体......105
月経期......105
げっぷ......82
解毒作用，肝臓の......73
下痢......86
原形質......4
原始的感覚......155
原尿......95, 97

コ

コーチゾン......100
降圧剤......53
好塩基球......15
―― とアレルギー性鼻炎......37
後角......139
交感神経......137, 142, 143
―― と消化液分泌......71, 80
―― と消化管の運動......71, 81
―― による心臓の調節......47
―― による血管運動の調節......50
交感神経－副腎系......47
交感神経調節，血管運動の......50
睾丸......103
好気的解糖過程......7
咬筋......130
口蓋扁桃......35
口腔......63, 64
口腔温......128
高血糖......109
高血圧......52
―― 時の眼底......54
攻撃因子......84
抗原......18
―― ，アレルギー性鼻炎の......37
抗原抗体反応......18
―― ，アレルギー性鼻炎と......37

抗体......18
―― ，アレルギー性鼻炎の......37
抗体産生......19
膠原線維......12
後根......141
虹彩......156
交叉試験......17
好酸球......15
高山病......31
恒常性の維持......93, 137
甲状腺......101
甲状腺刺激ホルモン......110
高次神経機能......137
好中球......15, 18
喉頭......23, 33
喉頭炎......36
喉頭蓋......33
喉頭筋......33
喉頭隆起......33
後頭神経痛......150
高尿酸血症......107
更年期......111
更年期障害......111
広背筋......130, 131
高比重リポタンパク(HDL)......55
抗貧血ビタミン......15, 71
後鼻孔......23
硬膜......139
硬膜静脈洞......49
肛門......63, 76
肛門管......76
肛門周囲炎......89
肛門周囲膿瘍......89
肛門静脈叢......76, 88
肛門瘙痒症......89
抗利尿ホルモン(ADH)......47, 96, 99, 110, 111
口輪筋......130
後連合野......140
股関節......122, 131
呼吸運動の調節......27
呼吸器......23
呼吸器系......3
呼吸気量......31
呼吸筋......27
呼吸系調節，ピーエッチ(pH)の......99
呼吸数......31
呼吸中枢......27
呼吸部......23
呼吸ポンプ作用......51
黒質......149
呱呱の声......27
鼓室......32, 160
鼓室階......161
小じわ......167
小人症......121
骨格，全身の......114
骨格筋......11, 115, 124, 125, 130
―― の運動指令......149
―― の構造......11, 125

骨格系	3	
骨芽細胞	119	
骨基質	12, 119	
骨細胞	119	
骨小柱	119, 133	
骨新生	119	
骨折	132	
骨折治癒に要する日数	132	
骨髄	15, 119	
骨粗鬆症	121, **133**	
骨組織	12	
骨単位	119	
骨端線	120	
骨端軟骨	121	
骨伝導	162	
骨軟化症	121, **133**	
骨破壊・吸収	119	
骨半規管	161	
骨盤	117	
──，男女の違い	117	
骨盤神経	103	
骨盤内臓	117	
骨膜	119, 121	
骨迷路	161	
骨梁	119, 133	
古皮質	138	
鼓膜	32, 160	
こむらがえり	131	
固有鼻腔	23	
コラーゲン	119, 167	
── とビタミンC	13	
コレシストキニン	71, **74**, 75, 80, 81	
── 分泌細胞	71	
コレステロール	55, 74	
混合神経	143	
五感	155	
五十肩	150	
ゴナドトロピン	110	
ゴルジ腱器官	125	
ゴルジ装置	6, 7

サ

細気管支	23, 24	
細菌の貪食	19	
細菌尿	108	
細小血管症	112	
最高血圧	52	
最小血圧→最低血圧	52	
臍静脈	41	
臍動脈	41	
再生不良性貧血	17	
最大血圧→最高血圧	52	
最低血圧	52	
── を目安にした血圧の基準	52	
細胞	2	
── の構造	4	
── の分化	8	
細胞間質	3, 12

細胞外液	15, 92	
細胞周期	9	
細胞小器官	4, 7	
細胞質	4	
細胞性免疫	18	
細胞内液	15, 92, 93	
細胞分裂	9	
細胞膜	4	
細網線維	12	
細網組織	12	
細網内皮系	73	
サイトカイン	19	
サイロキシン	101	
左脚	44	
鎖骨	117	
サルコペニア，フレイルと	134	
酸・塩基平衡の調節	99	
三角筋	131	
三叉神経	143, 144	
三叉神経痛	150	
三尖弁	42	
三大栄養素の消化	78	
酸症状	82	
酸素欠乏	31	
坐骨	117	
坐骨神経	142	
坐骨神経痛	150

シ

CAPD	106	
CKD（慢性腎臓病）	106	
COPD	29, 38	
GOT（AST）	73	
GPT（ALT）	73	
ジストロフィン	133	
しゃっくり	27	
斜角筋群	130	
斜視	157	
射精管	103	
尺骨	117	
出血	16	
──，眼底	54, 112	
── による血圧下降	53	
出血性胃炎	82	
出血性貧血	17	
習慣性（直腸性）便秘	87	
集合管	95	
終動脈	49	
終脳	138	
終末消化（膜消化）	71	
シュワン細胞	13, 146	
触覚	166, 168	
消化液	80	
── の分泌	80	
── の分泌と消化管ホルモン	80	
── の分泌と自律神経	80	
── の分泌と水分の吸収	81	
消化管	63

──，自律神経と	81	
── の基本構造	65	
消化管ホルモン	69, 71	
── と消化管	81	
── と消化管の運動	81	
── の作用	80	
消化器	63	
消化器系	3	
消化性潰瘍	84	
消化腺	63	
松果体	111	
小汗腺	167	
衝撃波破砕法	107	
症候性低血圧症（二次性低血圧症）	53	
踵骨腱	114, 130	
硝子体	157	
小循環	41	
小唾液腺	64	
小腸	63, 70	
── での吸収作用	71	
── での消化作用	71	
── の運動	70	
── の構造	70	
── のピーエッチ（pH）	71	
小腸液の分泌	80	
小腸ガストリン	69, 80	
小腸粘膜の構造	70	
小児ネフローゼ症候群	106	
小脳	138, 139, 163	
── の働き	141	
小胞体	6, 7	
食作用	15, 18	
食事性便秘	87	
食中毒	82	
食道	63, 65	
食道静脈瘤	72	
食物アレルギー性胃炎	82	
食物繊維	76	
植物神経	145	
植物性脂肪	55	
湿性せき	36	
視覚	156	
視覚器	156	
視覚性言語中枢	140	
視覚野	140, 158	
弛緩性便秘	87	
紫外線	120	
── とビタミンC	166	
── と真皮	167	
子宮	104	
子宮頸	104	
子宮後屈	104	
子宮体（腔）	104	
子宮内膜	104	
子宮内膜周期（月経周期）	105	
糸球体	95	
糸球体腎炎，急性・慢性	106	
糸球体濾過	97	
糸球体濾過膜	94

糸球体濾過量(GFR) … 97	神経組織 … 2, 13	重層上皮 … 10
色覚異常 … 157	神経痛 … 150	十二指腸 … 70
色弱 … 157	神経伝達物質 … 13	十二指腸潰瘍 … 84
刺激 … 155	神経分泌細胞 … 99, 111	十二指腸球部 … 84
刺激閾値 … 155	神経麻痺 … 151	絨毛 … 70
刺激伝導系 … 44, 45	進行性筋ジストロフィー症 … 133	粥状硬化 … 55
歯垢 … 64	真皮 … 166	樹状突起 … 13, 146
視交叉 … 158	── のしくみ … 167	受精 … 104
歯根膜 … 64	心エコー法 … 57	受動輸送 … 97
視細胞 … 156	心音 … 44, 57	受容器細胞 … 155
思春期 … 104	心音図 … 44, 57	受容体 … 4
視床 … 139, 141	心外膜 … 43	受容体刺激薬 … 4
視床下部 … 111, **139**, 141	心筋 … 11, 115	受容体拮抗剤 … 147
──, 性周期・月経周期と … 105	心筋梗塞 … 49, 58	受容体遮断薬 … 4
──, ストレスと … 82, 85	心筋線維 … 43	循環器系 … 3, 40
── の浸透圧受容器 … 47	心筋層 … 43	常染色体 … 5
── の渇中枢 … 99	心雑音 … 57	上顎骨 … 117
視床下部−下垂体系 … 85, **111**	心室, 右・左 … 43	上顎洞 … 32, 118
視床下部ホルモン … 111	心室中隔欠損 … 41	上顎洞癌 … 32
視神経 … 143, 156, **158**	心尖 … 43	上顎洞蓄膿症 … 32
視神経円板(乳頭) … 156	心尖拍動 … 43	上丘 … 138
糸状乳頭 … 165	心臓 … 41	上行結腸 … 76
支持運動器系 … 115	── による循環調節作用 … 47	上行性(知覚性)伝導路 … 141
支持組織 … 2, 12	── の位置 … 43	上肢骨 … 117
歯髄 … 64	── の形 … 43	上肢の筋の運動 … 131
歯石 … 64	── の構造 … 42	上大静脈 … 40, 42, 49
自然気胸 … 25	── の働きを調節するしくみ … 46	上皮小体(副甲状腺) … 101
歯槽膿漏 … 64	── のポンプ作用 … 44	上皮組織 … 2, 10
舌 … 64, 165	心臓血管中枢(循環中枢) … 47	上腹部の痛み … 84
膝関節 … 122, 131	心臓交感神経の働き … 47	上部尿路 … 102
膝蓋腱反射 … 141	心臓周期 … 44	上腕骨 … 117
膝蓋骨 … 117	心臓神経 … 47	上腕二頭筋 … 131
膝蓋靱帯 … 130	心臓超音波検査法 … 57	上腕三頭筋 … 131
膝十字靱帯 … 122	心臓肥大症(心室肥大症) … 43	静脈 … 41
シナプス … 13, 147	心臓副交感神経の働き … 47	── の構造 … 48
── の興奮伝導 … 147	心臓弁膜症 … 43	静脈角 … 56
歯肉炎 … 64	心臓弁膜症 … 43, 57	静脈管 … 41
しぶりばら … 86	──, 狭窄症 … 43	静脈血 … 41
脂質膜 … 18, 167	──, 閉鎖不全症 … 43	静脈弁 … 48
脂腺 … 167	心電図 … 44, 57	徐呼吸 … 31
脂肪肝 … 73	心内膜 … 43	女性生殖器 … 104
脂肪酸 … 79	心嚢 … 43	女性染色体 … 5
脂肪小球 … 79	心拍出量 … 47	女性の第二次性徴 … 105
脂肪組織 … 12	心拍数 … 47	女性ホルモン … 17, 105, 167
脂溶性ビタミン … 71	── と寿命 … 45	痔核 … 72, 88
指紋 … 168	心拍動 … 45	耳介 … 160
白眼 … 156	心不全 … 60	耳下腺 … 64
侵害受容器 … 155	心房, 右・左 … 43	耳管 … 32, 160
神経因性膀胱 … 103	心房中隔欠損 … 41	── のちがい, 成人と乳幼児の … 32
神経筋シナプス … 127	心膜 … 42	耳管扁桃 … 35
神経筋単位 … 127	心膜腔 … 43	耳小骨 … 160
神経系 … 3, 137	浸透圧受容器 … 47	── 伝導(空気伝導) … 162
── の区分 … 137	浸透圧の調節 … 99	耳道腺 … 160
神経膠細胞 … 13, 146	振動病 … 43	磁気共鳴画像法(MRI) … 57
神経膠腫 … 13	新皮質 … 138	軸索 … 13, 146
神経細胞の栄養・代謝とビタミン … 151	深部感覚 … 155, 169	軸性神経炎 … 159
神経終板 … 127	痔 … 88	自由終末 … 168
神経終末 … 127	縦隔 … 25	自律神経 … 137, 142, 143
神経線維の興奮伝導 … 147	重症筋無力症 … 133	── と消化管 … 81

── による心臓の調節 47
　　── の最高中枢 141
　　── の二重支配と拮抗作用 145
自律神経系の異常 67, 85
自律神経失調
　　──，更年期障害による 111
　　──，による低血圧 53
自律神経失調症 145
自律神経節 143
痔裂 88
痔瘻 89
仁(核小体) 4
腎・尿路感染症 107
腎移植 106
腎盂 95
腎盂腎炎 107
腎炎 106
腎結石 107
人工心臓ペースメーカー 45
人工透析 106
人体の成分 92
腎小体 95
腎性高血圧 53
腎性糖尿 109
腎性貧血 99
腎石 107
腎臓 93
　　── の位置 92
　　── の血管系 95
　　── の構造 95
　　── の働き 96
　　── の微細構造 95
　　──，ホメオスターシスと 99
腎臓系の調節，ピーエッチ(pH)の 99
腎単位 95
腎盤 95
腎不全，急性・慢性 106
腎プロスタグランジン系 99
腎門 95

ス

膵液 75
　　── と胆汁の分泌 80
　　── の脂肪消化 79
　　── の炭水化物の消化 78
　　── のタンパク質消化 79
　　── の分泌 75
膵臓 75
膵癌 74
膵島 75
膵リパーゼ 79
水晶体(レンズ) 157
錐体細胞 156
錐体外路 140, 149
錐体外路徴候 149
錐体交叉 148
錐体路 140, 149
睡眠 148

　　── サイクルとホルモン 111
水溶性ビタミン 71
スターリング(Starling)の法則 43
ストレス 85, 101
　　── と胃 85
　　── とビタミン A 85
　　── とビタミン B₁ 85
　　── とビタミン C 85
　　── と副腎皮質 101
　　── と便通 86
スポーツ心臓 57
随意筋 11, 115
髄液 139
髄腔 119
髄鞘 13, 146
髄膜 139

セ

赤血球 15
　　── 産生の調節 99
　　── 新生 15
　　── の産生 17
　　── の寿命 15
　　── の破壊 15, 17, 56, 73
制御性 T 細胞 19
制酸剤 82
正視 159
性周期 105
生殖器 104
生殖器系 3, 93, 103
生殖細胞 104
精子形成 110
精神性発汗 167
精管 103
精細管 103
精索 103
精巣 103, 110
精巣上体(副睾丸) 103
精嚢(睾丸) 103
精路 103
性腺 104
性染色体 5
性腺刺激ホルモン 110
性腺刺激ホルモン放出ホルモン(Gn-RH) 105
声帯 33
声帯ヒダ 33
生体防御のしくみ 18
成長ホルモン 110, 111, 121
声門 33
正乱視 159
生理的条件による血圧の変動 53
せき(咳) 35, 36
せき中枢 35
赤咳 141
赤筋 129
赤色血栓 16
赤色骨髄 119
脊髄 137, 141

　　── の灰白質 139
　　── の構造 139
　　── の白質 139
脊髄神経 141, 142, 143
脊髄性小児麻痺 151
脊髄反射 141
脊柱 117
脊柱管 117
セクレチン 69, 71, 80, 81
セクレチン分泌細胞 71
節後線維 143
節前線維 143
セメント質 64
潜函病 31
セリエ症候群 101
腺 10
仙骨 117
仙骨神経 143
仙骨神経叢 143
仙髄 139
染色質 5
染色体 5
疝痛 74
先天性心疾患 41
線毛 7, 10
線毛運動 18, 35
線毛上皮 10
泉門 120
舌咽神経 143
舌下神経 143
舌乳頭 165
舌扁桃 35
全血液量 14
善玉コレステロール(HDL) 55
前角 139
前根 141
前室間枝 42, 49
前庭 161
前庭階 161
前庭神経 163
前庭神経核 163
前庭窓 160, 162
前庭膜 161
前頭側頭型認知症 148
前頭連合野 140
前立腺 103
前立腺炎 107
前立腺癌 107
前立腺肥大症 107
蠕動運動 65, 81
　　──，胃の 67
　　──，小腸の 70, 71
　　──，食道の 65
　　──，大腸の 77
　　──，尿管の 102

ソ

側角 139

総頸動脈……………………42	――の脂肪消化と吸収……………79	大脳辺縁系……………………138
総胆管………………………74	胆汁色素……………………74	第六感………………………155
僧帽筋………………………130	胆石…………………………74	唾液…………………………64
僧帽弁………………………42	胆石発作……………………74	――の成分…………………64
側頭筋………………………130	胆道…………………………74	――の炭水化物の消化……78
側脳室………………………139	胆嚢…………………………74	――の分泌…………………80
側副血行路…………………49	胆嚢炎………………………74	唾液腺………………………64
鼠径管………………………103	単純骨折……………………132	唾液分泌……………………64
咀嚼運動……………………64	単純性胃炎…………………82	弾性型動脈…………………48
組織…………………………2	単層上皮……………………10	弾性組織……………………12
組織液…………………15, 92, 93	単糖類………………………78	弾性線維……………………12
組織呼吸…………………23, 29	タンパク質	男性生殖器…………………103
疎性結合組織………………12	――の合成…………………7	男性染色体…………………5
粗面小胞体………………6, 7	――の小腸での消化………71	男性の第二次性徴…………103
臓器感覚……………………169	タンパク尿…………………108	男性ホルモン……………103, 167
造血幹細胞…………………15	――，腎炎による…………106	
象牙質………………………64	脱臼…………………………123	**チ**
増殖期（子宮内膜の）………105	脱肛…………………………88	
	脱酸素化ヘモグロビン……29	チェーン・ストークス呼吸……27
タ	脱水症状……………………15	着床…………………………104
	第3脳室……………………139	中間消化（管内消化）………71
WHOの血圧の基準………52	第4脳室……………………139	中心窩………………………156
体液……………………15, 92	第Ⅰ心音…………………44, 57	中心管………………………139
――の浸透圧………………99	第Ⅱ心音…………………44, 57	中心溝………………………138
――のピーエッチ（pH）…99	第Ⅲ心音……………………57	中心体……………………5, 7
体液性調節による心臓の調節…47	大汗腺………………………167	中耳…………………………160
体液性免疫…………………18	大胸筋………………………131	中耳炎……………………32, 161
体液量の調節，腎臓による…99	大血管症……………………112	虫垂…………………………76
体温……………………128, 168	大食細胞……………………35	中枢神経…………………137, 138
体温調節中枢………………168	大十二指腸乳頭（ファーター乳頭）…74, 75	中枢リンパ組織……………18
体温保持……………………73	大循環………………………41	中性脂肪……………………55
体性感覚野…………………140	大泉門……………………117, 120	中脳………………138, 139, 141
体性神経…………137, 142, 143	大腿骨………………………117	中胚葉………………………8
体内水分量…………………99	大腿骨頸……………………118	中膜（血管膜）……………156
体内の水分（体液）………99	大腿四頭筋………………130, 131	腸液（小腸液）……………71
体内の鉄……………………17	大腿神経……………………142	――の脂肪消化……………79
体熱…………………………128	大腿内転筋群………………131	――の炭水化物の消化……78
――の生産…………………128	大腿二頭筋………………130, 131	――のタンパク質消化……79
――の平衡…………………128	大唾液腺……………………64	聴覚…………………………162
体熱の放出…………………128	大腸………………………63, 76	――の伝導路………………162
体循環………………………41	――の運動…………………77	――のメカニズム…………162
対向流系，腎尿細管の……96	――の構造…………………76	聴覚野……………………140, 162
代謝水………………………93	――の水分吸収……………76	腸骨…………………………117
帯状疱疹……………………151	――の糞便形成……………76	長骨…………………………118
胎児…………………………8	大腸液………………………76	聴細胞………………………161
胎児期………………………8	大腸内容の移送時間………76	聴細胞（有毛細胞）………162
胎児循環……………………41	大殿筋……………………130, 131	腸相…………………………80
胎生期………………………8	大動脈……………………40, 49	――による胃液分泌………69
多発性神経炎………………151	大動脈弓…………………42, 49	腸内細菌叢………………18, 77
たん（痰）………………35, 36, 38	大動脈小体………………27, 46	腸腰筋………………………130
単球………………………15, 18	大動脈弁……………………42	直腸…………………………76
胆管…………………………74	大脳…………………………138	――の構造…………………76
胆汁…………………………81	大脳（基底）核…………138, 149	直腸温………………………128
――の生成…………………73	大脳髄質（白質）…………138	直腸癌………………………89
――の組成…………………74	大脳動脈輪→ウイリス動脈輪…49, 149	直腸静脈叢………………76, 88
――の分泌…………………75	大脳半球……………………138	貯蔵鉄………………………17
――の役目…………………74	――の区分…………………138	チアノーゼ（紫藍症）……29
胆汁酸……………………73, 78	――の働き…………………140	知覚神経（感覚神経）…137, 142, **155**, 168
――と脂肪…………………74	大脳皮質（灰白質）………138, 139	蓄膿症………………………32

恥骨 117	糖鎖 4	涙分泌反射 156
緻密質 119	糖質コルチコイド 100, 101	軟口蓋 33
	糖質の取り過ぎ 55	軟骨基質 12
ツ	糖代謝 81	軟骨の成分 119, 123
椎間円板 117, 123, 133	糖尿 109	軟膜 139
椎間関節 116, 122	糖尿病 75, 109, 112	
椎間孔 116	──の三大合併症 109	**ニ**
椎間板ヘルニア 133, 151	糖尿病腎病 109, 112	二次止血 16
椎骨 117	糖尿病神経障害 109, 112	二次性高血圧症 53
椎骨動脈 49	糖尿病網膜症 109, 112	二次性糖尿病 109
痛覚 155, 166	糖の尿細管再吸収極量 109	二次性レイノー現象(レイノー症候群) 43
──，内臓の 169	透析療法 106	ニューロン 13, 146
──，皮膚の 168	頭部筋の運動 130	乳癌 104
痛点 168	特異的防御機構 18	乳酸 127
痛風 107	トクホ 90	──，筋肉疲労と 129
痛風結節 107	トリプシン 75, 78	乳酸桿菌 77
痛風発作 107	とり目 159	乳酸菌 77
痛風性関節炎 123	洞(房)結節 45	乳歯 64
突き指 123	同化作用 145	乳腺 104
ツチ骨 160	瞳孔 156	乳腺刺激ホルモン 104, 110, 111
土ふまず(足底弓) 117, 131	── 散大(散瞳) 159	乳頭筋 42, 44
爪の構造 167	── 収縮(縮瞳) 159	乳糖不耐症 86
	瞳孔反射 159	乳房 104
テ	動眼神経 143	尿 108
T細胞 14, 18	動物神経 145	──の異常成分 108
──の働き 18	動物性脂肪 55	──の混濁 108
TCA回路 7, 129	動脈 41	──の色調 108
DNA(デオキシリボ核酸) 5, 8	──の構造 48	──の性状 108
低血糖 109	動脈管 41	──の成分 108
低血圧症 53	動脈管開存症 41	──のピーエッチ(pH) 108
低比重リポタンパク(LDL) 55	動脈血 41	尿意 169
適当刺激 155	動脈硬化 13, 55	尿管 93, 102
テストステロン 103	──の予防 55	尿管結石 107
鉄欠乏性貧血 17		尿検査 108
鉄	**ナ**	──による妊娠の判定 108
──の吸収 68	Na・K(ナトリウム・カリウム)ポンプ 97	尿検査試験紙 109
──の貯蔵 73	内頸動脈 49	尿細管 47, 95
デキストリン 78	内肛門括約筋 76, 77, 81	──での再吸収 97
デシベル(dB) 162	内呼吸 23, 29	──での分泌 97
デルマトーム 143	内耳 160	尿酸 107
電解質コルチコイド 100	内耳神経 143, 160	尿失禁 103
電気的興奮伝導 147	内痔核 88	尿生成のしくみ 97
伝導路 141	内側膝状体 162	尿沈渣 108
──，嗅覚の 164	内臓筋 11, 115	尿道 93, 102
──，聴覚の 162	内臓痛覚 169	──，女性の 102
──，味覚の 165	内転筋 131	──，男性の 102
	内胚葉 8	尿道炎 107
ト	内分泌 10	尿道括約筋 102
tRNA(転移RNA) 5, 6	内分泌系 3	尿道球腺 103
特定保健用食品(トクホ) 90	内分泌腺 10, 111	尿道結石 107
特発性気胸 25	内包 148	尿毒症 106
頭蓋 117	内膜(神経膜) 156	尿比重 108
── 内出血 59	内リンパ 161	尿閉 103
頭蓋骨 117	内肋間筋 27, 131	尿量 108
橈骨 117	ナトリウムとカリウムの調節，腎臓による 99	尿路 93
橈骨動脈 45, 48	涙 32	尿路結石 107
	──の成分 157	においの順応 164
	──の役割 157	肉腫 10

ニ

二酸化炭素（CO$_2$）過剰················31
二尖弁·····························42
ニトログリセリン····················58
妊娠······························104
妊娠黄体·························105
認知症····························148

ネ

熱性たん白尿······················108
ネフローゼ症候群··················106
ネフロン···························95
ネフロンループ·····················95
粘液水腫·························101
粘液線毛系························35
　──，自律神経と··················35
粘膜下神経叢（マイスネル神経叢）·····65
粘膜バリア·························84
捻挫······························123
年齢と腸内細菌叢···················77

ノ

膿································18
脳·······························137
　──の重さ，年齢と··············138
　──の区分······················138
　──の役割分担··················140
脳・脊髄神経·····················137
脳溢血···························148
脳幹·························138, 141
脳幹反射·························141
脳幹網様体························148
脳血管型認知症···················148
脳血栓（症）····················59, 148
脳梗塞··························59, 148
脳出血··························59, 148
脳室······························139
脳神経················137, 141, 142, **143**
脳循環························49, 149
脳脊髄液産生······················13
脳卒中··························59, 148
脳相······························80
　──による胃液分泌···············69
脳塞栓（症）························59
脳頭蓋···························117
能動輸送··························97
脳軟化（症）·······················148
のどの渇き·······················169
のどぼとけ························33
乗り物酔い·······················163
ノルアドレナリン·········47, 50, 100, **145**
ノンレム睡眠······················148

ハ

BNP（バンプ）······················60
バイパス手術に代わる PCI···········58
歯································64

白血球····························15
白色血栓··························16
発声器····························33
胚·································8
胚子期······························8
肺································23
　──の形·························25
肺炎···························25, 36
肺活量····························31
肺気腫·························29, 31
肺呼吸····························23
肺循環························29, 41
肺静脈························29, 40
肺尖······························25
肺線維症·······················29, 31
肺動脈························29, 40
肺動脈弁··························42
肺胞···························25, 35
　──の構造······················29
肺胞換気量························31
肺胞内圧··························27
肺胞マクロファージ··················35
肺迷走神経呼吸反射················27
肺門······························23
排泄器官··························93
排尿回数·························103
排尿筋···························102
排尿困難·························103
排尿障害·························103
排尿中枢·························103
排尿のしくみ·····················102
排便回数··························87
排便中枢··························77
排便のコントロール·················77
排便のしくみ······················77
排便反射··························77
排卵·························104, 105
排卵期···························104
排卵後高温期····················105
廃用性萎縮······················127
背部の筋の運動··················131
ハウスダスト······················37
白筋·····························129
白体·····························105
白内障···························157
白ろう病···························43
ハゲ·····························167
破骨細胞························119
発熱····························168
鼻································23
鼻毛······························34
鼻血······························32
鼻づまり······················36, 37
鼻水······························36
歯の病気··························64
ハバース管·······················119
ハバース層板系···················119
速い痛み························168
はれ痔····························89

半規管···························161
半月·····························167
反射·····························141
反射弓···························141
半身麻痺·························149
汎適応症候群····················101
判別性···························155
　──感覚························155
麦芽糖····························78
バソプレシン···········47, 51, **99**, 110, 111
パーキンソン病····················149
パラソルモン（PTH）·············101, 121

ヒ

B 細胞························14, 18
　──の働き······················19
PCI·······························58
ヒアルロン酸·····················167
ピーエッチ（pH）····················99
表情筋···························130
表層性胃炎························83
表皮·····························166
表面感覚·························168
皮下骨折·························132
皮下脂肪組織····················167
皮下組織·························166
　──のしくみ····················167
肥厚性胃炎························83
腓骨·····························117
皮脂·····························167
皮脂膜···························167
皮静脈····························49
皮節·····························143
肘関節···························131
ヒス束····························44
ヒスタミン·························15
　──刺激による胃酸分泌··········69
　──とアレルギー性鼻炎··········37
ヒスタミン受容体····················69
脾臓······························56
非特異的防御機構·················18
泌尿器系························3, 93
　──の役割······················93
泌尿生殖器························93
皮膚·····························166
　──とビタミン E················166
　──の働き·····················166
皮膚感覚···················166, 168
皮膚腺···························167
腓腹筋······················130, 131
肥満細胞とアレルギー性鼻炎········37
ヒラメ筋·························131
疲労物質·························129
貧血······························17
　──と鉄························17
　──とビタミン··················17
頻呼吸····························31
頻尿·····························103

鼻腔 …………………… 23, 32, 34	副甲状腺 ……………………… 101, 102	Page のモザイク説(寄木細工説) …… 52
鼻甲介 ……………………… 32, 34	副甲状腺ホルモン ……………… 121	ヘッド帯 ……………………… 169
鼻腺 ………………………………… 32	副睾丸 …………………………… 103	ヘアーサイクル ………………… 167
鼻前庭 …………………………… 23	複雑骨折 ………………………… 132	平滑筋 …………………………… 11, 115
尾骨 ……………………………… 117	腹式呼吸 …………………………… 26	平均血圧 ………………………… 53
尾骨神経 ………………………… 143	副神経 …………………………… 143	平衡覚 …………………………… 163
糜汁 ……………………………… 67	副腎 ……………………………… 101	平衡器 …………………………… 160
微絨毛 …………………………… 70	副腎髄質 ………………………… 101	平衡砂(耳石) …………………… 163
ビタミンAと骨の代謝 ………… 121	副腎髄質ホルモン ………… 51, 100	平衡砂膜 ………………………… 163
ビタミンA不足と夜盲症 ……… 159	副腎性の性ホルモン(副腎アンドロゲン) … 100	平衡斑 ……………………… 161, 163
ビタミンB$_1$ ………………… 7, 129	副腎皮質 ………………………… 101	閉経 ……………………… 111, 133
──，筋肉疲労と ……………… 129	副腎皮質刺激ホルモン(ACTH) … 101, 110	閉鎖性骨折 ……………………… 132
── と神経線維の再生 ………… 146	副腎皮質ホルモン ……………… 100	ヘパリン ………………………… 15
ビタミンB$_{12}$(抗貧血ビタミン) … 17, 68	輻輳反射 ………………………… 159	ヘマトクリット値 ……………… 14
── の吸収 ……………………… 68	腹大動脈 ………………………… 40, 49	ヘモグロビン …………………… 15
── の貯蔵 ……………………… 73	腹直筋 …………………………… 131	ヘリコバクター・ピロリ ……… 83
ビタミンC ……………… 17, 101, 167	腹部の筋の運動 ………………… 131	ヘルパーT細胞 ………………… 19
──，コラーゲンと …………… 13	腹膜透析(CAPD) ……………… 106	ヘルペス ………………………… 151
──，紫外線と ………………… 166	副鼻腔 ………………………… 23, 32	変形性関節症 …………………… 123
── と胃液 ……………………… 68	副鼻腔炎 ………………………… 32	変形性膝関節症 ………………… 123
── と血圧の関係 ……………… 55	ふけ・あか ……………………… 166	扁桃腺 …………………………… 35
── と骨の代謝 ………………… 121	浮腫 ………………………………… 12	扁平骨 …………………………… 118
ビタミンD ………………… 101, 121	腐触性胃炎 ……………………… 82	ヘンレ係蹄 ……………………… 95
── 欠乏 ………………………… 133	不随意筋 ……………………… 11, 115	便意 ……………………… 77, 169
ビタミンE ………………………… 6	不整脈 …………………………… 45	便秘 ……………………………… 87
──，皮膚と …………………… 166	不正乱視 ………………………… 159	弁置換手術 ……………………… 43
── と動脈硬化 ………………… 55	不動関節 ………………………… 122	弁別閾 …………………………… 155
── と骨の代謝 ………………… 121	付着リボゾーム ………………… 7	ペースメーカー ………………… 45
ビタミンK	プチアリン …………………… 64, 78	ヘーリング・ブロイエル反射 … 27
──，血液凝固因子と ………… 16	普通感冒 ………………………… 36	ペプシノゲン …………………… 69
── と骨の代謝 ………………… 121	二日酔い ………………………… 73	ペプシン ………………………… 78
ビタミンの吸収 ………………… 71	ブドウ糖 ……………………… 75, 78	
鼻中隔 ………………………… 23, 32	ブドウ膜(眼球血管膜) ………… 156	**ホ**
鼻粘膜 ………………………… 32, 34	不飽和脂肪酸 …………………… 55	
鼻涙管 ………………………… 32, 157	振子運動，小腸の ……………… 70	縫工筋 …………………………… 130
ビフィズス菌 …………………… 77	吻合 ……………………………… 48	縫合 ……………………… 117, 123
びらん …………………………… 84	噴門 ……………………………… 67	ボウマン嚢 ……………………… 95
ビリルビン ……………………… 74	分節運動，小腸の ……………… 70	飽和脂肪酸 ……………………… 55
──，尿中の …………………… 108	分泌顆粒 …………………………… 7	骨(骨も見よ) …………………… 115
	分泌期(子宮内膜の) …………… 105	── と骨との連結 ……………… 123
フ	分泌腺 …………………………… 10	── の構造 ……………………… 119
	プラスミノゲン ………………… 16	── の成長 ……………………… 121
ファーター・パチニ層板小体 … 168, 169	プラスミン ……………………… 16	── の成分 ……………………… 119
ファーター乳頭 ……………… 74, 75	プリン体 ………………………… 107	── の発生 ……………………… 120
ファブリチウス嚢 ……………… 18	フレイルとサルコペニア ……… 134	── の病気 ……………………… 133
フィードバックシステム(自動制御機構) … 111	プルキンエ線維 ………………… 44	── の老化 ……………………… 121
フィブリノゲン ………………… 16	ブルンネル腺 …………………… 84	── の軽さと強さの秘密 ……… 133
フィブリン ……………………… 16	プロゲステロン ………………… 105	骨・筋肉と重力 ………………… 115
フォルクマン管 ………………… 119	ブロック，伝導 ………………… 45	ホメオスターシス ……………… 137
風味 ……………………………… 165	ブローカの運動性言語中枢 …… 140	── と腎臓 ……………………… 99
不安定狭心症 …………………… 58	プロトンポンプ ………………… 69	── の維持 ……………………… 93
不活動性萎縮 …………………… 127	プロトンポンプ阻害剤(PPI) …… 69	ポリオ …………………………… 151
不感蒸泄 ………………………… 93	プロラクチン ……………… 104, 111	ポリペプチド …………………… 79
腹圧性尿失禁 …………………… 103		ホルモン ……………………… 10, 111
副眼器 …………………………… 157	**ヘ**	── の作用 ……………………… 111
副交感神経 …………… 137, 142, 143		ホルモン腺 …………………… 10, 111
── と消化液分泌 ……………… 80	β遮断薬 ……………………… 53, 58	ホン(PHON) …………………… 162
── と消化管の運動 ………… 71, 81	β受容体 ……………………… 145	本態性高血圧症 ………………… 53
── による血管運動の調節 …… 51	PET ……………………………… 57	本態性低血圧症 ………………… 53

防御因子　84	耳の構造　160	幽門括約筋　81
膀胱　93, 102	味蕾　165	幽門部　67
膀胱炎　107		遊離リボゾーム　7
膀胱括約筋　102	**ム**	輸血　17
膀胱結石　107	むし歯　64	
膀胱中枢　103	無髄神経線維　146	**ヨ**
傍糸球体装置　95	ムチ打ち損傷　150	溶血性貧血　17
傍濾胞細胞　101	無尿　103	腰神経　143
房室結節（田原結節）　44	胸やけ　82	腰神経叢　143
房室弁，右・左　42		腰髄　139
紡錘糸　9	**メ**	腰椎　117
膨大部　163	明暗の調節　159	陽電子放射断層法　57
膨大部稜　163	迷走神経　27, 33, 143	
	メサンギウム細胞　94, 95	**ラ**
マ	眼　156	ライソゾーム　6, 7
末梢神経　137, 142	── の構造と役割　156	ラゼーグ徴候　151
末梢リンパ組織　19	── の調節機能　159	ラセン器（コルチ器）　161
末端肥大症　121	── の疲労　159	ラッパ管　104
マイスネル触覚小体　167, 168	メッセンジャー RNA(mRNA)　6	卵円孔　41
マイスネル神経叢　65	メラトニン　111	卵円孔開存症　41
膜消化　71	メラニン　166	卵管　104
膜迷路　161	メラニン産生細胞（メラノサイト）　166	卵形嚢　161, 163
マクロファージ　14, 18	メルケル触覚小体　168	卵形嚢斑　163
マリオットの盲点　156	免疫グロブリン　19, 73	卵巣　104
マルピギー小体　95	免疫食作用　19	卵巣周期　104, 105
慢性胃炎　83	免疫担当細胞　18	卵胞　104
慢性萎縮性胃炎　83	免疫反応　18	卵胞期　104, 105
慢性潰瘍　84		卵胞刺激ホルモン（FSH）　105, 110
慢性関節リウマチ　123	**モ**	卵胞ホルモン（エストロゲン）　105
慢性気管支炎　29	毛球　167	ランビエの絞輪　146
慢性腎臓病（CKD）　106	毛根　167	ランゲルハンス島　75
慢性閉塞性肺疾患　29	毛細血管　41, 48	乱視　159
	毛細リンパ管　41, 56	
ミ	網状赤血球　14	**リ**
脈圧　53	盲腸　76	流行性感冒　36
脈拍　45	網膜（眼球神経膜）　156	良性タンパク尿　108
── の触れる所　48	── の動脈　159	緑内障　157
脈絡叢　13	網膜血管　54	裏急後重　86
脈絡膜　156	毛様体　156	リゾチーム　18, 35
密性結合組織　12	毛様体筋　156, 159	リパーゼ　75, 78, 79
見えるしくみ　158	モノグリセリド　79	リボゾーム　5, 7
ミオシン細糸　11, 125	門脈　40, 49, 72	リポフスチン　166
味覚　64, 165	── の循環障害　72	輪状ヒダ　70
──，5つの　165		リン（P）　101
── の受容器　165	**ヤ**	リンパ　12
── の伝導路　165	夜盲症　159	── の循環　56
── の舌の分布部位　165		リンパ液　41, 56
味覚器　165	**ユ**	リンパ管　41, 56
味覚神経　165	有郭乳頭　165	リンパ球　15
味覚神経核　165	有効濾過圧　97	リンパ系　41
味覚中枢　165	有糸分裂　9	── のしくみと働き　56
味覚野　140	有髄神経線維　146	リンパ漿　12
右リンパ本管　56	遊走腎　93	リンパ節（リンパ腺）　19, 41, 56
味細胞　165	幽門　67	リンパ節炎　19, 56
水虫　167		リンパ腺　56
ミセル形成　79		
ミトコンドリア　6, 7, 127, 128		

ル

涙液……………………………157
涙器……………………………157
涙腺……………………………157
涙嚢……………………………157
ルフィニ小体…………………168

レ

冷覚……………………………168
裂肛……………………………88
レイノー病……………………43
レニン………………………51, 99
レニン-アンギオテンシン-アルドステロン系…99
レニン-アンギオテンシン系…………51
レビー小体型認知症…………148
レム睡眠………………………148
連合野…………………………140
レンズ核………………………138

ロ

肋間神経………………………143
肋間神経痛……………………150
肋骨……………………………117
肋膜……………………………25
肋膜液…………………………25
肋膜炎…………………………25
老眼(老視)……………………159
労作性狭心症…………………58
ロドプシン……………………158
濾過, 糸球体…………………97
濾胞細胞………………………101

ワ

わきが(腋臭)…………………168
ワルダイエルのリンパ咽頭輪…………35
腕神経叢………………………143
腕橈骨筋………………………130